Ultra Finisher

Du même auteur :

Coureurs Solitaires,
Empreinte Edition, 2004 sous le pseudonyme de Franck Braine
(nouvelle édition 2019 à retrouver sur thebookedition.com)

L'Anniversaire de Margot,
Août 2019, thebookedition.com

www.facebook.com/guide.ultra.finisher

Rééditions, Mai 2021
Exuvie éditions
ISBN : 978-2-491031-38-1

Crédit illustrations
Illustrations intérieures de l'ouvrage : Émilie Rimbert
Couverture et mise en page : Hélène Bertholier
Maquette : Marion Goux

Éric Bonnotte

Ultra Finisher

Guide pratique pour trails du débutant à l'expert

exuvie
ÉDITIONS

À Muriel
À Marylou
À Nina

Je vous aime

NOTE DE L'ÉDITEUR

Fabien Moine - Fondateur des éditions Exuvie

Je cours tous les jours. Je cours parce qu'en courant je me sens libre, comme lorsque j'étais enfant. Il ne reste plus que le plaisir d'être léger et de revenir à un instinct réjouissant. Tout est suspendu lorsqu'on court : le temps, les pensées et le corps qui, l'espace d'un instant, ne touche plus le sol. On flotte, on rebondit et les jours de bonnes sensations on a même l'impression de planer d'appui en appui jusqu'à en oublier même sa respiration.

Chacun vit l'expérience de la course à pieds à sa manière : plaisir, exutoire, compétition ou activité physique de santé. On court seul, entre amis ou collègues, avec un chronomètre, un cardio-fréquencemètre, équipé des dernières chaussures avec gel, en minimalistes, pieds nus. On court sur un tapis électrique, dans une salle, chez soi, en forêt, sur le bitume ou autour d'une piste. Mais on court et c'est uniquement cela qui importe.

Lorsque Éric Bonnotte m'a offert la première version de son livre, parce qu'il m'y avait cité, j'ai été surpris de retrouver cette simplicité et cette légèreté au fil des lignes. Tout était décomplexé dans un microcosme où on peut vite se perdre en dogmes et en techniques. Lui, l'enseignant et l'ingénieur de formation, avait su rendre accessible près de 30 ans de pratique d'ultra trails sans passer pour un hyper-technicien de la course. Une fraîcheur passionnante qui donne spontanément envie de courir, sans forcément bien sûr aller jusqu'à la longue distance. Juste partir en compagnie de son récit de vie dans la course à pieds, comme avec un bon copain avec qui on est certain de passer un bon moment, peu importe la manière.

Car qu'est-ce qui lie tous ces fadas qui roulent des centaines de kilomètres le week-end avant d'aller courir les dénivelés durant des dizaines d'heures ? La passion évidemment, la joie d'être au cœur de la nature bien sûr, mais aussi de se retrouver, tous milieux confondus autour d'un idéal : être ensemble et se sentir plus vivant que jamais au contact des éléments. Et retrouver cette sensation presque indescriptible dans le regard de l'autre.

Éric c'est le compère qui va donner avec son livre des clefs pour gagner du temps et de l'expérience, éviter les erreurs pour ne plus profiter que du plaisir de courir. Et pour celui qui veut être dans la performance, de trouver un véritable guide pratique pour optimiser sa course, sa diététique, son matériel, sa préparation et sa récupération. *Ultra finisher* c'est le livre écrit après un ultra, sous une tente pliante, assis sur un banc et accoudé avec une bière à une table en bois, d'un copain à un autre. C'est partager avec humour l'expérience de 100 courses longues distances des conseils à la pelle pour mieux courir tous ensemble. La première version de son livre, auto-éditée, méritait selon moi une mise en forme plus travaillée (couverture, illustrations, mise en page) et un remaniement du texte plus abouti et certains passages davantage optimisés. C'est chose faite avec cette édition que nous avons le grand plaisir de vous proposer.

J'aime aussi la course à pieds car, comme le vélo, il y aura toujours ce petit mouvement de tête en croisant un inconnu sur les chemins.

Cher lecteur je t'adresse le mien et remercie Éric d'avoir initié cette rencontre entre nous.

Bonnes routes à nous !
Fabien Moine

TABLE DES MATIÈRES

AVANT-PROPOS

Deuxième édition

Chère lectrice, cher lecteur,
C'est tout d'abord à toi qu'iront mes premiers remerciements. Surtout si tu fais partie de celles et ceux qui ont déjà lu et parcouru la première édition et qui m'auront permis grâce à leurs retours, à leurs questions, à leurs remarques, d'enrichir ce texte.
Quant à toi qui découvre ce livre, j'espère de tout cœur, au risque de me répéter plus tard, que tu trouveras ici de quoi rassasier ta soif de kilomètres, ta soif de sentiers, de dénivelé, de sommets, de cols et, pourquoi pas, de bitume !
Cette seconde édition aura été une belle aventure ! Une belle aventure collective pour mettre en valeur cette activité d'ultra-endurance que l'on classe souvent dans la catégorie des sports « solitaires ».
Je remercie donc de tout cœur Hélène Bertholier et Emilie Rimbert pour le travail graphique, de relecture, de mise en forme et sans doute encore mille autres choses dont j'ignore tout, qui ont contribué par leur professionnalisme à faire de ce nouveau livre ce qu'il est !
Et puis surtout, mille mercis à Fabien Moine pour toute la confiance qu'il a su m'accorder en n'hésitant pas une seconde à publier chez Exuvie mes élucubrations ultra-trailesques !
J'avais prévu, dans un premier temps, de tenter de résumer en quelques lignes ce que contient ce livre mais je me suis rendu compte que ce sont les lecteurs de la première édition qui en parlent le mieux... Je ne ferai donc que citer l'un d'eux qui se reconnaîtra peut-être : « pas de blabla ! Des résultats ! Ça faisait longtemps que j'avais arrêté la lecture d'ouvrage sur l'entraînement car ils intellectualisaient trop la pratique du trail : je ne reconnaissais plus le sport que j'essayais de pratiquer. Mais là !!!! Du novice au trailer confirmé, tout le monde trouvera son bonheur dans cet ouvrage qui traite de l'approche de l'ultra et du trail en profondeur mais avec une incroyable légèreté !

Éric Bonnotte

Never Run Faster Than Your Guardian Angel Can Fly

(Inconnu)

Lundi matin, premier jour de septembre, pause de 10h00.
Les couloirs de la société sont calmes.
Tu as retrouvé quelques collègues autour de la machine à café mais tu es inquiet : tu n'as pas encore vu Gégé ! Ton vieux pote de toujours, ton sparring-partner, ton gourou de la course à pied. Où a-t-il pu passer ? Sa voiture n'était pas sur le parking lorsque tu es arrivé tôt ce matin et tu n'as pas encore eu le temps d'aller le saluer dans son bureau.
Une tasse à la main, ça cause foot, politique, blagues et activités du week-end.
Et puis soudain tu le vois. Il arrive, marchant bizarrement, claudiquant même. Oui, c'est ça, tu as l'impression qu'il boîte. Il a le dos légèrement voûté et il se déplace avec une lenteur incroyable, en traînant les pieds.
Qu'est-ce qui lui arrive ? Il a eu un accident ? Il s'est fait faucher par un bus ? Un char d'assaut lui a écrasé les jambes ? C'est quoi ce délire ?
Il lui faut quinze plombes pour arriver jusqu'à toi ! C'est comme s'il avait traversé le couloir de la Mort !
Il lève le visage et sourit. Un sourire ? Plutôt une grimace de douleur !
T'as envie de lui dire : « Ben Gégé, qu'est-ce qui t'arrive ? Ça va ? » lorsque soudain tes yeux se posent sur sa veste. Une belle veste noire, en polaire, super classe. Etrange, lui qui est toujours en costard-cravate !
Tes yeux parcourent le tissu puis finissent par atterrir sur l'inscription en petit, là, côté gauche, juste en-dessous du cœur, entourant un petit bonhomme vert qui court :

« Finisher de l'Ultra Tour de la Montagne Bossue »

Et là, tu restes sans voix. Tu suffoques presque !
Tout se met en place : ces dernières semaines, tu le voyais moins. Il partait souvent s'entraîner seul. Tu avais le sentiment qu'il te faisait quelques cachotteries...
Et là, ce matin, ce lundi matin, le voilà qui débarque avec sa veste... Sa veste Finisher !

Gégé ! Sacré Gégé !
Le voilà Finisher de l'Ultra Tour de la Montagne Bossue !
Le rêve. Le rêve ultime de tout trailer !
Tu es tellement scotché, stupéfait, subjugué que tu ne sais même pas quoi dire ! Tes yeux se mouillent, t'as envie de le serrer dans tes bras et en même temps, de lui planter un couteau dans le dos ! Comment a-t-il pu te faire ça ?

Il est Finisher et... pas toi !
Ta vie bascule. Tu veux mourir... Mourir ou courir ?
En une seconde, ton choix est fait : toi aussi, un jour, tu seras Finisher !

GUIDE D'ENTRAÎNEMENT À L'USAGE DES FUTURS « FINISHERS »

Toi aussi tu seras Finisher !

Ça tombe bien car tu as sous la main tout ce qu'il faut pour le devenir ! Ce petit document sans prétention a pour but de donner quelques trucs, astuces, principes de base aux coureurs à pied désireux de se lancer dans l'aventure plus ou moins raisonnée de l'ultra longue distance, que ce soit sur route ou en tout terrain (Trail, comme on dit). Il existe d'innombrables livres, revues, articles, textes en tout genre sur le sujet mais j'aimerais ici tenter de synthétiser l'expérience que j'ai pu acquérir dans ce domaine au cours de 27 années de pratique plus ou moins assidues.
Voici ce que j'écrivais dans la première édition de ce livre, parue en mars 2019 chez thebookedition.com : « A l'heure où je rédige ces lignes, je ne sais pas ce que donnera le document final mais mon souhait serait d'obtenir un écrit facilement manipulable, dans lequel chacun, moi y compris, pourrait aller piocher une information particulière sur la vaste notion de se préparer à un ultra ».
Un an plus tard, ce texte a bien évolué. Ce mini guide, dans sa première version, a été lu par quelques centaines de personnes qui m'ont fait des retours largement positifs. J'ai également eu de nombreuses questions, demandes de précisions et d'éclaircissements sur tel ou tel point.
Ce que tu trouveras donc dans cette nouvelle édition est un texte corrigé et remodelé dans sa mise en page afin d'en avoir une lecture plus fluide. J'entrerai plus en profondeur dans certains domaines en m'appuyant sur les questionnements des premiers lecteurs et en apportant des réponses peut-être plus étayées scientifiquement. Ceci apparaît dans des encadrés « questions/réponses » ajoutés au texte initial. Dans la partie nutrition, de nouveaux aspects seront abordés et, pour encore accentuer l'aspect

« pratique », des menus types seront proposés pour la phase terminale de la préparation à la compétition ou lors des périodes spécifiques d'entraînement.
Enfin un espace « notes personnelles » est laissé en fin de livre pour que, toi aussi, tu puisses apporter ta propre contribution et écrire tes ajustements personnels !
Ce livre est un « guide ». Il se doit donc d'être utilisé comme tel et, au risque de me répéter, doit être un document sur lequel on revient régulièrement pour mieux s'imprégner de telle ou telle notion !

Mais revenons au sujet de base !
Tout d'abord, l'ultra... de quoi s'agit-il ? La définition communément admise est que l'on rentre dans le domaine de « l'ultra » au-delà de la distance du marathon. Tu as couru 42,196 km... Alors t'es un coureur d'ultra ! Cette définition n'est pas la mienne mais celle de l'IAU, l'International Association of Ultrarunners.
D'un point de vue historique, les courses d'ultra existent... depuis que la course à pied existe. Pour en connaître un peu plus sur ce sujet, je t'invite à lire « La folle histoire du Trail » de Jean-Philippe Lefief aux éditions Guérin. Un must dans le genre ! Le tome 1 de « la Saga des pédestrians » de Noël Tamini aux éditions Paradigme, 1990, est également un petit bijou !
La démocratisation actuelle trouve sa source du côté de Chamonix lorsque Michel Poletti décide d'envoyer, fin août 2003, un peu plus de 700 gugusses dans une course autour du Mont-Blanc. Seuls 67 d'entre eux[1] franchiront la ligne d'arrivée. Un mythe est né, une légende est créée... Aujourd'hui, ce sont des dizaines de milliers de coureurs en tenue plus ou moins fluo qui arpentent en long en large et en travers les montagnes de la planète à la recherche... De quoi ? On se le demande bien et moi qui coure depuis 39 ans (en 2020) et pratique l'ultra depuis 27, je ne connais toujours pas la réponse.
Existe-t-il un quelconque lien entre un ultra-trailer d'aujourd'hui et un centbornard qui s'élançait le dernier samedi du mois de septembre 1972

1 *Dont j'ai l'honneur et la chance de faire partie. Mince alors, ça fait du bien de se faire mousser un peu, non ?*

sur le premier 100 kilomètres de Millau[1]? La question est posée et si tu as une réponse, je suis preneur.
Mais revenons-en au but de ce document : comment se préparer au mieux pour s'envoyer un bon gros ultra dans le cornet ?
Voici, je l'espère en tout cas, quelques éléments qui ne te permettront pas de monter sur un podium, mais au moins de terminer en plus ou moins bonne forme !

A qui s'adresse ce bouquin ?

Si, au départ, l'idée était bien de ne m'adresser qu'aux prétendants à l'ultra « très » longue distance, les retours de lecteurs avant publication m'incitent à proposer également ce texte à un plus vaste public.

Exemples :
• Tu cours depuis quelques années, tu es habitué aux compétitions de 30 à 40 kilomètres et tu souhaites franchir un cap en te lançant sur 50/70.
• Tu as déjà pas mal de marathons à ton actif et tu souhaites t'engager sur un cent bornes typé « route », ou faire l'essai de trails moyens (60 à 80 km)
• Tu es un centbornard plus ou moins averti et tu aimerais toi aussi découvrir les joies du trail moyenne ou longue distance (50 à 100 km)
• Tu es un trailer qui franchit régulièrement la ligne d'arrivée de trails longs (jusqu'à 100 km) et tu souhaites aller voir ce qui se passe sur le « un peu plus long » (120 à 140 km) ou carrément le très long (100 miles [160 km] à 220 km)
• Tu es un trailer pur jus mais tu aimerais tester l'ultra running sur la route
• Tu es ultra-runner sur route et tu aimerais te lancer dans l'aventure de l'ultra-trail
• Tu as plusieurs ultra-trails à ton actif mais tu n'es pas à l'aise avec les séances d'entraînement ou avec l'alimentation… Ta préparation générale est plus ou moins chaotique, pas cadrée, mal ciblée

1 *Le plus vieux 100 km route de France*

• Chaque fois que tu passes 100 km, tu vomis sur tes chaussures toutes neuves ?
• Tu aimerais comprendre ce qu'est la course horaire ? Comment en faire ?
• Tu es un habitué de l'ultra endurance et tu te demandes bien ce que je peux raconter là-dedans. Peut-être que tu vas y apprendre des choses, ou trouver que ce que je dis est débile !
• Tu es un triathlète et tu souhaites te mettre à l'ultra running pur jus. Tu as plein de choses à apprendre avant de franchir le pas !
• T'es un super copain et tu veux juste augmenter mes ventes ! Merci t'es trop cool !
• Offre ce bouquin à Gégé, ça lui évitera de revenir au boulot avec les pieds défoncés, plein d'ampoules et les quadriceps en compote de pommes !
• Tu ne sais même pas ce qu'est la course à pied mais ton voisin en fait ! Voilà un beau cadeau à lui offrir
• Tu es invité à un anniversaire et tu ne sais pas quoi apporter... Tente ta chance, ça peut toujours faire plaisir. Au pire, ce bouquin pourra servir à caler un meuble...

Bon ! Trêve de plaisanteries : ce bouquin s'adresse à tous les passionnés de course à pied qui souhaitent, un jour ou l'autre, rentrer dans le monde merveilleux de l'ultra endurance en évitant de s'envoyer au crash !

Ce que tu ne trouveras pas dans ce bouquin :

Typiquement, ce genre de choses :

- ***« Jour 4 : 60' footing dont 10 X 100 m à 100% de la VMA + 20' à 80% de la VMA + 10' de footing + 10' à 85% de la VMA + 15' de footing »***

Si c'est cela que tu cherches alors passe ton chemin, je ne suis pas l'homme qu'il te faut. Tu ne trouveras pas ici de plans ultra précis et structurés au jour, à l'heure voire à la seconde près ! De mon point de vue, l'ultra endurance ne se résume pas à ce genre d'écriture. C'est quelque chose de plus complexe, plus profond. C'est avant tout l'écoute de soi, le travail à la sensation, « au feeling », une re-connexion avec soi-même. Vouloir établir un plan strict n'a aucun sens. Nous sommes tous différents et les réponses de nos divers organismes à une sur-sollicitation (car, oui, il faut bien l'admettre, l'ultra engendre à un moment ou un autre une sur-sollicitation physique et mentale) sont tellement diverses et variées que chacun doit-être capable d'adopter ses propres stratégies. Voici enfin les limites de mes gribouillages, c'est à dire les domaines dans lesquels je n'ai pas d'expérience :

• **Ultra (trail ou route) d'une distance supérieure à 240 km**
• **Course horaire multi-jours (au-delà de 48 heures)**
• **Épreuve dans un environnement extrême : désert chaud (ex. : Badwater) ou désert glacé (ex. : Yukon Artic Ultra)**

Pour conclure :
Ce que je te décris ici est MA MANIÈRE de faire et non pas ce qu'il faut faire ! Je le répèterai régulièrement dans ces pages ! Et comme je dis souvent à mes élèves : « Use Your Brain » !

Qui suis-je ?

Eric Bonnotte, alias « Coureursolitaires », né en 1966 ! La vache !
J'ai débuté le sport à l'âge de 6 ans dans un club de natation pour « faire comme ma grande sœur ». Bon très clairement, je n'étais pas doué et il a fallu un sacré courage aux encadrants pour arriver à me mettre la tête sous l'eau.
Finalement, j'ai pris goût aux longueurs de bassin et j'ai nagé en compétition, à tout petit niveau, jusqu'à l'âge de 20 ans environ. Je garde de cette époque-là le goût de l'effort long et lent. Je me revois le soir, après 1h30 d'entraînement, me glisser dans les draps le corps complètement engourdi par les longueurs enchaînées sans fin, les muscles lourds, les épaules fracassées... Le bonheur !
A l'âge de 17 ans, je commence à trottiner un peu pour préparer une épreuve d'athlétisme au bac. Plus tard, c'est lors de mon service militaire dans la Marine Nationale dans le sud de la France que je découvre vraiment les joies de la course à pied en pleine nature. Puis j'ai suivi une évolution très classique : premières compétitions (10, 20 km), premiers marathons... A l'époque, je feuillette quelques magazines tels que « Jogging International » et je bave devant les exploits de ceux qu'on appelle alors

les « super-marathoniens ». Je ne sais pas pourquoi mais quelque chose m'attire comme un aimant vers ces longues distances alors que je n'ai aucune expérience dans le domaine. En 1993, je franchis le pas : je m'inscris au « Tour du Mont-Blanc », une épreuve organisée depuis 1987[1] qui fait, comme son nom l'indique, le tour du Mont-Blanc mais en 4 étapes. Je prends une claque ! C'est ça que je veux faire ! Courir dans la nature, courir dans la montagne, faire des longues distances ! Le pied ! Le bonheur ! Le Graal ! Mais à cette époque-là, c'est un poil compliqué : peu de compétitions existent. Je me rabats sur la route avec un 100 km. Puis un passage professionnel un peu difficile m'éloigne quelques temps de la course à pied longue distance. J'y reviens en 2000. Le monde du trail est en pleine naissance. On commence à trouver un calendrier fourni. Des épreuves de 50/60/80 km commencent à voir le jour.

Je traile, Tu trailes, Nous trailons ! Le verbe « trailer » est au goût du jour.

En 2000, je termine second du « Challenge des Trails de l'Est de la France ».

En 2002, sur la Fortiche de Maurienne, je rencontre un trailer qui me dit que son plus grand rêve est d'organiser une course non-stop autour du Mont-Blanc. On fait un bon bout de chemin ensemble et il me raconte son projet en long en large et en travers !

Cet homme, c'est Michel Poletti. En 2003, l'UTMB édition 1 a lieu. C'est l'explosion ! L'étincelle qui fait déborder le vase ! La goutte d'eau qui met le feu aux poudres !

Dix-sept ans plus tard, après vingt-sept années d'ultra, je galope toujours, sur la route ou dans la montagne. J'ai eu l'immense plaisir – et j'ai toujours la grande fierté - d'avoir fait partie des tous premiers « UFO », les « Ultrafondus » sur lesquels je reviendrai plus tard. J'ai le sentiment d'avoir eu une chance inouïe : celle de voir naître un sport. Que dis-je ! Plus qu'un sport, une façon d'être, un art de vivre. Et d'avoir été plus acteur que spectateur de cette naissance me remplit de joie.

En 2004, sous le pseudonyme de Franck Braine, je publie aux éditions Empreintes un roman de science-fiction intitulé « Coureurs Solitaires » dont la course à pied est l'un des thèmes centraux. Il est malheureusement épuisé aujourd'hui. Une nouvelle édition à retrouver sur le site thebookedition.com

1 *J'en reparlerai plus loin*

est disponible depuis début 2020. Quelle est ma légitimité pour prétendre écrire un bouquin sur la préparation à l'ultra ?
Et bien c'est simple : aucune ! Je ne suis pas entraîneur, je n'ai aucun diplôme concernant le sport, je n'ai strictement aucune connaissance en physiologie, psychologie, anatomie, pathologie, médecine, nutrition ou que sais-je encore ! Je suis spéciatologue en rien du tout ! Je n'ai jamais eu de « coach », je n'ai jamais suivi de programme d'entraînement structuré, je n'ai jamais couru « en club » ... Hé ben on est mal barré ! Je suis un simple autodidacte, un passionné dont le credo est : « Fais toi Plaiz ! ».

Presque tous les jours[1], on me demande des conseils sur la préparation physique, sur l'entraînement, sur l'alimentation, sur la récupération, sur le matériel... Et chaque fois, je réponds, je tente d'expliquer, de proposer... Mais j'en suis souvent frustré car expliquer l'ultra en quelques lignes en répondant à un mail ou en causant à un ravitaillement, ou la veille d'une course, ou encore dans la rue en croisant un ami, c'est toujours incomplet, limité, insuffisamment précis. Au cours de toutes ces années, j'ai accumulé les erreurs, les boulettes, les plantages, les ampoules, les brûlures, les vomis, les bleus sur les genoux et les coudes... mais j'ai surtout réfléchi. Réfléchi à ma pratique, à mes gestes, à mon alimentation, à mon matériel. Je n'ai à « mon actif » que quatre abandons : Deux suites à des chutes qui ont fini par être trop douloureuses à supporter (Grand Duc de Chartreuse année ???, Infernal trail des Vosges 2017) et une sur la Ronda Del Cims 2016 où j'avais pris le départ après avoir avalé un truc pas très catholique qui m'avait rendu malade... Epuisé au 70ième kilomètre ! Puis le dernier, tout récent, datant de septembre 2019 ! Ultra Tour du lac Léman : dépôt du dossard à 25 km de l'arrivée, après 153 km de course. Lessivé, épuisé tant mentalement que physiquement !
Moi, l'auteur de ce « Mini Guide », le donneur de conseils à tout va, l'Ultra-Terminator de Valoreille, me voilà réduit à déposer les armes comme un perdreau de l'année ! Comme quoi, même avec de l'expérience, on arrive toujours à faire une erreur ! D'ailleurs cet abandon est si caractéristique

1 *Je pourrais enlever le « presque » car ça doit être tous les jours !*

que j'y reviendrai en publiant directement le récit de mes mésaventures[1] (à lire en Annexe 6)! Un cas d'école, un modèle du genre « à ne surtout pas suivre »! Au cours de toutes ces années, j'ai découvert que l'ultra est un tout. Un mur de briques indissociables qu'il faut des années à construire, voir déconstruire pour mieux repartir.
Peut-être ma légitimité pour rédiger ce bouquin tient-elle en quelques lignes, celles des épreuves auxquelles j'ai participé, que je te propose dans les pages suivantes...
J'espère donc de tout mon cœur que ces pages t'aideront à te repérer un peu et à moins naviguer à vue dans cet univers si vaste, si complexe mais si merveilleux de l'ultra endurance!

Je te souhaite une excellente lecture!

1 *Tu peux retrouver ce compte-rendu catastrophe sur mon Blog ici: https://team.fr.raidlight.com/blogs-article/ultra-tour-du-leman-2019-retour-rapide-sur-un-abandon.55776/#comment-258422*

MES ULTRAS

1993

1. Tour du Mont-blanc, course en 4 étapes

1995

2. 100 km de St-Vit

1997

3. Seaside Marathon, Tokyo

2000

Second du Challenge des Trails de l'Est de la France

4. Trail de la Dombes
5. Sparnatrail
6. Grand défi des Vosges
7. Trail de la Vallée de la Loue

2001

8. Grand Raid du Verdon

2002

9. Trail de la Dombes
10. Castilingo
11. Sparnatrail
12. Grand défi des Vosges
13. Trail de la vallée des lacs
14. Trail de la Vallée de la Loue
15. La Fortiche de Maurienne
16. Diagonale des Fous (Grand Raid de la Réunion)

2003

17. Grand Duc Tour de Chartreuse
18. Trail des Mélèzes
19. Trail des Cadoles
20. UTMB 1ère édition ! (12e au scratch, vainqueur par équipe)
21. 12 h d'Amagney (Téléthon - 114 km)

2004

22. Trail de la vallée des lacs (fait en Off en 2006)
23. Grand Duc Tour de Chartreuse
24. UTMB (14e au scratch, vainqueur par équipe)
25. 12 h d'Amagney (Téléthon - 118 km)
26. 24 h de St Fons (183 km)

2005

27. 100 km de St-Nazaire les Eymes
28. Tour des Glaciers de la Vanoise
29. 12 h d'Amagney, (Téléthon - 105 km)

2006

30. Trail Tiranges Tour
31. OFF du Trail de la vallée des lacs
32. 6h de Badevel
33. OFF des 15 Lacs, Edition 1 : on en a fait 11 avec 82 km et 4000 m+
34. OFF de « La Fortiche de Maurienne »
35. UTMB (16e au scratch)
36. 24 h de Mulhouse (191 km)

2007

37. OFF des 15 Lacs, Edition 2... On en a fait 11 avec 82 km et 4000 m+ décidément!
38. Grand Duc Tour de Chartreuse
39. UTMB : à l'arrache !!!!!!!!!!!
40. 24 h00 de Blamont (Téléthon)

2008

41. OFF des 15 Lacs, Edition 3 : on est allé au bout! 15 lacs Vosgiens, 115 km, 4700m+ en autonomie totale
42. Grand Duc Tour de Chartreuse
43. Grand raid des Pyrénées (abandon au 120e km environ...)
44. « 66 » du Doubs (2e au scratch et 1er V1)

2009

45. Ultra-Techni-Trail Tiranges (1er V1)
46. Montagn'hard (titre du meilleur descendeur, 3e au scratch et 1er V1, victoire par équipe)
47. Grand Raid des Pyrénées (4e au scratch et 1er V1)

2010

48. Trail du Petit Ballon
49. OFF Solo : Intégrale Véloroute N°6, Traversée de la Franche Comté, 190 km
50. Grand Raid 73
51. OFF des 66 du Doubs
52. Montagn'hard (titre du meilleur descendeur, 4e au scratch et 2e V1, victoire par équipe)
53. 24h00 de Saint Laurent Du Pont : 208, 250 km, vainqueur de l'épreuve

2011

54. Ultra-Techni-trail de Tiranges version collector 50 miles
55. Raid CO 6 h00, Baume-les-Messieurs
56. Défi du val de Travers (Trail de l'absinthe) : 2e V1
57. Trail du pays Horloger (3e au scratch, 2e V1)
58. Off Woodstock Saisies, juillet 2011
59. Tour de l'Oisans et des Ecrins non-stop, 180 km, 12000 m+ édition unique! (5e au scratch, 1er V1)
60. L'Infernal 150 des Vosges, 160 km, 7300 m+, Vainqueur de l'épreuve

2012

61. Ultr'Ardèche, 212 km, 4300 m+ sur les petites routes Ardéchoises (4e au scratch, 2°V1)
62. OFF Trail du Pays Horloger
63. Montagn'hard, 111 km, 8300 m+ (4e au scratch, 2e V1)
64. Infernale 160 trail des Vosges, 160 km, 7000 m+ (2e au scratch, 1er V1)
65. Trail du Lison

2013

66. 2e édition de l'Ultr'Ardèche, 216 km, 4400m+ : 3e au scratch, 1° V1
67. 1ère édition de l'Ultra tour du lac Léman, 175 km, 758 m+ : 3e au scratch, 1er V1

2014

1e édition de l'Intégrale des Vosges, 5e au scratch et 2e V1, composée de 2 épreuves :

68. Défi des Seigneurs, 75 km, samedi 12/04
69. Grand Défi des Vosges, 58 km, dimanche 13/04
70. Ultra Trail de Côte d'Or, 105km, 3800m+, 5e au scratch, 5e V1
71. Ronda del cims, abandon au 70ème km
72. Echappée Belle, 145 km, 10500 m +, 3e au scratch et 1er V1

2015

l'année de misère

73. Infernale trail des Vosges, 164 km, 7300 m+, 6e au scratch et 3e V1

2016

74. Grand raid 73, 73 km, 4800 m+, 19e au scratch et 1° V2... Ha la vache ! Ça y est, je suis V2 !!!
75. Ronda Del Cims, 170 km, 13500m+, 19e au scratch, 4e français et 2e V2
76. Infernal Trail des Vosges, 205 km, 11000 m+, vainqueur de l'épreuve.

2017

77. Ultra Boucle de Villeneuve, 12h00 : 116 km, 2e au scratch, 1er V2.
78. Ultrathlétique Ardèche, Édition 1 : 210 km, 4000 M +, 3e au scratch et 1er V2
79. Chartreuse One Shot : un chouette OFF entre potes... Merci Manu !
80. Grand Raid des Pyrénées : 220 km, 13000 m+, 11e au scratch, 1er V2
81. Infernal trail des Vosges 2017 : Abandon au 151e km à cause d'une chute qui m'a bien esquinté le genou gauche !

2018

82. Swiss Canyon Trail, Edition 1, 107 km, 5000 m+, 12e scratch, 3e V2
83. Infernale trail des Vosges, 205 km, 10 000 m+, 4e au scratch, 1er V2
84. Ronde des éléphants, 100 km route, 1700m+

2019

85. Ultr'Ardèche, 222 km, 5000 m+, 5e au scratch et 2e V2
86. Ultra Boucle des Ballons, 202 km, 5000 m+, 2e au scratch, 1er V2
87. Ultra Tour du Lac Léman : arrêt au 153ekm...
88. Défi des Pestiférés

Ajoutons à cela une liste longue comme le bras de « OFF » en solo dans mon Haut-Doubs et dans les Vosges, liste dont je ne parviens plus à faire le décompte ! Et j'espère encore une foultitude (ON ou OFF) à venir !

C'est dans l'effort que l'on trouve la satisfaction et non dans la réussite.

(Gandhi, Lettres à l'Ashram, 1937)

TERMINER UN ULTRA : LES AXES DE TRAVAIL

Si, boucler les 10 km de Guingois-le-Bancal est à peu près accessible à n'importe quelle personne en relativement bonne santé physique sans préparation spécifique (j'ai bien dit « boucler »), il n'en est malheureusement pas de même pour les 145 km et 11000 m de D+ d'une Echappée Belle (Ultra-trail, traversée de Belledonne) ou les 222 km et 4500 m+ d'une Ultr'Ardèche (course sur route).
Pour terminer les deux dernières citées - par exemple -, il faudra plus ou moins transpirer à l'entraînement (plutôt plus que moins), plus ou moins souffrir sur des épreuves de dimensions intermédiaires (plutôt plus que moins), plus ou moins s'habituer à sortir de sa « zone de confort » (plutôt plus que moins) ... Bref, entrer dans le monde de l'ultra conduit généralement à... plutôt plus que moins !
Et même si tu fais plutôt plus que moins, ne perds jamais de vue qu'il est tout à fait envisageable que tu ne franchisses jamais la ligne d'arrivée des deux épreuves citées en exemple (ou de toute autre non citées) et que tu connaisses, toi aussi, les affres de l'abandon... Comme disait Nicolas Boileau, « Cent fois sur le métier remettez votre ouvrage » ... Et cent fois seront peut-être insuffisantes mais continue à boire de l'eau !

Alors toujours partant ?
Il va falloir t'armer de courage, de beaucoup de courage, de patience, de beaucoup de patience, et travailler sans relâche selon ces 7 axes-là :

1. Le système cardio-vasculaire (le moteur)
2. Le système musculaire (la transmission)
3. Le système tendino-osseux (le châssis)
4. L'intellect, ou le mental (l'ordinateur de bord)
5. Le système digestif (le carburant)
6. Le matériel (l'équipement de bord)
7. L'organisation générale et le parcours (le GPS et/ou le co-pilote)

L'analogie avec les sports mécaniques s'impose comme une évidence : on ne monte pas un moteur de formule 1 sur un châssis de 2 Cv pour aller faire les 24h du Mans. Si un engin comme celui-ci pourrait éventuellement boucler le tour du village, peu de chance de le voir sur la ligne d'arrivée d'un Rallye de Monte-Carlo !

Tu l'auras compris : l'idée générale est bien de construire un « ensemble cohérent » et travailler ces axes de façon logique et organisée constitue une priorité, priorité que je tente de synthétiser dans le point 7.

Enfin, pour terminer cette courte introduction, tu ne dois jamais perdre de vue le graphique[1] ci-dessous et te mettre en tête que l'un des objectifs majeurs d'un entraînement à l'ultra bien construit est de repousser le fameux point d'intersection de ces deux courbes !

Il va falloir adapter ton corps de telle sorte qu'il soit capable de fournir le maximum d'efforts en utilisant tous les bons lipides qui garnissent tes belles poignées d'amour.

Chouette programme, non ?

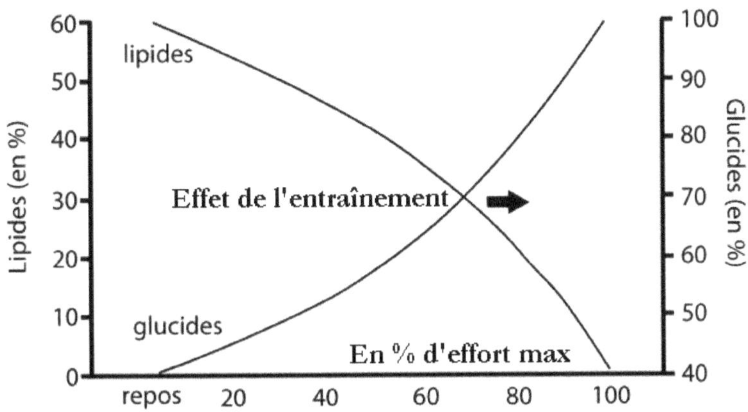

1 *Brooks GA, Mercier J (1994) Balance of carbohydrate and lipid utiliza-tion during exercise: the "crossover" concept. J Appl Physiol 76: 2253-61.*

Remarque Importante

Récemment, un lecteur me faisait la remarque suivante : « mais tu ne traites pas du sommeil dans ton bouquin ! » Effectivement, je n'ai pas abordé ce grand thème ici car je considère que jusqu'à 48h d'effort, dormir en course est inutile. Si tu arrives correctement préparé et reposé, tu ne devrais pas avoir à roupiller sur ce laps de temps ! Si toutefois le sommeil venait te chatouiller les pieds, alors pense « Micro-siestes » avec maximum 5 à10 minutes de ronflette avant de repartir. Au-delà, tu vas te refroidir… Pour des efforts au-delà de 48h, va dormir dans un endroit adapté en tentant de rester « au chaud », là aussi sur des temps « courts ».

Si la base est solide,
la maison est solide

(Inconnu)

LES PRINCIPES DE BASE

Quelques banalités histoire de te mettre dans l'ambiance !

Se préparer à courir un ultra (trail ou route) demande donc un minimum d'organisation dans le temps. Pour faire simple, on distingue deux grandes périodes de travail qui sont :
Le travail de fond : le « foncier », la « base ».
Le travail spécifique associé à un gros volume qui aura pour but d'amener le coureur à être le plus économe et efficace à l'allure visée le jour de l'épreuve. On appelle ça la « Vitesse Spécifique ». Note ça dans ton carnet à spirales car j'en parlerai très régulièrement !
Dans la première période, on travaillera majoritairement le système cardio-vasculaire avec une augmentation progressive du volume d'entraînement par cycles de 4 semaines : trois semaines de montée en charge et une semaine de repos relatif.
Dans la seconde période, on maintiendra un volume élevé (voir on l'augmentera) mais en cherchant à courir sur un terrain et à un régime les plus proches possibles des conditions rencontrées lors de la compétition envisagée.
Autant dire que, durant cette phase, si tu habites la Beauce et que tu envisages une Echappée Belle, tu n'auras guère d'autres solutions que de déménager ou, moins radical, de te rendre en montagne pour faire un peu de grimpette et de sentiers techniques !
Concernant l'augmentation du volume[1] d'entraînement par cycles, le principe peut être schématisé de façon simple comme on le voit sur le graphique 1.

1 La notion du « volume » sera abordée plus tard, dans un autre chapitre.

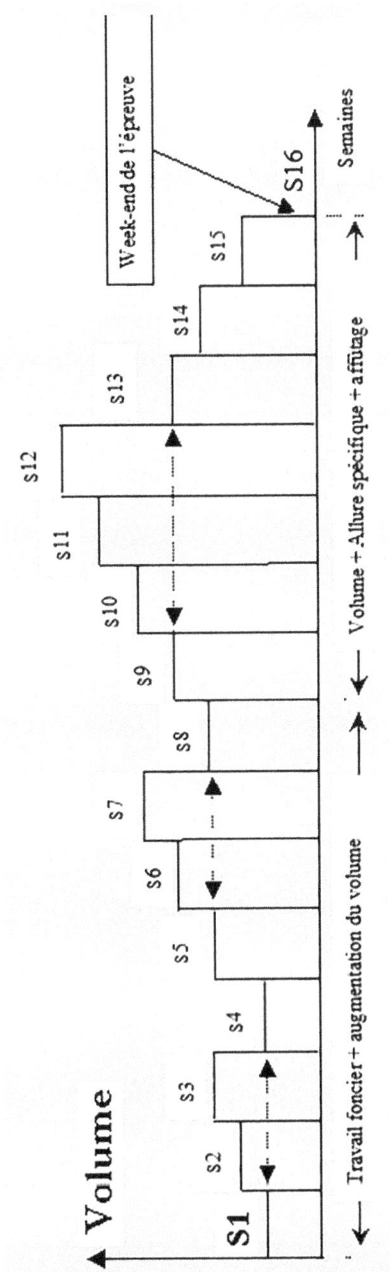

Graphique 1 :
Les flèches en pointillés indiquent que, de façon idéale, le volume d'entraînement lors de la semaine de repos est identique à la charge de la semaine S-3.

J'ai représenté ici un schéma sur 16 semaines parce que ça tombait pile-poil dans la dimension de la page ! Tu peux bien évidemment imaginer une préparation sur 12 ou 18 ou 23 semaines et demi si cela te chante mais dans tous les cas, il convient de respecter la progressivité proposée. Dans le cas représenté sur ce graphique 1, la semaine 16 est une semaine de repos quasi complet. Je reviendrai en détail sur cette dernière semaine, souvent critique et stressante pour le compétiteur… Keep Calm ! je vais m'occuper de toi !

Attention :
si tu t'engages sur ton premier 100 miles, alors je te conseille carrément de doubler voire tripler cette durée de préparation spécifique en faisant deux ou trois « cycles » de progression comme celui-ci. Ceci est expliqué dans le dernier chapitre « L'organisation générale et le parcours » dans lequel je détaillerai plus précisément la toute dernière période de préparation, c'est à dire les huit semaines finales.
Je reviendrai sur ce schéma de façon régulière histoire d'apporter des informations complémentaires et des modifications qui vont faire de toi une bête de course... Enfin, presque ! N'exagérons pas quand même !

Avant d'aller plus loin, voici une petite mise en garde !

→ Si tu approches gentiment des 40 ans et quel que soit ton passé sportif, je t'invite très fortement à rencontrer un médecin du sport afin de faire un bilan médical du côté cardio-vasculaire avant de te lancer dans l'aventure que je te propose.

→ De façon générale, si tu es atteint d'une maladie chronique, d'un syndrome quelconque, d'une maladie bizarroïde connue ou non de la médecine, je t'invite là encore à être très prudent avec tout ce qui suit et de parler avec ton médecin traitant avant de tenter de suivre mes préconisations, surtout au niveau alimentaire et techniques d'entraînement qui s'y rapportent.

→ À titre personnel, je n'ai aucune pathologie (autre que celle d'être un peu neuneu sur les bords mais là, on ne peut plus rien faire !), je ne consomme aucun médicament, je suis non-fumeur et je m'entraîne quotidiennement en moyenne montagne dans un air particulièrement pur (vive la cambrousse !). Si tu habites dans une zone de forte pollution atmosphérique, je t'invite[1] une fois de plus à bien réfléchir à ta pratique et sans doute à modérer ton entraînement dans cette ambiance-là.

Et n'oublie pas :

SMILE AND ENJOY L'ULTRA !

☺

1 *Ça fait déjà trois fois de suite que je t'invite... Tu commences à me coûter cher !*

Notes

La course à pied est la drogue la plus socialement acceptable.

(Fabien Moine)

LE SYSTÈME CARDIO-VASCULAIRE

Partie 1 : Gonfler son moteur

Ce point particulier n'est pas spécifique à la longue distance mais disons-le tout de suite : en ultra, mieux vaut un bon gros moteur bien huilé qu'une moulinette pétaradante de Solex. Mais c'est aussi vrai sur le 100 mètres !
Les deux critères fondamentaux pour pratiquer l'ultra sont respectivement la VO2Max et l'endurance. En fait, pour être plus précis, on ne devrait pas dire « l'endurance » mais la capacité physique à utiliser un pourcentage élevé de cette VO2Max.
Cela présente déjà un tout premier avantage que tu peux graver dans le marbre de ta salle de bain : la fameuse séance de « seuil » si importante lorsqu'on prépare un semi ou un marathon voire un 100 km sera absolument inutile pour courir une épreuve de distance supérieure.
Yes ! Quel soulagement ! Prenons l'apéro pour fêter ça !

La VO2Max (consommation maximale d'oxygène) est la cylindrée de ton moteur. Ni plus ni moins.
Cette cylindrée peut-elle être augmentée ? Oui jusqu'à un âge plus ou moins avancé puis ensuite maintenue à sa valeur par un entraînement spécifique mais il arrivera malheureusement un jour ou l'autre où elle déclinera… C'est irrémédiable ! Quand t'es vieux… t'es vieux !
Ainsi, on doit se souvenir que la VO2Max est une question d'âge, de sexe, d'hérédité, d'économie de course et de pratique(s) sportive(s) depuis le plus jeune âge.

Je vais également dévoiler un autre secret : énormément de revues, magazines, bouquins ou sites Internet spécialisés dans le Running proposent des plans d'entraînement mirobolants laissant imaginer que tu vas faire le

prochain UTMB devant Kilian si tu travailles tes capacités cardio-vasculaires de façon intensive.
Personnellement, je dis « Stop » ! Au risque de te décevoir, il y a peu de chances pour que tu gagnes l'UTMB si, derrière toi, tu n'as pas un passé sportif digne de ce nom !

Pourquoi avoir une « grosse cylindrée » en ultra ?
Tout simplement parce qu'avoir une VO2Max élevée permet de réduire l'intensité relative de l'effort durant la course. Cela paraît évident mais ça ne l'est pas car il a fallu des études scientifiques poussées dans tous les sens pour démontrer ce phénomène. Je te renvoie à « La Bible », c'est à dire « *Ultra-Trail, Plaisir, Performance et Santé* » de Guillaume Millet, Editions Outdoor si tu souhaites tout comprendre de cet état de fait, plus précisément à la page 21.

L'intermittent du spectacle...
Il existe moult techniques qui permettent d'augmenter sa VO2Max. Toutes font appel à Emile Zatopek, le célèbre inventeur du travail par « intermittence ». En gros, il va falloir fractionner !
Mais comme je l'ai dit en préambule, l'idée est tout de même, ici, de faire part de mon expérience personnelle. J'irai donc droit au but. On connaît tous la fameuse séance de 30/30 mais, pour ma part, je trouve que la solution la plus efficace pour atteindre une VO2Max de - presque - champion du monde[1], c'est la méthode **Tabata**, du nom de son créateur, Izumi Tabata. On est aussi d'accord sur le fait que cette méthode est controversée, cela va de soi ! Pour être logique, je dirais que je n'ai jamais vu, pour l'instant, de médaille à une seule face !

Le principe est d'une simplicité enfantine, ne nécessitant aucun appareil de mesure sophistiqué, mais efficacité garantie !
La séance Tabata, ce n'est pas du 30/30, mais du 20/10 :

1 *Champion du monde de ma rue, cela va de soi*

→ 20 secondes d'effort maximum (faut pas hésiter : le puls max doit être atteint !)
→ 10 secondes de repos.
→ A répéter jusqu'à ce que mort s'ensuive.... Heu, non ! On s'arrête un peu avant quand même !
→ On répète la torture 8 ou 10 ou 12 ou 20 fois selon le niveau d'entraînement et la période dans la saison de courses. C'est bien sûr à privilégier dans la période 1 : « le foncier ».

Observation personnelle :

à mon âge, 20 secondes d'effort ne sont plus suffisantes pour atteindre un puls max. j'ai donc légèrement modifié la séance en 30 s d'effort maximum, 15 s de repos et le nombre de répétitions est selon l'état de forme, le tout en côte. Mais ne le dis pas à mon médecin car normalement, il est déconseillé d'aller au-delà de 80% de sa fréquence max à partir de 50 ans.... Monter régulièrement à 100% n'est donc pas forcément une bonne idée ! Mais ça c'est un autre problème et j'y reviendrai plus tard.
L'effort maximal peut être atteint de différentes manières : en courant, en pédalant, en nageant, sur un stepper, un rameur, avec une corde à sauter ou en empilant du bois si ça te chante ! Dans tous les cas, l'effort doit être maximum ! Note enfin ceci : on estime qu'il faut environ 3 minutes d'efforts intenses pour atteindre le puls max. Ce qui veut dire que les séances Tabata doivent être menées après un échauffement conséquent suivi d'une grosse montée en puissance. On ne fait pas du Tabata en allant acheter sa baguette de pain le dimanche matin !

Astuce BoGosse n°1

Bonds avec bâtons —> Piquée à Guillaume Millet (voir référence ci-dessus)

Une excellente solution lorsqu'on prépare un ultra-trail (mais pas que : ça marche aussi pour un ultra « route ») est de combiner la séance Tabata avec la technique « bonds avec bâtons ». Même si, comme moi, tu n'es pas un adepte des bâtons en compétition, rien ne t'empêche de t'entraîner avec. La séance « bonds avec bâtons » consiste à trouver une pente relativement raide mais sans aucune difficulté technique que l'on va gravir en poussant à la fois très fortement sur les bâtons pour se propulser vers l'avant et sur les jambes pour réaliser des bonds un peu à l'image d'une sauterelle. Le 20/10 en bonds avec bâtons sollicite le système cardio-vasculaire de façon spectaculaire et le palpitant s'affole très vite !
Evite d'utiliser des bâtons carbone et/ou télescopiques si tu ne veux pas finir aux Urgences !!!!
Ce type de séance (Tabata + bonds avec bâtons) permet de travailler en même temps la VO2Max, la puissance musculaire, la souplesse articulaire (longueur de la foulée), la tonicité des cuisses (succession de bonds/amortis), la coordination du geste bâtons/foulée. Un must dans le genre. Profites-en, c'est cadeau !

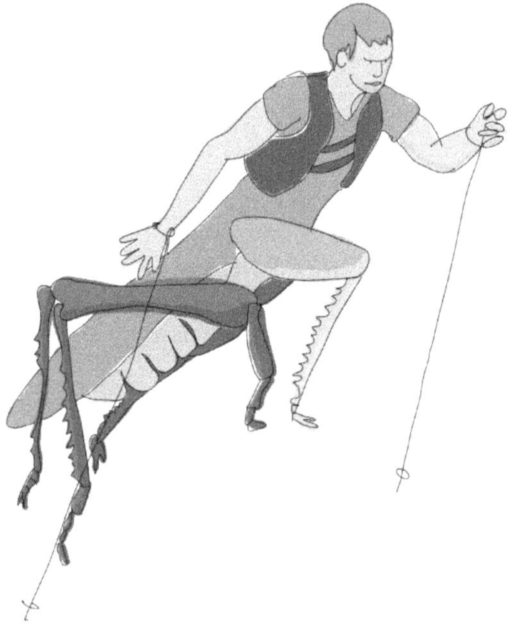

Autre technique, bien moins traumatisante, que l'on pourra pratiquer régulièrement : le sprint cycliste. Seul ou entre potes, on enchaîne les accélérations maximales en danseuse sur 20 s (ou 30 s pour les p'tits vieux !) suivies de 10 s (ou 15 !) de repos. Le sprint en côte, c'est encore mieux !!!

Bref, dans ce genre d'exercices, il faut laisser jouer son imagination. C'est No Limit ! Pour la programmation dans un entraînement à long terme, l'idée est de faire un premier cycle avec 1 à 3 séances de ce type par semaine auxquelles on ajoutera une vraie séance de VMA (Vitesse Maximale Aérobie) plus cadrée et typique d'un entraînement de coureur à pied. Durant ce premier cycle, on développe donc la cylindrée du moteur. Je t'invite à commencer dès la semaine 1 bien que j'entende déjà les cris d'orfraie des entraîneurs diplômés s'ils viennent à tomber sur ces lignes ! Lorsqu'on approche de la compétition envisagée, on pratique un petit cycle de « rappel ».

Astuce BoGosse n°2

Sois le plus Kom !

La technologie moderne permet des miracles à mes yeux de quinquagénaire. Tu as sans doute entendu parler de « Strava » et des fameux « segments » sur lesquels chacun peut tenter d'être le King Of the Mountain (KOM). Si comme moi tu t'entraînes seul, il ne faut pas hésiter à créer tes propres segments privés (cela nécessite toutefois l'utilisation d'un GPS ou alors d'un smartphone et d'une connexion Internet) qui pourront te servir de « calibres » dans ta préparation. L'idée générale est de se créer une panoplie de segments correspondant à différents types de terrain et à des durées d'efforts plus ou moins importantes : montées et/ou descentes courtes, longues, faciles, techniques.

Important : si tu es un adepte du vélo, n'hésite pas ! Faire le Kom à vélo pour préparer un ultra est d'une rentabilité incroyable.

J'ai d'ailleurs souvent tendance à dire que le meilleur engin pour préparer une ultra-course-à-pied, c'est le vélo ! Et puis je suis tombé récemment sur une publication d'Antoine Guillon - qui n'est pas un perdreau de l'année - vantant les mérites de l'introduction de séances de VTT dans sa préparation à la Diagonale des Fous.

→ Petit aparté sur la VMA...

La VMA est la vitesse maximale à laquelle un individu lambda peut courir durant environ 6 minutes. Pour la mesurer c'est très simple : sur une piste de 400 m, tu t'échauffes, puis lorsque tu te sens intellectuellement prêt à te déchirer le flanc, tu cours à bloc pendant ces 6 minutes. Tu mesures la distance et divises par 100. On appelle ça le demi-Cooper.
Exemple : tu as couru 1450 m. Ta VMA est de 14,5 km/h... Fastoche, non ? Travailler sa VMA consistera ensuite à courir des fractions entre 14,5 km/h et 17,5 km/h (120% de la VMA) entrecoupées de repos bien mérité. Je ne m'étends pas sur le sujet : le WEB regorge de données qui te seront utiles (ou non) sur ce thème-là ! Quoique, finalement si, je me vois contraint d'étaler ma science dans ce domaine sous la menace de lecteurs prêts à tout pour éclater Gégé sur leur prochain ultra !

→ Et la fréquence cardiaque dans tout ça ?

Question / Réponse

Pourrais-tu mettre de l'ordre dans mes idées et préciser les liens entre VO2Max, VMA, et fréquence cardiaque ?

Le passage par le fractionné est obligatoire pour la préparation à l'ultra. Jusque-là, c'est ok j'espère ! Lorsqu'on fractionne sur piste, c'est simple : utiliser la notion de vitesse ou %VMA est la solution la plus directe. On détermine ses « allures », on connaît parfaitement les distances et le chrono fait le reste ! Mais il sera sans doute bien plus agréable de fractionner en « nature » lors de l'entraînement à un ultra-trail que de s'envoyer des tours de pistes comme un zombi ! Or, connaître sa VMA est une chose mais dans cette situation-là c'est à dire courir en pleine nature en mode Fartlek par exemple, il est préférable d'utiliser sa fréquence cardiaque contrôlée au cardio plutôt qu'une vitesse instantanée mesurée aléatoirement au GPS. Au passage, Fartlek signifie « jeu de vitesse ». tout un programme !
Là encore nous sommes d'accord sur le fait que les précisions de mesure des cardio ne sont pas stratosphériques ! On doit donc relativiser ces informations et toujours avoir un regard critique sur les valeurs affichées au poignet ! Ceci dit, allons-y pour un peu de mathématiques faciles !

1. Lien VMA / Vo_2Max :

Elles sont atteintes en même temps lors du test de VMA et/ou Vo_2Max. La relation communément admise entre ces deux valeurs est : $Vo_2Max = 3{,}5 \times VMA$

Exemple : VMA = 20 km/h à Vo_2Max = 70 ml/kg/mn

2. Lien entre VMA et fréquence cardiaque :

Tout d'abord, on estime que la fréquence cardiaque maximale va être atteinte lors d'un test de VMA au bout de 3 minutes en moyenne.

Si tu fais ton test VMA avec un cardio, tu peux faire une moyenne des fréquences cardiaques mesurées entre les quatrième et cinquième minutes pour connaître ta FCMAX. Cela donne une bonne estimation.

Ensuite, il existe deux façons de s'entraîner en utilisant ces informations :

→ Méthode basée sur la FCMAX seule :

elle est plutôt adaptée à des coureurs débutants. Une correspondance simple pourrait-être celle proposée ci-dessous, communément admise :

95% à 110% VMA → 100 % de FCMAX
90% VMA → 99% de FCMAX
85% VMA → 93% de FCMAX
80% VMA → 88% de FCMAX
75% VMA → 82% de FCMAX
70% VMA → 77% de FCMAX
65% VMA → 71% de FCMAX
60% VMA → 66% de FCMAX

→ Méthode tenant compte de la fréquence cardiaque au repos :

On utilise dans ce cas la formule de Karvonen qui est la suivante, avec :
FCen = Fréquence cardiaque d'entraînement souhaitée
$\%VMA_{désirée}$ = le % de VMA cherché à l'entraînement
FC_{repos} = la fréquence cardiaque au repos

$$FC_{en} = [FC_{MAX} - FC_{repos}) \times \%VMA_{désirée}] + FC_{repos}$$

La fréquence cardiaque au repos se mesure après une nuit de sommeil, juste avant de se lever, en position couchée, sur une minute. Elle varie selon l'état de forme, donc elle est à prendre régulièrement afin de recalibrer cette petite formule. Il peut exister une réelle différence de fréquences cardiaques d'entraînement entre ces deux manières de procéder pour un même pourcentage de VMA donné. A titre personnel, je préfère la seconde

méthode (**Karvonen**) qui prend en compte l'état de forme donné par la fréquence cardiaque au repos et qui plus adaptée aux coureurs un poil aguerris.
Pour terminer, la FC est un excellent indicateur de forme de façon générale.
Tu prends l'un de tes parcours habituels.
Tu le fais soit :

→ A une vitesse donnée et tu compares les courbes de FC obtenues. Tous les logiciels de suivi d'entraînement font ça normalement.

→ A une FC donnée et tu mesures le temps de course sur le parcours.

Je te laisse réfléchir pour tirer les conclusions, y'a pas de raison qu'il n'y ait que moi qui bosse !

Tu peux toujours te faire ta propre idée en testant ça à l'entraînement.

Question / Réponse

Je pense que l'absence d'entraînement fractionné VMA, seuil dont tu parles et que tu as un peu laissé tombé n'est pas une bonne chose... qu'en dis-tu ?

Au risque de décevoir ce lecteur que je salue au passage, j'insiste, je persiste et signe : l'entraînement « au seuil » pour **des distances supérieures à 100 km** ne présente aucun intérêt. Epuisantes tant physiquement que psychologiquement, ces séances ne seront d'aucune utilité pour la performance sur le très long. Il vaut mieux par exemple travailler le couple « **vitesse spécifique / VO2Max** » ou encore renforcer ses quadriceps par des séances « **à Mimille** » que s'acharner à faire du seuil.

Ne pas faire de « seuil » ne constituera pas un facteur limitant la performance sur le très long. Il y a bien d'autres paramètres en jeu ayant une influence plus significative. Il convient donc de se concentrer sur l'essentiel. Je renvoie le lecteur vers deux publications qui sont, tout d'abord « **Ultra-Trail, plaisir, performance et santé** » de G. Millet, déjà cité, pages 58-59, ensuite au texte[4] de Stephen J. Seiler and al., plus scientifique, dans lequel les auteurs considèrent la zone « 75 à 80% de FCMax comme le « trou noir » de l'endurance et enfin au tableau récapitulatif 1 pour plus de précisions sur les termes employés jusque-là !
Pour la séance « **à Mimille** », voir le chapitre « **Le système musculaire** », Partie 1 : « **Les séances obligatoires** ».

→ **Et si tu t'envoyais en l'air ?**

En voilà une bonne idée ! Ta fille de 10 ans est sagement installée à la table du salon pour faire ses devoirs ? Il y a quinze gamins chez toi qui courent en hurlant pour fêter l'anniversaire du fiston ?
Propose à tout ce petit monde un challenge de corde à sauter ! Contre ta fillotte, pas sûr que tu gagnes, loin de là ! Tu risques bien de t'effondrer après 1 minute alors qu'elle sautillera encore joyeusement en l'air au bout d'un quart d'heure ! C'est étonnant qu'on ne pense pas plus souvent à cette stupide corde à sauter qui est, en fait, une véritable arme de guerre pour se fabriquer un cœur en béton !

→ **Comment pratiquer ?**

Tout d'abord, une mise en garde !
Il semblerait que j'ai envoyé chez les ostéopathes un bon nombre de lecteurs de la première édition de ce mini guide en proposant mes séances de corde à sauter !

On m'a rapporté plusieurs lumbagos, douleurs aux genoux et autres bobos dans les jours suivants l'achat de la corde ! Donc peut-être qu'avant de t'y mettre, une reprise des séances de gainage et de renforcement musculaire serait la bienvenue. Ou alors mets moins d'énergie dans les toutes premières séries de corde à sauter ! Vas-y mollo !!!!!

→ Pour les premières séances, travailler par tranches de 1 à 2 minutes sur une durée maximale de 10 minutes (attention : relis l'encadré ci-dessus avant de te lancer !). Entre chaque série, des pauses de 20 à 30 secondes environ permettront à ton corps d'athlète de récupérer son souffle. Prépare des mouchoirs pour pleurer en regardant faire ta fille !

→ Lorsque tu as pris la technique, que ton cœur et tes muscles commencent à s'habituer à cet effort, tu peux pousser à 20 - 25 minutes

---

1 Seiler S. and Tønnessen E. Intervals, Thresholds, and Long Slow Distance: the Role of Intensity and Duration in Endurance Training. Sportscience. 2009; 13: 32-53. consultable ici : www.semanticscholar.org/paper/Intervals%2C-Thresholds%2C-and-Long-Slow-Distance%3A-the-Seiler-T%C3%B8nnessen/4f9bb0b90a72c817bd689e3a9ad9a572bb57 1b5b

par tranches de 3 à 5 minutes en écoutant de la musique et en frimant devant ta fillotte. Mais avant d'en arriver là, tu as du pain sur la planche!

→ Quand tu maîtrises la corde à sauter comme un Dieu, tu peux l'utiliser pour faire une séance Tabata en intérieur. Bien sûr, il va falloir te déchirer pour monter à ton puls max, genre boxeur qui s'envoie des « doubles tours en croisant les bras ! ». Il va falloir adopter la « **Rocky Balboa Attitude** ! »

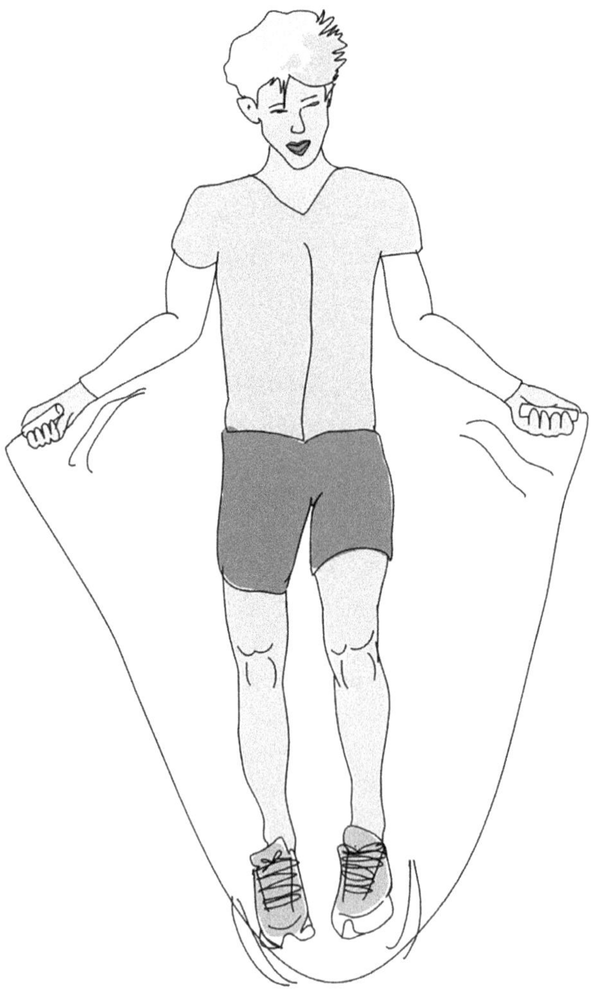

AVANTAGES

→ Le temps de travail en corde à sauter est deux fois plus efficace pour brûler des calories que le même temps de course à pied

→ Perte de poids rapide à mettre en œuvre par exemple en période d'affûtage.

→ Le gainage musculaire lors de la pratique est important. Il assure une musculation en profondeur sans même s'en rendre compte !

→ La corde à sauter améliore la coordination bras/jambes et optimise les réflexes. Si tu penses « félin » ou « chat » tu vas en plus travailler l'absorption des chocs par les quadriceps ce qui te sera d'une grande utilité lors des descentes en trail.

→ Elle améliore les réflexes et permet de faire de la proprioception sans en avoir l'air ! Une fois de plus tu diras « merci ma corde » lors des descentes en trail !

→ Elle permet de s'entraîner et de brûler des calories même lorsque la météo est pourrie de chez pourrie : tu vas dans ton garage et tu sautes en l'air ! Mets la musique à fond, ça va te booster et te donner du rythme !

Bien évidemment, tout ce travail « de base » n'est pas spécifique à l'ultra (hors séance au seuil). C'est celui que devrait effectuer tout coureur à pied ! Mais le changement, c'est maintenant et nous allons voir dans les pages qui suivent de façon très concrète les adaptations nécessaires à « l'ultra-fondeur » !

Le tableau récapitulatif 1 tente, dans la mesure du possible, de synthétiser les quelques pages qui précédent. Ce tableau n'est pas parfait, loin de là, mais il permet d'avoir, en un coup d'œil, les grandes lignes des différentes zones d'entraînement !

Faisons le Point « J'ai »

Pour booster mon moteur pour pratiquer l'ultra, j'ai compris que :

La séance « au seuil » est inutile pour préparer une distance supérieure à 100 km

→ Je peux pratiquer régulièrement la séance « Tabata » (20/10). Si, de plus, j'utilise la technique « bonds avec bâtons » ou le sprint vélo, ce sera d'une efficacité redoutable !

→ Je dois associer Tabata avec de vraies séances de VMA

→ Le top est de jouer au Kom aussi bien à pied qu'en vélo mais sur des durées plus longues (de 1 à 25 minutes, voir plus !)

→ Une activité telle que la corde à sauter est extrêmement efficace pour muscler le cœur en variant les plaisirs.

→ Pour l'ultra, cette notion de « varier les approches » est fondamentale afin d'éviter blessures et lassitude mentale.

Tableau récapitulatif 1 (voir p. suivante)

▶ → de moins en moins au fur et à mesure que l'effort augmente

◀ → de plus en plus au fur et à mesure que l'effort augmente

VS = Vitesse Spécifique
WEC = Week-End Choc
LSD = Long Slow Distance
Tous ces termes seront explicités dans les pages suivantes.
La notion de « seuil » désigne le changement de filières énergétiques : « aérobie » → « anaérobie »
Ce seuil ne peut-être déterminé avec précision qu'en laboratoire, de préférence sur tapis roulant avec prises de sang et mesures de lactate régulières.

Tableau récapitulatif 1

<table>
<tr><th>% VMA</th><th colspan="1">Non significatif</th><th colspan="2">De 50 à 70</th><th colspan="5">70 à 75%</th><th colspan="6">75 à 80%</th><th colspan="4">80 à 85 %</th><th colspan="6">85 à 90 %</th><th colspan="2">90 à 120%</th></tr>
<tr><td>% FC_{Max}</td><td colspan="1">De 40 à 55%</td><td colspan="2">55% à 75%</td><td colspan="5">75 à 80 %</td><td colspan="6">80 à 85%</td><td colspan="4">85 à 90%</td><td colspan="6">90 à 95%</td><td colspan="2">95 à 100 %</td></tr>
<tr><td>Filières énergétiques</td><td colspan="14">Aérobie</td><td colspan="12">Anaérobie</td></tr>
<tr><td>Types d'efforts</td><td colspan="3">Endurance fondamentale</td><td colspan="1">Endurance active</td><td colspan="6">Endurance « haute »</td><td colspan="6">Résistance</td><td colspan="5">Anaérobie lactique</td><td colspan="5">Anaérobie alactique</td></tr>
<tr><td>Exemples d'activités</td><td colspan="2">Rando-course, ultra trail…</td><td colspan="4">Trail moyen à long</td><td colspan="6">Marathon…</td><td colspan="4">Semi, 10 km</td><td colspan="3">5 à 10 km</td><td colspan="3">1000 à 5000 m</td><td colspan="3"><1000</td><td colspan="1">Sprint, saut, lancer</td></tr>
<tr><td>Energie utilisée</td><td colspan="3">Lipides</td><td colspan="9">Lipides ▶ + Glycogène ◀</td><td colspan="13">Glycogène</td><td colspan="1">Réserves musculaires</td></tr>
<tr><td>Sensations</td><td colspan="1">Non significatif</td><td colspan="2">Je peux parler en courant ! Trop cool !</td><td colspan="4">Je suis un peu essoufflé mais je gère</td><td colspan="4">Tais-toi et cours !</td><td colspan="4">Hou là ! ça commence à faire mal !</td><td colspan="5">Heu… J'espère que ça va vite s'arrêter !</td><td colspan="5">Elle est où la ligne d'arrivée ?</td><td colspan="1">Argh ! Au secours !</td></tr>
<tr><td rowspan="2">Types d'entraînements</td><td colspan="3">Marche, LSD, VS</td><td colspan="2">Footing rapide, dynamisme</td><td colspan="8">Résistance
Trou noir de l'endurance</td><td colspan="2">Seuil</td><td colspan="2">Fartlek</td><td colspan="6">VMA longue</td><td colspan="2">VMA courte</td><td colspan="1">Tabata</td></tr>
<tr><td colspan="12">◀—— Zone de travail au cours d'un WEC ——▶</td><td colspan="14"></td></tr>
<tr><td>Je développe</td><td colspan="3">L'endurance, j'adapte mes muscles et mon corps à l'effort long et lent</td><td colspan="6">L'endurance, la résistance à l'effort soutenu</td><td colspan="5">La résistance à l'effort intense</td><td colspan="3">Tolérance des muscles à l'acide lactique</td><td colspan="6">VMA et $VO2_{MAX}$</td><td colspan="3">$VO2_{MAX}$</td></tr>
</table>

Partie 2 : Utiliser son moteur

Voilà, c'est magique, tu as tout compris à « *comment se fabriquer un moteur de Formule 1 en quelques semaines sans se prendre le chou* ». Maintenant, reste à voir comment devenir capable d'utiliser ce moteur au maximum de ses possibilités.
Tout d'abord, remettons les choses en perspectives : l'UTMB 2017 a été le plus rapide de toute l'histoire de cette course. François D'Haene l'a emporté devant Kilian Jornet avec un chrono de 19h01 mn pour 170 km ce qui donne une vitesse moyenne de 8,94 km/h[1].
Sur le Grand raid de la Réunion 2017, le vainqueur, Benoit Girondel, a parcouru les 168 km en 23h53 ce qui donne, à quelques « pouillèmes » de secondes près, une moyenne faramineuse de 7 km/h.

Alors question : À quoi ça sert de se décarcasser la voûte plantaire pour atteindre de telles vitesses « ridicules » ?

Il y a peut-être un élément de réponse dans ce retour d'expérience personnelle :
Le vainqueur de l'Infernal Trail des Vosges 2018 boucle sa course de 210 km pour 10000 m de dénivelé positif à la vitesse de 6,7 km/h. pour ma part, je termine 4e au scratch avec une moyenne de 6,4 km/h. La différence est infime : 300 mètres à l'heure nous séparent. **300 mètres en une heure**. Ridicule de chez ridicule. Et pourtant, ces 300 mètres à l'heure suffisent à faire la différence entre celui qui monte sur la plus haute marche du podium et moi qui mange la médaille en chocolat. Remettons, une fois de plus, les choses en perspective : sur 30h de course, 300 m finissent par représenter... 9 km ! Bing, prends ça dans ta tronche ! La VO2Max du vainqueur est sans doute plus élevée que la mienne et si chacun de nous deux a couru, par exemple, à 40% de sa valeur, cette différence lui permet d'être loin devant moi !

1 *L'air de rien, ces valeurs sont juste énormes !*

Du coup, ton pote Gégé, avec ses 20 km/h de VMA va exploser tout le monde, c'est une évidence, non?
Et bien justement, non, ce n'en est pas une!
Tout d'abord, il faut bien comprendre qu'il n'existe pas « une » endurance, mais « des » endurances. C'est à dire que l'endurance utile pour performer sur un 10 km ou un semi-marathon n'a strictement rien à voir avec celle qu'il va falloir développer pour courir un 100 miles ou plus si affinité!
Et c'est bien de cette dernière catégorie d'épreuves dont nous parlons ici.
Reprenons la définition: l'endurance caractérise la capacité à utiliser un pourcentage élevé de VO2Max.

Nous avons vu, en introduction, les différents paramètres qui influent sur la performance en ultra.
S'il est fondamental de travailler cette capacité, il va falloir le faire en prenant en considération un très grand nombre d'autres facteurs qu'il faudra également améliorer. Les questions qu'on peut se poser sont, par exemple, les suivantes (liste non-exhaustive sinon ce serait trop facile):

→ Quelles sont mes capacités à m'alimenter pendant l'effort? 25, 30, 40 heures d'exercice physique non-stop, c'est long!

→ Quelles sont mes capacités à résister au froid (la nuit, par exemple)? Au chaud? Aux grandes variations de températures? A la pluie? Aux orages? A la boue? Aux coups de soleil? Sur un ultra, on peut aisément passer de 0°C la nuit en altitude à +30°C le lendemain au fond d'une vallée!

→ Quelles sont mes capacités à « résister » à la déshydratation? Suis-je capable de me réhydrater en cours d'effort de façon correcte?

→ Quelles sont mes capacités à résister aux douleurs musculaires et articulaires? C'est inévitable, l'ultra à un moment ou un autre ça fait mal! Ça peut même faire très mal! Si tu veux avoir une belle image de ce qu'est la souffrance en ultra, regarde Zack Miller au ravitaillement de Champex lors de l'UTMB 2018: un must du genre!

→ Quel niveau d'inconfort suis-je capable de supporter? Comment vais-je résister au sommeil? Aux frottements qui vont me bouffer les coucougnettes? Si je te demande, là, comme ça, de poser ce bouquin et de t'arracher un ongle d'orteil, tu vas sans doute me prendre pour un fou furieux ! Or, il m'est arrivé à plusieurs reprises d'être dans une base-vie et d'enlever un ongle qui n'avait pas supporté l'accumulation de kilomètres et qui commençait à devenir gênant au fond de la chaussure...

→ Quelle « charge mentale » suis-je capable de supporter ? Tu es cuit et ta vitesse de pointe avoisine les 3 km/h. Il te reste 50 bornes à parcourir... Ton cerveau est-il capable de supporter ça ?

L'endurance, en ultra, englobe tous ces paramètres qui vont influer sur la vitesse moyenne de course. L'objectif va donc être, à ce stade, de les inclure progressivement dans ton entraînement afin d'adapter au mieux l'organisme. Il faut bien comprendre qu'il s'agit « d'un tout ». Travailler un point précis n'a aucun sens si le reste n'est pas lui aussi travaillé ! Il faut courir, mais courir « intelligent ».

Ce que j'essaye de dire ici est qu'on ne devient pas ultra-runner en quelques semaines ! Le travail que je propose va se mesurer en années ! Passer de 30 km/semaine à 80, ou 150 km/semaine (voir plus) demande du temps, dans tous les sens du terme, mais aussi de l'investissement personnel. L'ultra, ça devient un « art de vivre ». Sous la forme d'un schéma, l'évolution donnerait ceci, à partir de l'âge adulte (voir graphique 2 page suivante). Bien évidemment, on connaît tous le cas particulier du « type qui n'a jamais couru et ne s'entraîne jamais mais termine dans le top 10 de l'Ultra-trail de Machin-Chose ». Cependant, cette histoire-là, même si elle a pu être vraie il y a 25 ans, tient plutôt du mythe que de la réalité car - heureusement ! - aujourd'hui, la plupart des organisateurs d'ultra demande quelques références sur des épreuves plus courtes.

Pour terminer, la communauté scientifique s'accorde pour dire qu'une augmentation de volume supérieure à 20% d'une année à l'autre est le maximum acceptable pour le corps. Il faut lui laisser le temps de s'adapter aux nouvelles contraintes qui vont lui être imposées ! Après, les scientifiques n'ont pas toujours raison et je connais des cas qui ont outrageusement dépassé cette valeur sans aucun souci particulier ! A chacun sa situation propre et son expérience personnelle. L'ultra est fait de tests, d'essais, de recherches individuelles. Ce qui convient à l'un n'ira pas à l'autre et inversement, si j'ose dire ! Vouloir théoriser l'ultra a autant de sens que de vouloir mettre en équation l'organisation du sac à main de Madame… C'est voué à l'échec !

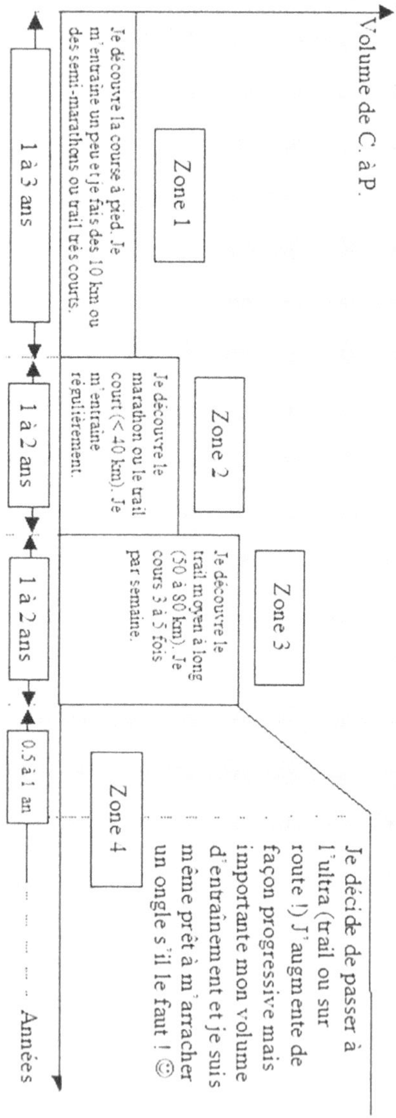

Graphique 2

Les informations sont données à titre indicatif et n'ont pas de valeurs absolues. Chacun doit pouvoir évoluer à son rythme, à sa guise et selon son envie.

Il est autorisé à ne jamais avoir envie d'allonger les distances et de faire le choix de rester en zone 1 jusqu'à la fin de ses jours! J'ai personnellement de supers copains en zone 0 et ça ne m'empêche pas de les adorer!

Que l'on soit bien d'accord avec ça!

Dans un premier temps, je m'étais dit que la suite du texte s'adresserait aux coureuses et coureurs au minimum en zone 3 ! Cependant, je me suis rendu compte que l'on pouvait très bien utiliser mes propos pour passer de la Zone 1 à la Zone 2, ou encore de 2 à 3 si l'on prenait soin d'ajuster à sa situation personnelle la notion de « volume » d'entraînement.
Le tableau ci-après est **un exemple possible** de l'adaptation de ce texte à la progression d'une zone à l'autre.

Je suis actuellement	*Je veux arriver*	*Je cours environ*	*Volume max en S12 (voir graphique 1)*	*Je peux envisager*
En zone 1	*En zone 2*	*45' à 2 h / semaine*	*4 à 5 heures*	*Un marathon*
En zone 2	*En zone 3*	*3 à 4 h / semaine*	*6 à 7 heures*	*Un trail long ou 100 km route*
En zone 3	*En zone 4*	*5 à 7 h/ semaine*	*15 h, voire au-delà*	*Un ultra trail ou ultra « route »*

Malgré tout, et soyons bien d'accord avec cela, je reste fixé sur l'idée de t'aider à arriver en zone 4 afin que tu puisses t'envoyer un bon gros vrai 100 miles ou plus... si affinité mais ça je l'ai déjà dit !

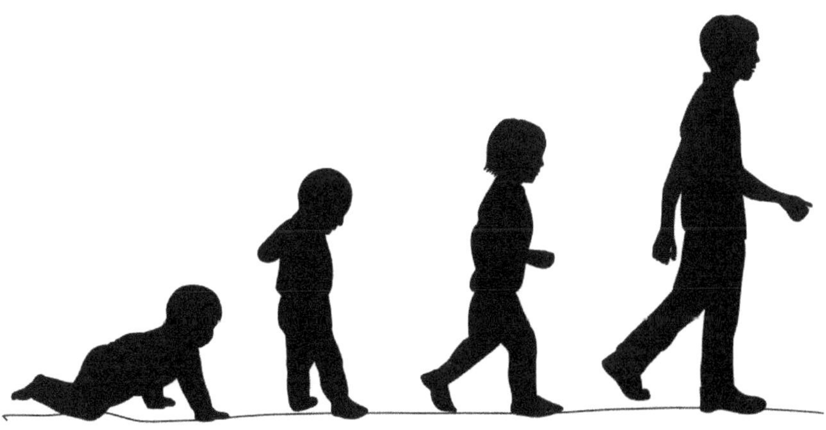

Faisons le Point « J'ai »

J'ai compris qu'avoir un gros moteur en ultra n'est pas suffisant. Je dois également travailler l'endurance, le physique, le mental, l'alimentation, le matériel. Tout ceci forme un tout, indissociable.

J'ai compris également que cela va prendre du temps et qu'en aucun cas je ne dois me précipiter. La progression se compte en années.

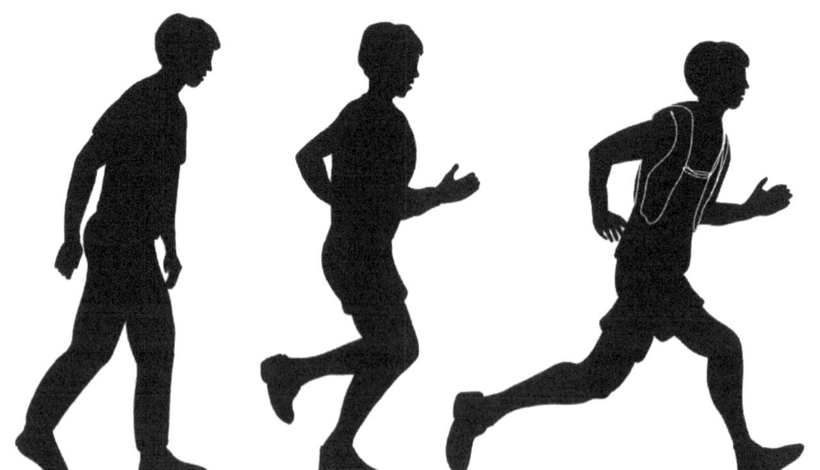

Plus c’est long, plus c’est bon.

(Inconnu)

OBJECTIF ENDURANCE

Après avoir vu comment augmenter ta VO_2MAX et tes capacités cardio-vasculaires, nous allons maintenant passer en revue quelques méthodes qui vont te permettre de progresser en endurance.On estime qu'elle peut être augmentée à l'infini, ce qui semble être vrai si, par exemple, on regarde les enchaînements[1] absolument incroyables de Luca Papi, coureur d'origine italienne vivant en France, au cours de l'année 2019. Accroche-toi aux rideaux, ça décoiffe !

⟶ Début d'année (janvier/février) : enchaînement de trois ultras représentant un total de 800 km pour 54000 m de D+ (oui oui ! tu as bien lu, il n'y a pas d'erreur de frappe !).

⟶ Période Août/Septembre : enchaînement de l'Echappée Belle (144 km, 11000 m+), de la TDS (145 km, 9000 m+) et du Tor des Glaciers qu'il remporte (450 km, 32000 m+).

Bien évidemment, c'est hors normes. Chacun estimera s'il est raisonnable ou non d'enchaîner de telles compétitions. Je cite cet exemple pour montrer que le corps humain est juste une machine exceptionnelle capable de s'adapter à tout, pour peu que l'intellect suive.

Il n'est pas question ici de te « **Lucapapiser** ». Je vais juste te suggérer 6 pistes de travail avec lesquelles tu vas pouvoir jouer et qui vont, surtout, te permettre d'augmenter de façon significative tes capacités d'endurance !

Enfin, améliorer tes qualités d'endurance te permettra soit :

⟶ De réaliser de meilleurs performances sur une distance donnée.

⟶ De maintenir ton niveau de performance mais en terminant la compétition en bien meilleur « état physique » qu'auparavant.

⟶ Dans le meilleur des cas, associer entre elles les deux propositions précédentes !

---

1 *www.waa-ultra.com/fr/800-km-pour-54-km-de-d-le-monstre-luca-papi-est-de-retour-pour-un-ete-de-folie.html*

Piste 1 : Consomme du LSD !

Comment comment ? Mais de quoi cause-t-il ?
Je te rassure, rien à voir avec une quelconque substance hallucinogène ! Le LSD ou Long Slow Distance est une manière de travailler son endurance en courant lentement. Extrêmement lentement. L'idée de base est d'avaler le maximum de kilomètres (toujours en respectant une progressivité dans le volume) mais à un rythme très lent.

Les entraînements de la plupart des coureurs à pied sont trop rapides. On a tous le même raisonnement : « Nom d'un chien ! J'ai une heure devant moi, il faut que j'en profite à Max ! » Et c'est parti pour une heure de footing à 12 km/h... Erreur !
Si tu te reportes au **tableau récapitulatif 1** vu précédemment, cela revient à t'entraîner en permanence dans la zone 75 à 80% de la FCMax. C'est un effort supportable, qui donne l'impression d'avoir « bien bossé » mais qui, en réalité, te conduira dans une impasse !
Enchaîner les séances à un rythme « moyen », c'est à dire ni trop rapide ni trop lent va progressivement faire entrer le corps dans une zone « de confort » sans lui permettre de s'adapter au rythme extrêmement lent de l'ultra. J'irais même plus loin en disant qu'il est, à plus ou moins long terme, contre-productif de reproduire à l'infini ce genre de footing : on se « diésélise ». La VMA finit par chuter, la blessure par arriver et ces séances « moyennes » ne sont d'aucune utilité pour le coureur d'ultra ! Comme je l'ai dit précédemment, certains chercheurs en physiologie du sport appellent cette zone cardiaque le « **trou noir** » de l'endurance. Tout est dit !

Le LSD, c'est lent, très lent. On doit pouvoir discuter tranquillement tout en courant. Il faut presque adopter une allure « spécifique » à la compétition visée. Sur plusieurs années, on se rend compte à quel point le rendement énergétique à très bas régime s'améliore. Ce qu'il faut bien avoir en tête c'est que la consommation de glycogène, carburant majoritaire pour les efforts plus ou moins intenses de moins de 2h, devient négligeable sur un ultra. Dans cette situation-là, le corps « lipolyse », c'est à dire qu'il va brûler des graisses. Le but du LSD est donc, au fur et à mesure que les mois et les années passent, d'être

capable de fournir un effort de plus en plus important tout en ne consommant que des lipides. Je te renvoie au tout premier graphique de ce bouquin, celui dont je disais que «**tu ne dois jamais l'oublier**»!
Pour être un peu plus précis, le LSD va solliciter majoritairement les fibres musculaires lentes et améliorer la capacité des cellules à absorber l'oxygène. Il va également permettre une vascularisation importante des tissus, ce qui rendra donc tes beaux muscles bien plus efficaces, même à un régime d'efforts plus intense. Si tu fais une recherche sur le web avec le terme «lipolyse», tu trouveras tout un tas de méthodes plus ou moins artificielles pour… maigrir!

Les séances «LSD» vont se retrouver tout au long de la préparation, mais de deux façons différentes:
⟶ Tout d'abord dans la première partie, le «foncier», loin de l'objectif final qui est la compétition, en alternance hebdomadaire avec Tabata et VMA courte et longue (revoir tableau récapitulatif 1). On adopte alors une vitesse très lente, c'est à dire un rythme que l'on pense pouvoir tenir plusieurs heures, sans être essoufflé. On doit pouvoir discuter avec ses potes sans souci. Et je répète: on marche si nécessaire. **L'air de rien, ce faible rythme est difficile à tenir car on a vite tendance à vouloir accélérer surtout si l'on court en groupe. Je dirais même que dans cette situation - courir en groupe - il est quasiment intenable! L'émulation qui va régner entre les coureurs va inévitablement les conduire à accélérer et donc les mettre dans une zone cardiaque plus élevée.**

Question / Réponse

C'est quoi pour vous «courir» à petite vitesse?

Il est vrai que cette notion de «petite vitesse» peut être déroutante. On va donc préciser cela d'un point de vue un peu plus technique en ramenant la vitesse de déplacement aux informations dont on dispose, c'est à dire la VMA et la fréquence cardiaque.

Ça sous-entend bien sûr qu'avec ton pote Gégé, tu as bien fait ton petit test de VMA sur 6 minutes à bloc!

Courir à «petite vitesse» signifie être entre 55 et 60% de cette VMA. Attention car là, souvent, tu prends peur! C'est ultra lent et ça oblige même quelquefois à marcher!!!

Ha bon? Et pourquoi donc?

C'est tout simple, je t'explique:

Revenons au tableau précédent et regardons d'un peu plus près le lien %VMA est fréquence cardiaque.

60% VMA = 66% FCMax pour un coureur plus ou moins débutant.

Dans mon cas = 178*66/100 = 117 puls/min

Pour un compétiteur plus averti, on utilise Karvonen. Dans mon cas, ça donne pour 60% VMA:

$FC_{Max} = 178$

$FC_{rep} = 55$

$FC_{en} = [(178 - 55) X 60/100] + 55 =$ 128 puls/min

On remarque tout d'abord l'énorme écart entre les deux valeurs d'entraînement ce qui est normal car je ne suis plus vraiment un débutant! pour moi, la bonne valeur est donc la seconde, celle donnée par Karvonen.

Mais!! Mais!!! Malgré tout, cette fréquence cardiaque est très basse et lorsque je vais m'entraîner en LSD, il m'arrive parfois, dans une côte un peu longue et/ou raide, d'être obligé... de marcher pour respecter cette valeur! Hé oui ma chère amie, quand on dit courir lentement, c'est... courir lentement, voir marcher!

J'espère avoir ici éclairci cette notion de «petite vitesse»!

Mais comme toute méthode, celle-ci présente ses avantages et ses inconvénients!

→ **Avantages :**

• Peu de risque de blessure.
• Amélioration du rendement énergétique à une vitesse proche de celle des épreuves visées.
• Amélioration de l'efficacité de course à une vitesse proche de celle de l'épreuve visée. Si tu te souviens bien, nous avions dit que la VO2Max dépendait de l'efficacité du geste de course. C'est donc tout bénéf. !
• Perte de poids progressive mais durable et assurée notamment grâce à l'utilisation massive des lipides (lipolyse).
• Vascularisation importante de la masse musculaire fabriquée lors de l'adaptation du corps à la course à pied.

→ **Inconvénients :**

• La routine peut s'installer et induire une lassitude. La fatigue « mentale » guette le pratiquant du LSD.
• Très consommateur de temps.
• Impression de ne pas faire « grand-chose » et de manquer d'efficacité (alors que c'est bien tout le contraire !).

Il est donc important, dans le cadre de ta préparation, de varier les allures de course tout en gardant la part la plus importante pour le LSD. Tu t'en doutes : le point noir, c'est le temps ! Les journées ne font que 24h et si tu n'es pas un professionnel du sport, il va falloir aménager ton emploi du temps pour caser les séances qui vont te permettre d'augmenter le volume de façon significative.
Mais Enfer et Damnation.... Où trouver du temps ?

Astuce BoGosse n°3

Gagner du temps !

La première chose à faire est d'écrire de façon la plus juste et honnête possible ton emploi du temps hebdomadaire sur une feuille de papier. L'idéal est de le noter au quotidien sur deux semaines « habituelles ». Ensuite : → Surligne les activités qui te semblent inutiles, superflues, sans objet.
Exemples : regarder la TV, surfer sur Facebook, Instagram, tweeter, glander sur le canapé, tourner en rond en faisant croire à ton conjoint que tu fais « plein de trucs » ...
→ Calcule le volume horaire quotidien que cela représente.
→ Fais le choix de remplacer la moitié de ce temps « perdu » par des entraînements.

Tu seras très impressionné par l'espace qui, soudain, s'ouvre à toi !

Réorganiser son temps...

Augmenter son volume d'entraînement ne veut pas dire obligatoirement augmenter la durée des séances. Ça peut être une solution mais c'est rarement la bonne ! Mon expérience personnelle m'a plutôt montré qu'il est préférable de fractionner ses sorties sur une journée : pratiquer le bi - ou tri - quotidien est une technique d'une efficacité redoutable pour manger du kilomètre sans avoir l'impression de faire d'effort particulier !
→ Tu es du matin ? C'est très bien ! Mets ton réveil 3/4 d'heure plus tôt et part faire 35 à 40 minutes de footing à jeun et à la frontale. En plus, ça te permet de tester ton matériel !
→ Tu es du soir ? Y'a de l'espoir ! Au lieu de regarder la propagande du JT de TF1, enfile tes baskets et va faire une petite sortie cool de 45 minutes. Tu peux aussi en profiter pour tester ta frontale dès le passage à l'heure d'hiver et aller faire pisser le chien. Il va adorer !

⟶ Tes collègues de boulot te saoulent le midi à la cantine? Fuis l'usine! Prends tes baskets, ton short et va galoper dans les bois pour te ressourcer les pensées!
⟶ Et si tu laissais la voiture au garage? Va au boulot à vélo! Une douche à l'arrivée et te voilà frais comme un gardon pour commencer la journée!
⟶ Et le dimanche? La tata Lulu t'invite à venir déguster son traditionnel lapin sauce chasseur? Pas de problème. Toute la famille prend la voiture et toi, tu pars tôt le matin en courant -ou à vélo - histoire d'en profiter pour faire une sortie longue!

Repenser son emploi du temps ne se fait pas d'un jour à l'autre mais demande plusieurs mois de tâtonnements et d'adaptations afin de trouver ce qui, à titre personnel, convient le mieux. Nous sommes tous différents, avons tous des modes de vie différents et chacun doit donc chercher la meilleure configuration possible pour augmenter son volume d'entraînement tout en conservant un équilibre judicieux entre vies familiale et professionnelle.
Allez, hop! ouvre l'agenda et à toi de jouer!

Piste 2: Toi aussi sois beau, fais du vélo!

Faire du vélo pour progresser en course à pied? A priori, l'idée paraît décalée, voire carrément idiote: les muscles mis en action ne sont pas les mêmes, les régimes cardiaques non plus. Alors c'est quoi ce bazar, hein, franchement?
Si pratiquer le «vrai» LSD reste bien l'une des armes ultimes pour avaler du kilomètre, il est très loin d'être stupide de remplacer quelques sorties à pied par de longues et belles chevauchées à vélo.

Expérience personnelle:

Eté 2016. Ma femme et moi partons 3 semaines en cyclo-camping à travers la France. Durant cette période, je ne fais pas un seul kilomètre en

courant. Par contre, chaque jour, nous restons assis entre 5 et 7 heures sur nos vélos à pédaler tranquillement. Au retour de notre voyage, j'ai les jambes lourdes, je me traîne en course à pied et j'enterre tout espoir de péter un score sur l'Infernal Trail des Vosges (oui encore elle, je l'adore celle-ci !), course que je prépare scrupuleusement depuis presque 6 mois. Après un départ ubuesque le jour J, Je finis par trouver mon rythme de course jusqu'à ce que, soudain, des ailes me poussent dans le dos ! Je file, je vole, je plane, je surfe. J'accélère où je veux, quand je veux, comme je veux. Je finis par lâcher tous ceux qui m'entourent et je me retrouve seul en tête au fond des bois après quelques dizaines d'heures de course. La fin n'est qu'un long rêve et je franchis la ligne d'arrivée en vainqueur... Yes ! Vive le vélo ! I want to ride my bicycle !
Depuis, le vélo ne me quitte plus et une grande partie de mon volume global est effectuée sur mon vieux biclou.

Concrètement, je fais quoi avec mon vélo ?
Première évidence : le vélo va permettre de faire de très longues sorties en endurance tout en limitant le risque de blessure. Le vélo est un sport « porté » : tu pédales peinard assis sur la selle. Si le vélo est bien réglé, les lombaires sont protégées et aucun choc ne viendra détruire tes belles articulations !
Dans le cadre de l'augmentation générale du volume d'entraînement, tu peux donc aisément **passer la moitié du temps hebdomadaire** sur la selle. J'ai pour habitude de remplacer la longue sortie de course à pied du dimanche matin par une très longue randonnée à vélo, pédalée à un rythme tranquille tout en plaçant quelques accélérations notamment en côte.
Mais le vélo, c'est aussi un outil magique à bien d'autres égards que je m'en vais t'expliquer vite fait bien fait, crénom de bleu !

⟶ Augmenter le volume d'entraînement
Nous venons de le voir. Il faut avoir du temps devant soi. Minimum 1h30 pour travailler l'endurance à vélo. Pour forger le mental et travailler l'accoutumance à l'effort très long sans s'abîmer, on peut pousser le bouchon très loin et prévoir une sortie mensuelle à 6/7 h. C'est beaucoup mais je l'ai dit au début : si tu veux faire de l'ultra, il faut faire plutôt plus que moins !

Attention également au rythme de pédalage : il faut avoir conscience que rester dans la zone « basse fréquence cardiaque » demande de la sagesse. A vélo encore plus qu'en courant car la notion relative d'effort n'est pas la même dans les deux activités : on reste zen, on pédale « tranquillou », on ne se met pas le palpitant dans la zone rouge !

Question / Réponse

Moi qui avait rangé le vélo depuis de nombreuses années, tu m'as convaincu de le restaurer et de m'y remettre sérieusement. J'ai donc ressorti mon vieux Peugeot « Vintage » tout acier mais pourrais-tu préciser quelles « données » suivre et respecter pour travailler en LSD à vélo ?

Tout d'abord, je ne suis pas certain que la notion de « LSD » s'applique au vélo... Quoique ? Pourquoi pas ? Par ailleurs, nous sommes d'accord sur le fait que la vitesse de déplacement n'apporte aucune information concrète. Je peux très bien rouler à 60 km/h sans faire aucun effort si je descends l'Izoard. Le seul paramètre qu'il va donc être possible de prendre en considération est le pourcentage de la fréquence cardiaque maximale. Cela sous-entend que tu as fait un test pour la mesurer sur ton vélo (inutile d'aller en laboratoire !) en utilisant ton cardio-fréquencemètre. Cette valeur est certainement un peu différente de celle que tu as déterminée pour la course à pied car le vélo est un sport porté et il est quelquefois plus difficile d'atteindre ses pulses max. Ensuite, pour rester dans la zone d'endurance fondamentale qui te permettra de faire du « LSD » à vélo, c'est très simple : on pédale en-dessous de 70-75% de la FCMax. Attention : sur le papier, c'est facile. Sur le terrain, cela peut s'avérer difficile car la moindre bosse va faire grimper le palpitant au-delà de cette valeur. Ainsi, les cyclistes, traditionnellement en début de saison, ne montent jamais sur « la grosse plaque » et préfèrent un moulinage plus ou moins rapide sur le plateau central ou petit plateau pour un pédalier « compact ».

Astuce BoGosse n°4

« Intégrer » la distance cible !

Quel que soit l'objectif de ta course (50 km, 100 km, 160 km voir 200 km mais plus difficile au-delà), je t'invite très fortement à augmenter ton volume d'entraînement à vélo jusqu'à pouvoir, un jour ou l'autre, parcourir l'intégralité de la distance prévue sur ton bike !

« L'apprentissage » de la distance tant par le corps que par le cerveau est nécessaire. Ce dernier doit, à un moment ou un autre, « intégrer » la distance qui l'attend. Si tu prépares un 100 miles, il est évident que tu ne courras pas cette distance d'une traite à l'entraînement. Par contre, parcourir 100 miles (160 km) à vélo te permettra d'appréhender l'effort à venir. Il faut le faire au moins une fois, l'idéal étant 2, voir 3 fois avant le jour J !

Bien évidemment, cela devient beaucoup plus compliqué si tu prépares un Tor des Géants (320 km) ou une Swiss Peak 360 et depuis 2019, un Tor des Glaciers, avec ses 450 km ! Dans ces situations-là, tu peux fractionner la distance sur deux, voire trois jours.

→ Augmenter sa puissance musculaire

Assis ou en danseuse, gravir une longue côte ou un beau col va faire de toi un Terminator ! Les quadriceps et les mollets vont très clairement se développer. Les muscles travaillent de façon « concentrique » mais le gain de volume et de puissance sera absolument crucial pour le travail spécifique qui sera à fournir en course à pied selon le mode « excentrique ». Pas de panique, je reviendrai sur ces termes plus tard et crois-moi, tu t'en souviendras… Ha ! Ha ! Ha ![1]
Comme je l'ai dit précédemment, une bonne aide psychologique pour

1 *Petit rire sadique du psychopathe que je suis qui prend déjà son pied en t'imaginant souffrir !*

réaliser des séances intenses à vélo est le KOM de Strava. Un must dans le genre surtout si tu t'entraînes seul.

Pour varier les plaisirs, voici un jeu que je pratique régulièrement à VTT : tu te trouves une pente comportant à la fois de la raideur et quelques passages techniques. Le but est de grimper au sommet en VTT sans poser le pied au sol. Cet exercice, s'il est pratiqué sur un sentier suffisamment long, va te permettre de travailler la puissance musculaire des jambes et des bras, mais aussi l'équilibre général de ton corps. Sans compter le cardio, que tu risques bien d'exploser !

⟶ Récupérer d'une compétition ou d'un effort intense des jours précédents

Rien de pire, musculairement parlant, que de rester inactif au lendemain d'une grosse compétition ou d'une séance d'entraînement intense. Tu peux, pour récupérer vite, effectuer de courtes sorties à vélo en mode « moulinage », sans forcer, mais dans le but de faire circuler l'énergie dans les muscles. Associé à quelques séances de natation, et/ou à des jets d'eau froide sur les jambes, le vélo à faible intensité est une arme redoutable pour la récupération.

⟶ Apprendre à courir en « pré-fatigue »

Pré-fatigue ? Kesako ? La pré-fatigue est une technique bien connue des bodybuilders. Pour faire simple, disons que certains muscles sont plus puissants que d'autres. Lorsque je produis un effort long, il y a de fortes chances pour que les muscles les plus faibles finissent par être sur-sollicités alors que les muscles les plus puissants, eux, ne sont pas encore « entamés ».

Le but va donc être de fatiguer ces muscles-là afin de les amener au niveau des muscles les plus faibles. Ça tombe bien (je ne vais pas rentrer dans les détails car je souhaite aller ici droit au but !) car faire une sortie vélo intense va mettre à mal certains groupes musculaires puissants. Lorsqu'on se met à courir immédiatement après le vélo, généralement de façon flageolante, on va permettre aux groupes musculaires moins sollicités par le vélo d'entrer immédiatement en action et de se renforcer ! CQFD ! Alors, elle est pas belle la vie ! C'est cadeau, va prendre l'apéro !

Il faut prendre l'habitude d'enchaîner les deux activités, vélo/course à pied, dans cet ordre-là mais en variant au maximum les puissances, les distances et les fréquences cardiaques. Je te rappelle que le corps à horreur des changements car cela lui coûte de l'énergie pour s'adapter. Il faut donc régulièrement le « choquer » pour progresser, c'est à dire modifier sa façon de faire pour l'obliger, sans cesse, à s'adapter.

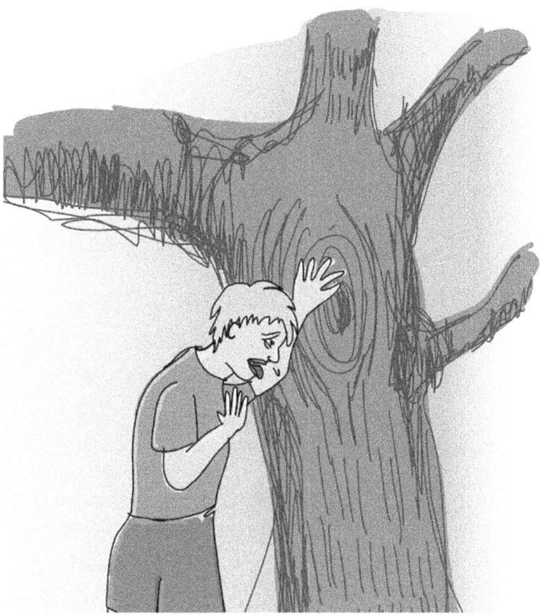

Astuce BoGosse n°5

Sortir de sa zone de confort !

Voilà l'élément FONDAMENTAL !

Le secret des secrets, bien caché au fond d'un coffre-fort enfoui dans les douves du vieux château gardé par des démons hurlants et un dragon fou ! Une fois de plus, c'est cadeau, je te l'offre ! Cette affaire va me coûter cher !

La routine est le pire ennemi du sportif en général et de l'ultra-runner en particulier. Sortir chaque jour courir sa « dizaine » toujours au même rythme est une catastrophe !

S'il est absolument fondamental d'imprimer au corps la vitesse spécifique de compétition en accumulant les heures d'entraînement, il est tout aussi fondamental de le faire sortir de cet enfermement. Il faut le « choquer », lui en faire voir de toutes les couleurs et le préparer aux pires conditions potentiellement vivables sur un ultra. La pré-fatigue fait partie de l'une de ces méthodes de « sortie de la zone de confort ».

→ Je me mets minable sur le vélo et j'enchaîne immédiatement avec un long footing de deux heures en mode LSD dans lesquelles j'inclus, si j'en ai la force, 15 à 20 minutes de fartlek. RHÂÂââaaaaa j'adore !

Je reviendrai très régulièrement sur ce concept de « zone de confort », pas de panique !

→ Apprendre « la rondeur » du pédalage

Bon, attention, là, on commence à rentrer dans le subtil ! Revenons à la course à pied. La pose du pied est propre à chacun de nous : sur la pointe, le talon, à plat, en pronation, en supination, en consternation[1] ...

1 *C'était pour la rime !*

Bref, tous les styles et toutes les techniques se côtoient dans le peloton et ce du 100 m aux 3100 miles (4989 km) de la « Self Transcendence[1] ». Alors en quoi le vélo peut-il être utile là-dedans ?

La foulée est l'un des éléments les plus personnels d'un coureur. Un peu comme les empreintes de chacun de nos dix doigts. Je suis sûr que tu reconnais, même de loin, la foulée légère de ton pote Gégé en train de fractionner dans la ligne droite le long du canal. Comment fait-il pour aller si vite, être si beau, si léger ? Je m'égare...

Ce qu'il faut bien te mettre en tête, c'est que tu dois être capable de modifier cette foulée selon la surface sur laquelle tu cours. Sur route, celle-ci doit être rasante, économe. Rien de superflu ne doit transparaître. Il faut travailler ce geste précis à l'entraînement lors des longues sorties en portant une attention particulière à la gestuelle au fur et à mesure que les heures passent. Il faut penser « souple et léger » même quand t'es cuit ! La fatigue physique et nerveuse induit un affaissement de l'ensemble du corps et la dégradation du geste devient inévitable.

Sur sentier, en montagne, cette foulée rasante doit être modifiée sous peine de sanction immédiate : une pierre qui dépasse et crac boum, c'est le gadin et des genoux en sang assurés ! En trail, la foulée va se raccourcir et le pied monter haut. C'est là que la « rondeur » du pédalage à vélo intervient : pour avancer comme un chamois sur un sentier piégeux, il faut penser « pédalage ». Le pied arrière va quitter le sol, monter haut puis la jambe s'étendre mais sans aller chercher trop loin. Le pied décrit presque un rond, comme s'il était posé sur une pédale de vélo.

Par contre, la fréquence des foulées augmente pour conserver une bonne vitesse de déplacement. Bien évidemment, le coût énergétique est plus important que sur route, d'où la nécessité de travailler et travailler encore ce mouvement afin de gagner en efficacité et en économie d'énergie. Savoir

1 *La Self Transcendence est la plus longue course au monde à l'heure actuelle. Organisée par le Sry Chinmoy Marathon Team, il s'agit d'une compétition de course à pied de 3100 miles sur un circuit fermé de 1 mile à New York. Avis aux amateurs !*

passer d'une foulée à l'autre est aussi primordial. Courir vite sur tout type de terrain, ça s'apprend !

Astuce BoGosse n°6

Travailler l'alternance des foulées route et trail

Technique : lors d'un footing sur route, concentre-toi sur ta foulée, cherche à allonger le pas et à raser le sol puis, à intervalles réguliers, cours sur le bas-côté défoncé de la route. A cet instant, pense « pédaler rond » et adopte une foulée plus haute. L'idée est de faire monter le pied sans qu'il touche l'herbe sur le bord de la route. La semelle de la chaussure doit passer très légèrement au-dessus ! Reviens ensuite sur la route et adopte à nouveau la foulée rasante.

Exercice à pratiquer sans fin… comme les gammes d'un musicien, en jouant également sur les vitesses de déplacement. Tu peux le faire en mode « footing » comme en mode « fractionné » ou « fartlek ».[5]

⟶ Se muscler les bras

« Ha ! Ha ! Ha ! Quel humour ce Bonnotte ! » es-tu en train de te dire ! Oui, je l'avoue, j'aime ce qui est drôle, j'aime ce qui me fait rire et j'adore l'humour… Sauf que là, non, je ne plaisante pas ! Le vélo est un sport porté, on est bien d'accord mais n'empêche que le haut du corps est en appui sur les bras. Rouler 4 ou 5h voire plus va induire une fatigue musculaire importante au niveau des avant-bras, des biceps, des triceps et des épaules. Les vibrations dues aux défauts de la route - ou bien pire si tu pratiques le VTT- ne vont rien arranger à tout ça ! Si, en plus, tu décides d'attaquer un peu dans certaines bosses et que tu passes régulièrement en mode danseuse, tu verras que le vélo est un excellent outil de travail de la musculature supérieure.

Piste 3 : Fais la Teuf avec Le Off !

Le terme Off fait désormais partie du vocabulaire courant de l'ultra-trailer. J'ai fait mon Off, t'as fait ton Off... Utilisé et réutilisé par tous les magazines de course à pied, utilisé et réutilisé sur tous les forums, sites web ou sites de coaching spécialisés - ou non - dans l'ultra-endurance... Utilisé et réutilisé... et souvent galvaudé ! Rendons ici à César ce qui appartient à César ! Le terme « Off » a été employé la première fois par Lionel Planes, alias « Yoyo », sur l'ancêtre et le plus gros des forums Internet de l'ultrafond français : le site Ultrafondus[1] ! Il désigne une sortie de course à pied en solo ou entre potes sans aucun esprit de compétition, et bien sûr sans classement, d'une distance supérieure au marathon. « Off », pour OFFicieux, en opposition à course « OFFicielle ».
C'est une méthode ultra simple et efficace pour engranger des kilomètres tout en s'amusant entre potes.
Tu connais un chouette parcours que tu veux faire découvrir à quelques copains ? C'est simple ! Tu appelles tout le monde, tu donnes rendez-vous sur le parking de départ et c'est parti pour un max de kilomètres en groupe, à allure réduite. On avance tranquille et on attend toujours le plus lent. Remarque que si c'est toi le plus lent, tu as vite fait d'être « à bloc » pour suivre les autres... Faut donc bien choisir tes équipiers !
Aujourd'hui, on utilise le terme « Off » pour des sorties de ce genre même sur des distances très courtes mais historiquement, il s'agissait bien de

1 *Un peu d'histoire : dans les années 2000, sous l'impulsion du journaliste Philippe Billard, naît le plus gros forum Internet de course à pied ne traitant que d'ultrafond : le forum Ultrafondus ! Ses membres sont des « UFO » et ce site donnera naissance plus tard à « Ultrafondus Magazine », un magnifique mensuel sur papier glacé qui existera pendant 10 ans. Il sera ensuite remplacé par « Ultra Mag » durant une année en version papier. Il existera encore une année en numérique avant de disparaitre. Mais tel le Phénix renaissant de ses cendres, UFO ne meurt jamais. On trouve maintenant « Ultrafonzine » au format numérique. Le rédacteur en chef est Emmanuel Lamarle, un UFO... Comme on dit, UFO un jour, UFO toujours !*

faire une très grosse rando-course en groupe, histoire de faire « du volume » dans une ambiance amicale. Je t'invite vraiment à participer, voir organiser ce genre de choses : les avantages sont nombreux et on peut en lister quelques-uns si ça te chante !

→ En Off, on marche beaucoup, contrairement aux entraînements solos durant lesquels on a tendance à toujours vouloir courir, même dans les fortes pentes. Or l'apprentissage de la marche rapide est un point fondamental pour la réussite d'un ultra en compétition. Elle est souvent négligée dans les programmes de préparation des coureurs. On reviendra sur ce point dans le paragraphe suivant (**piste 4**).

Expérience personnelle :

En 2019, je participe à une course sur route dans les Vosges sur laquelle l'une des concurrentes inscrites présente un palmarès plutôt impressionnant sur des courses horaires, en circuit plat, fermé. Elle n'est pas habituée aux circuits « ouverts » sur route ni aux gros dénivelés. Très vite, elle se voit obligée de marcher lorsque la pente est trop forte. Manquant d'expérience dans la marche, le doute finit par s'installer dans son esprit : « Parviendrai-je à boucler le tour dans le temps imparti ? », « A cette vitesse-là, je ne m'en sortirai jamais ! »... Bref, tu l'auras compris : bien que très affûtée, la malheureuse finit par rendre son dossard par effet de « surcharge cognitive » comme j'en ai parlé précédemment. Donc mets-toi ça en tête : « marcher sur un ultra, c'est normal et ça s'apprend ! »

→ C'est une possibilité pour tester du nouveau matériel, une nouvelle manière de s'alimenter, une nouvelle paire de baskets... ou pour te rendre compte que le sac tout beau tout neuf que tu viens d'acheter est une bouse impossible à régler ! Bref, c'est un superbe laboratoire dans lequel tu vas pouvoir tester, essayer, expérimenter et découvrir plein de petites choses qui vont te permettre de progresser dans ta pratique. Il ne faut pas oublier que le Diable se cache dans les détails et que, bien souvent, la différence entre finir un ultra et abandonner tient à quelques bricoles insignifiantes en apparence !

→ C'est une manière de faire de très longues sorties sans s'user le mental. A titre personnel, il m'arrive régulièrement de courir seul 50 km autour de la maison mais il faut être honnête : même avec une forte motivation et un objectif[1] important en tête, il faut une belle paire de cou… pardon, il faut un moral d'acier pour s'envoyer ce genre de balade en solo ! En groupe, c'est plus simple, tu vas moins vite et c'est donc plus efficace. Si, en plus, tu as choisi les bons potes, tu travailles aussi les abdominaux à force de te marrer !

→ Si c'est toi qui as été invité, tu découvres de nouveaux territoires sur lesquels éventuellement tu peux revenir plus tard en solo si l'envie t'en prend. Le top du top est de faire un Off sur le parcours même de ta prochaine course mais de cela aussi nous reparlerons plus loin.

→ On rencontre du monde et on ouvre son champ de connaissances. Tu invites un copain qui amène deux copains : Truc et Machin. Au cours de la sortie, tu discutes avec Truc qui te donne une foultitude d'infos sur la nutrition parce qu'il est pointu là-dessus et plus tard tu causes avec Machin qui t'explique plein de trucs (tu suis toujours ?) sur l'entraînement parce qu'il est connaisseur dans ce domaine-là. Bref, c'est une source d'enrichissement personnel importante qu'il ne faut pas négliger !

Expériences personnelles :

1. Il y a fort longtemps, sous l'impulsion régulière d'un énergumène[2] bien connu des Ultrafondus, nous étions un petit groupe de coureurs qui avaient l'habitude d'arpenter en mode Off le massif des Vosges. Autant dire que nous avons littéralement « usé » les montagnes à force de sorties toutes plus délirantes les unes que les autres. J'ai de merveilleux souvenirs d'un Off « des 15 lacs » long de… 115 km pour lequel trois tentatives avaient été nécessaires pour parvenir à le boucler d'une traite !

2. J'intègre systématiquement dans ma préparation à un ultra plusieurs « Off », au sens originel du terme, c'est à dire d'une distance supérieure au marathon. La plupart des entraîneurs déconseillent ce type de sorties mais à mon sens, elles restent fondamentales à tout point de vue : physiologique,

1 *Comprendre « une compétition importante à venir ».*
2 *Un certain Didier P.*

physique, psychologique, analogique[1] et matériel.Non loin de chez moi passe la fameuse Eurovélo route[2] N°6, reliant Nantes à Budapest. Il s'agit d'un itinéraire cycliste entièrement balisé suivant, la plupart du temps, des cours d'eau, des fleuves ou des canaux. Il y a quelques années, j'avais parcouru en solitaire l'intégralité de la partie Franc-Comtoise de ce trajet. Une balade de 190 km non-stop, reliant Montreux-Château (frontière Haut-Rhin / Territoire de Belfort) à Samerey (frontière Jura / Côte d'or). Pour l'occasion, j'avais engagé ma femme et l'une de mes filles comme « suiveuses et ravitailleuses officielles ». Inutile de préciser que ma femme était ravie d'apprendre qu'elle allait devoir passer la nuit sur une selle de vélo à se geler pour passer des barres amandes et des bananes à son abruti de mari !

Je t'invite toutefois à patienter un peu avant de tenter seul ce genre d'aventure !

1 *Bordel... Analogique, mais ça veut rien dire ! Faudrait que je pense à redevenir sérieux !*

2 *Toutes les infos ici : www.eurovelo.com/fr/eurovelos/eurovelo-6*

3 *Scott Jurek est une grande figure de l'ultra mondial des années 2000. 7 fois vainqueur de la Western States, 3 fois du Spartathlon, double vainqueur de la badwater, vegan, il a écrit « Eat & Run », Ed. Bloomsbury, 2012*

Astuce BoGosse n°7

Organise un Marathon dans ton salon!

La barre du Marathon est une barrière symbolique dans l'esprit de beaucoup. «Ouah! Tu cours des Marathons?» me questionnent souvent les gens. «Heu, non, moi je cours plus long» réponds-je généralement! «Plus long comment?» me rétorque-t-on «Et bien genre 150 ou 200 km, voir plus...» À cet instant de la discussion, il y a toujours un blanc, le temps que l'information fasse son chemin dans l'esprit de l'interlocuteur, qui finit par répondre: «Ah! ouais! Mais le Marathon c'est quand même vachement long!»
Cette anecdote, vécue mille fois, me fait toujours autant rire...
Scott Jurek[11] l'écrit lui-même dans «Eat & Run», P. 135, je cite: «*in some ways, an ultra isn't even as hard as a marathon.*»
Alors comme le Marathon, c'est vachement dur et long, je te propose une méthode simple et efficace pour organiser le tien pour trois fois rien!
Trouve à proximité de chez toi un chemin ou une petite route plate sans trop de circulation d'une longueur de 3 km. L'idéal est que ce soit directement devant ta maison. Equipe-toi d'un GPS ou alors fait des marques au sol tous les 500 mètres en utilisant le compteur kilométrique de ton vélo.
Le jour J, installe un petit sac de ravito (liquide + solide) sur le lieu de départ et... c'est parti. Ultra simple: tu cours 500 m puis tu fais demi-tour pour revenir à ton point de départ. A nouveau demi-tour pour faire cette fois-ci 1 km puis re-demi-tour pour revenir au départ et ainsi de suite jusqu'à atteindre la barre des 3 km. Lorsque tu as passé les 3 km, tu fais la même chose, mais en décroissant: 3 puis 2.5 puis 2 km...
Un calcul simple donne:
(0.5 + 1 + 1.5 + 2 + 2.5 + 3 + 3 + 2.5 + 2 + 1.5 +1 + 0.5) x2 = 42 km
Je fais x2 car il s'agit bien d'aller-retour à chaque fois! Et voilà! Hop! Tu t'es mangé ton Marathon sans t'éloigner de plus de 3 km de ton salon. Et tu es passé devant ta table de ravito très régulièrement pour grignoter ton sauciflard... Tu vas pouvoir faire le malin devant les copains: «Ouais! J'ai couru un marathon!»
Alors elle est pas belle la vie? Allez! Apéro pour tout le monde!

Piste 4 : Ose la course horaire !

Faire le hamster dans les courses horaires ça va te plaire !
Une course horaire se déroule traditionnellement sur un circuit de plus ou moins un kilomètre et le but du jeu est de se caler sur un rythme tranquille, de ne plus le lâcher et d'attendre que le chronomètre s'arrête ! La durée de course peut aller de 2h à... 52 jours pour la Self-transcendence dont j'ai déjà parlé.
Pour ce qui nous intéresse ici, je t'invite à rester sur des durées classiques, allant de 6h à 24h. Ce qui est déjà pas mal du tout, mais alors pas mal du tout du tout !

« Mais pourquoi donc m'infliger un tel traitement, surtout que moi, c'est de l'ultra-trail que je veux faire ? »
A priori, c'est débile, sans intérêt mais en réalité, les raisons sont multiples et je vais les expliciter aussi clairement que possible !

Reprenons depuis le début : tu as commencé à augmenter le volume hebdomadaire. Tu as sans doute continué à faire quelques trails courtes ou moyennes distances. Tu sens que tu es de plus en plus à l'aise lors des sorties LSD de 2 à 3h et rouler 4h à 6h à vélo ne te pose plus aucun souci, si ce n'est au fondement, sous le cuissard... Tu as suivi mes conseils et fait un ou deux Off... Tu t'es organisé ton propre Marathon... Tu es presque affûté comme une lame de canif... C'est top, on commence à tenir le bon bout ! Mais maintenant, il va falloir penser à passer « la vitesse supérieure » si j'ose dire ! En effet, il t'est sans doute difficile de trouver de la compagnie pour faire tes sorties longues et leur organisation n'est pas toujours chose facile. S'inscrire sur une course horaire va te permettre d'avaler des kilomètres sans avoir à subir de charge mentale particulière ! Tu ne seras pas seul : tu vas « tourner en rond » avec beaucoup d'autres fondus, le temps va s'estomper et tu vas enchaîner les kilomètres sans même t'en rendre compte ! Courir 12h non-stop dans un environnement « sécurisé » où, à chaque kilomètre, tu passeras devant une table de ravitaillement est un luxe que tu ne peux t'offrir seul chez toi !

12h sont déjà bien suffisantes pour commencer à toucher du doigt les premières difficultés liées à l'ultra-endurance : frottements des vêtements non adaptés, apparition des premières ampoules, apparition des premières vraies douleurs musculaires, usure mentale (même si tu n'es pas seul !), apparition des premières nausées si l'alimentation est mal gérée...
Bref, la course horaire est, une fois de plus, un véritable laboratoire de recherches de solutions personnelles aux problèmes qui ne manqueront pas d'arriver au fur et à mesure que les aiguilles de l'horloge avanceront. Le calendrier des courses en France regorge de compétitions de ce type. Le traditionnel Téléthon peut également t'offrir une large palette d'épreuves sans classement mais sur lesquelles tu pourras te tester sans contraintes particulières. Et pour une bonne cause ! Plus tard, lorsque tu seras mentalement prêt à affronter de plus longues distances, n'hésite pas à tenter le 24h ! Comme je dis souvent, le bonheur est dans le 24h !
Pas convaincu ? Alors fais une recherche sur le Web et lis le compte-rendu[1] d'Erik Clavery qui a remporté le championnat de France de 24h à Albi les 20/21 octobre 2018. Pour mémoire, Clavery a été membre de l'équipe de France de trail et il a fait une entrée fracassante dans le monde de la course horaire avec presque 255 km au compteur !

A l'heure actuelle, sauf erreur de ma part, il n'existe que deux courses horaires en version « trail » :

- **Ultra Boucle de la Sarra à Lyon : de 6h à 24h solo ou équipe.**
- **Ultra Montée du Salève qui propose 6h d'ascension du Salève (74) avec descente en télécabine.**

J'apporte ici une petite correction car en 2019, un nouveau concept de courses est arrivé sur « le marché » : le Backyard Concept. L'idée, à la fois géniale et débile, consiste à parcourir une boucle plate ou alors un trail avec un départ toutes les heures. Exemple avec le Défi des Pestiférés (Raon l'Etape, Vosges) : Boucle trail de 6,2 km pour 270 m+. Un départ donné chaque heure avec une durée de 12h maxi. Si tu n'as pas terminé ta boucle dans le temps imparti, tu es éliminé ! Sur le papier, ça

1 *https://www.erikclavery.com/24-heures-chrono-pour-un-titre/*

paraît facilement tenable. Dans la réalité, crois-moi, c'est une autre affaire ! Se farcir 12h de fractionné, c'est juste l'enfer ! Mes mollets s'en souviennent encore ! Autre épreuve du même acabit : La Pouncho'Clock (Millau), avec 485m+ pour 5,4 km sur 24 h, un départ toutes les heures... A toi de gérer pour rester sur le circuit ! Sauf erreur de ma part, première édition prévue en décembre 2020.
L'idéal serait qu'il existe une telle épreuve en descente et tu comprendras pourquoi plus loin...
Enfin, pour terminer, une course horaire faite le week-end peut très bien remplacer une série d'entraînements hebdomadaires. Ça permet de « libérer » la semaine et de réaliser un gros « bloc » ce qui, dans le cadre de la préparation à l'ultra, est préférable !

→ **Pratiquer la course horaire : avantages et inconvénients...**

AVANTAGES

Sur le plan physique :

• travailler l'ultra-endurance.
• travailler la gestuelle de la course en état de fatigue avancée.
• casser des fibres musculaires (à partir de 12h). J'y reviendrai plus loin.
• travailler le mental et la résistance à la douleur. Il est plus difficile de courir sur une boucle que sur une course en ligne car à chaque tour tu passes devant ta voiture et lorsque l'effort devient trop important, la tentation de s'arrêter est très grande ! Tu vas réellement mettre ta volonté à l'épreuve !
• ressentir l'effet de l'heure de la journée sur sa capacité à fournir un effort : on est moins efficace à 4h du matin qu'en milieu de matinée ! Il faut le vivre au moins une fois pour l'intégrer dans ses plans de courses et dans sa gestion de l'effort.
• éventuellement commencer à toucher du doigt l'état méditatif dans lequel te plonge l'effort de très longue durée. Si tu utilises une frontale, tu pourras aussi percevoir cette sensation d'auto-hypnose due au faisceau lumineux de ta lampe.

Sur le plan technique :

• tester son matériel : les vêtements, le couple infernal chaussettes/chaussures, le sac, la frontale si une partie se court de nuit...
• tester son alimentation, ses boissons et sa stratégie alimentaire.
• caler son rythme d'alternance course/marche. Sur le très long, la marche devient, à un moment ou un autre, presque inévitable. Autant s'y préparer et y réfléchir au calme sur un circuit fermé.
• tester sa gestion de l'effort (fondamental !) : être capable de ne pas s'emballer dès le début et de garder un rythme lent et régulier jusqu'au terme de la course. C'est le « défi des six premières heures » sur lequel je reviendrai plus loin.
• Et bien sûr, le tout dans un environnement facile et sécurisé : c'est le pied, non ?

INCONVÉNIENTS

J'en cherche encore ! Donc plus d'hésitations ! Fonce faire le hamster !

Expérience personnelle :

Il y a fort longtemps, à l'occasion d'une fête de village, je participe à un 12h dont l'intégralité des bénéfices allait être reversée à une association humanitaire. Pas de classement, pas de pression. Je retrouve sur place quelques copains Ultrafondus, tous habitués aux efforts de très longue haleine, et on est juste là pour enchaîner les kilomètres et s'amuser !
Sur la ligne de départ se trouve également tout un groupe de triathlètes affûtés comme des lames de rasoir et on sent bien qu'on ne boxe pas dans la même catégorie !
D'ailleurs, après deux heures de tricotage, notre petit groupe d'UFO a déjà 4 tours dans les dents par rapport aux triathlètes et même six sur les plus rapides d'entre eux ! A chaque fois que l'on se fait doubler, c'est sous les railleries du genre « Hé les UFO, vous ramassez des champignons ? » ou « Vous avez des cailloux dans les chaussures ? » ... Bref, on sent une petite pointe d'ironie vis à vis de notre lenteur bien réelle. Mais les aiguilles tournent et après quatre heures de course, l'écart s'est stabilisé. Chacun d'entre nous (UFO) est rentré dans sa petite bulle d'effort et du côté

des triathlètes, on a déjà quelques abandons emprunts de mauvaise foi : « demain, j'ai une grosse séance » ou le grand classique : « demain, j'ai piscine ». Lorsque l'horloge indique la moitié du temps, ça commence à sentir le roussi chez les adeptes du triple effort. Les six tours d'avance ont été rattrapés et ceux qui n'ont pas posé le dossard accusent sérieusement le coup. Pour ce qui me concerne, ces six premières heures passées tranquillement me permettent d'adopter un bon rythme de croisière pour la suite. Plus tard, lorsque la nuit tombe et que la bise glaciale fait son entrée dans les rues du village, chacun rentre la tête dans les épaules. Je double régulièrement les deux triathlètes courageux et rescapés qui marchent en boitant silencieusement. Lorsque sonnent les douze coups de minuit, indiquant la fin de l'épreuve, tous les UFO ont la banane et sont heureux d'avoir passé une belle journée !

Moralité : en ultra, mieux vaut être tortue que lièvre et la gestion de l'effort ne s'apprend pas en un jour mais demande patience et abnégation ! Comme disent les anglophones : « Running fast does not garantee meeting the destination ! »

Astuce BoGosse n°8

Adopte la méthode Cyrano ⟶ piquée à Jean-Marc Dewelle, alias « Cyrano » sur le très très vieux forum tout gris Ultrafondus que tu n'as sans doute jamais connu ! Tant pis pour toi !

Préconisée par Serge Cottereau dans les années 80 et remis à la mode par Jean-Marc Dewelle dans les années 2000, l'alternance course-marche est une technique utilisable dès le marathon mais qui trouve toute son efficacité lorsque les distances s'allongent.
À chacun de déterminer son rythme idéal d'alternance mais il semblerait que 6 à 10 minutes de course pour 1 minute de marche soit un bon rapport pour les distances supérieures à 100 km (hors ultra trail, que l'on soit bien d'accord !).
Comme toujours, on s'entraîne à passer de « marche » à « course » -et inversement - lors des séances longues. On peut profiter de la marche pour grignoter et s'hydrater.
De savants calculs et expériences montrent qu'adopter le « Cyrano » dès le départ d'une épreuve longue permet de retarder le moment où la vitesse moyenne chutera. Cela est d'autant plus vrai que le coureur est lent.
On trouve sur Internet d'incroyables tableaux établis en fonction de nombreux paramètres et permettant, à priori, d'optimiser son effort en Cyrano selon son niveau.
A titre personnel, j'oppose souvent « timing » et « feeling ». Pour moi, l'ultra est surtout une question de feeling. C'est une plongée au cœur de son corps et de ses émotions et il est, à mon sens, plus important de « ressentir » que d'être géré par un chronomètre. A chacun donc de trouver son rythme intérieur !

Juste histoire de te foutre le cafard : tu viens de terminer un douze heures avec 110 km courus ! Bravo, toutes mes félicitations ! Le Greco-Australien Yiannis Kouros, lui, mange 162,2 km dans le même temps... Entraîne-toi bien ! Et sur 24h ? Tu as couru 200 km ? Bravo, toutes mes félicitations ! Le même Yiannis Kouros, lui, parcourt 303,5 km sur le double tour d'horloge... No comment !
Si tu es une coureuse, tu peux tenter de te mesurer à Camille Herron qui, en décembre 2018, à atteint la barre des 262 km en 24h... Ouch ! ça fait tout chose, hein ?

Piste 5 : Le WEC plus Ultra !

Le week-end choc (WEC pour les intimes), on en entend parler sur tous les sites web, dans tous les magazines, chez tous les « coachs » et l'ultra-traillosphère[1] n'a que ce mot à la bouche !
Mais de nouveau, soyons honnête et rendons à César ce qui appartient à César !
Le week-end choc a été pensé, imaginé, conçu, développé et popularisé par Guillaume Millet et c'est bien à lui - et à lui seul - que l'on doit cette technique d'entraînement sans équivalent !
Si tu veux tout savoir avec précision sur le week-end choc, je t'invite une fois de plus à lire « La Bible » dont j'ai déjà parlé, à savoir « Ultra-Trail, Plaisir, Performance et Santé » de Guillaume Millet chez Outdoor éditions[2].
Le concept est simple et je reprends ici les mots exacts de Guillaume :

- **« [...] le week-end choc doit comporter 2 à 3 jours d'efforts composés de 5 à 10h de marche en montagne avec le matériel utilisé en course ou légèrement plus lourd et à allure spécifique ultra ».**

Voilà, tout est dit ! Bye Bye ! Je te laisse.... Heu, non, je plaisante !
Idéalement, on fait un week-end choc sur le parcours de l'épreuve préparée. Si la course est trop loin de chez toi, alors il faut trouver un terrain aux caractéristiques proches. Tu peux aussi te lâcher un peu plus dans les descentes que tu ne le ferais durant la compétition, histoire de casser

1 *Ne cherche pas ce mot dans le dico, je viens de l'inventer !*
2 *Nom d'un chien ! Avec toute la pub que je lui fais, j'espère qu'il va me verser au moins la moitié de ses Royalties !*

de la fibre musculaire. Mais le mot que je retiens est « **marche** ». Hé oui, durant ces quelques jours d'effort, on doit impérativement **passer de nombreuses heures à marcher**. On ne se met pas dans le rouge, mais on accumule du volume. Répète après moi : « On accumule du volume ! ». Dans le **tableau récapitulatif 1**, j'ai indiqué la zone de travail idéale d'un WEC. On ne va jamais en zone rouge !
Finalement, le WEC, c'est comme un OFF mais sur plusieurs jours.
Le terme « montagne » est également à revoir si tu prépares un ultra sur route. Dans ce cas, bien évidemment, on enchaîne des kilomètres sur un terrain proche de celui qui sera rencontré le jour de l'épreuve, c'est à dire « la route ». Cependant, rien ne t'empêche d'aller crapahuter en altitude pour faire un peu de cassage de fibres musculaires.

- **Travailler en léger déficit d'oxygène.**

On peut également intégrer des séances vélos dans un WEC.
Par exemple : rando-course le matin de 3h, suivie de 2h de vélo (route ou VTT) à rythme tranquille puis à nouveau rando-course de 2 à 3h.
Le WEC est l'élément incontournable de l'entraînement à un ultra, qu'il soit sur route ou en trail. Cependant – mais cela n'est qu'un point de vue personnel – il n'est pas forcément utile pour les épreuves de moins de 90 km avec un dénivelé pas trop méchant. On peut se faire un WEC pour préparer cette distance (ou moins), mais ne pas en faire ne sera pas rédhibitoire.
Par contre, il sera impératif d'en faire un (ou deux !) pour préparer une Montagn'hard (St Nicolas de Véroce (74), 100 km, 8500 m+) ou une PicaPica (Auzat (09), 100 km, 11 000 m+) car les dénivelés sont juste énormes pour les distances proposées.
Dans tous les cas, il ne doit - ou ils ne doivent - intervenir que dans la phase finale de préparation, c'est à dire lorsque tu commences à avoir une certaine expérience de la longue distance. Si je reviens sur le graphique 2, on place le WEC uniquement en zone 4 : on ne se lance pas sur un WEC lorsqu'on en est encore en zone 1 ou 2. Cela n'aurait strictement aucun sens.
Sur une préparation spécifique de 16 semaines telle que le suggère le graphique 1, on pourrait imaginer un WEC en semaine 7 puis en semaine 12 (Voir graphique 3, page suivante).

2 à 3 jours de repos complet (éventuellement natation si tu ne nages pas comme un fer à repasser) seront nécessaires pour te remettre les idées en place.
J'ai rajouté sur ce graphique une éventuelle course horaire en semaine 10. Dans ce cas, on diminue le volume de la semaine suivante (zone grisée) histoire de récupérer un peu !

Pour toute question d'ordre pratique et organisationnelle, et bien c'est toujours pareil :

- **On ne part pas seul en montagne, surtout si elle est « haute ». Dans tous les cas, on prend la météo et on s'équipe en fonction, on prévient ses proches de son itinéraire, on les appelle si un changement de programme survient.**
- **On prépare son parcours sur GPS si on en possède un. Ça permet d'éviter de sortir la carte à tous les carrefours ou encore de se perdre dans la pampa et de gâcher sa balade !**
- **On prend son matériel de course. Le WEC doit être utilisé pour les derniers réglages, des chaussures au buff en passant par le slip et le sac à dos !**
- **On n'oublie pas de sourire, de dire bonjour aux randonneurs et aux bergers, de s'écarter pour laisser passer les VTT et les cavaliers, de fermer les barrières des pâturages et bien évidemment, on ne jette pas ses déchets par terre. On ramène ses cochonneries avec soi !**

Quelques règles de base mais que l'on doit sans cesse rappeler si j'en juge le comportement **hallucinant** de certains trailers que je croise de plus en plus fréquemment en montagne. Pour terminer : le WEC doit se faire dans le plaisir. On reste « en dedans », on ne cherche jamais la performance, on évite la blessure, on court avec la banane jusqu'aux oreilles ! Amuse-toi bien !

Piste 6 : Et l'hiver, je fais quoi ?

Ben du gras ? Non ? T'invite ton pote Gégé et c'est raclette tous les week-ends !
Plus sérieusement, tout dépend de ton lieu de résidence ! Il est évident qu'on n'aura pas les mêmes activités hivernales si on habite Dunkerque ou Chamonix !

Partons tout d'abord du principe que le repos fait partie intégrante de l'entraînement. On peut très bien effectuer une coupure totale de course à pied pour se diriger vers d'autres sports ne serait-ce que d'un point de vue psychologique. Dix à douze mois de préparation à un ultra, c'est long... Très long ! Et l'usure mentale qui en résulte ne doit pas être négligée.
Cependant, et j'insiste là-dessus, quelques soient les activités vers lesquelles tu te tourneras l'hiver, il est fondamental d'en conserver au moins une à forte incidence cardio-vasculaire tout comme il est fondamental de poursuivre les séances « d'entretien » des quadriceps. A quoi ça sert que tu te décarcasses toute l'année pour perdre tous les bénéfices de ton entraînement en quelques semaines ? Hein ? Franchement ?
Si tu as la chance de pouvoir pratiquer, le must, l'hiver, reste le ski de fond - classique ou skating - et le ski de randonnée (pour le plaisir et pas en compétition, qu'on soit bien d'accord ! La Pierra Menta n'est pas encore pour toi !). Des activités comme la marche en raquettes, ou la marche nordique si tu n'as pas de neige présentent aussi de l'intérêt. Concernant le ski de randonnée, soit tu maîtrises, soit tu es un néophyte et dans ce cas je t'invite fortement à te rapprocher d'un club type CAF ou de professionnels qui sauront te guider ! Attention, on ne fait pas n'importe quoi !

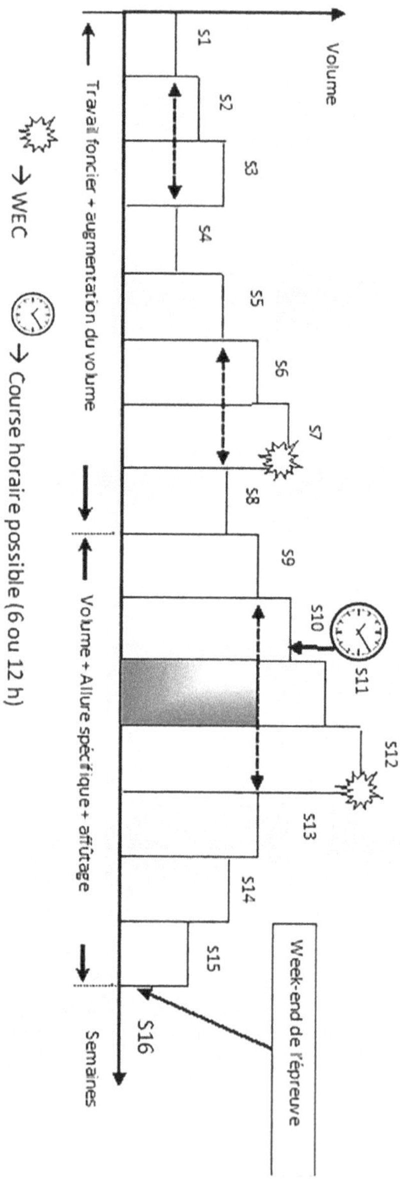

Graphique 3

Quelques détails supplémentaires concernant l'organisation de ses semaines de préparation...

Si les températures de ta région le permettent, le VTT ou le vélo de route sont à privilégier. Et enfin, si la piscine ne te fait pas peur, la natation[1] est un excellent complément qui va te faire travailler musculature supérieure et système cardio-vasculaire en profondeur.
On peut profiter de l'hiver pour faire du renforcement musculaire (s'inscrire deux ou trois mois dans une salle de gym ?) et/ou des activités plus douces telles que Yoga, Taï-Chi, Qi-gong, Mikado[2] et j'en passe...

Dans tous les cas, l'hiver, on ne reste pas inactif sur son canapé à mater le tournoi des six nations en se goinfrant de gaufres à la bière !
Même si on laisse la course à pied de côté quelques temps, on bouge, on s'active, on se remue le popotin... Et on essaye de conserver une séance Tabata au minimum toutes les semaines et une séance à Mimille[3] tous les 15 jours.

Tapis de course, home-trainer, rameur, vélo elliptique...
Bof bof bof.... Réfléchir sérieusement avant d'acheter !
Dans le cadre d'une salle de gym collective, pourquoi pas ? On est entouré, il y a du monde pour discuter... On peut donc imaginer utiliser ces engins de torture.
Seul à la maison, très sincèrement, je reste dubitatif.
Par expérience personnelle, un vélo elliptique a vite fait de se transformer en séchoir à linge et un tapis roulant ne va être utilisé que par les gamins de Gégé que tu as invité à manger une raclette... Gégé il est sympa mais ses gosses sont hyper chiants...
L'idéal, avant toute décision d'achat, et de pouvoir tester le matériel à la maison quelques semaines pour se forger une idée.

1 Dans tous les cas, on évite la brasse qui fait mal aux genoux. Si tu ne sais pas nager correctement, c'est peut-être une bonne période pour prendre des cours et progresser dans ce domaine !
2 Mais t'en a pas marre de dire des conneries ?
3 Voir ce terme au prochain chapitre

Question / Réponse

Salut ! Je viens de terminer la lecture du chapitre « Objectif Endurance » et là, j'ai pris peur ! Ça me paraît monstrueux et j'ai peur de vite tomber dans le surentrainement si je mets en pratique tout ce que tu décris ! Qu'en penses-tu ?

Une fois de plus, excellente question ! J'ai des lecteurs formidables qui pensent à tout, heureusement qu'ils sont là ! Il est vrai que dans la première édition, je n'avais pas abordé ce sujet, souvent « tabou » dans le milieu des coureurs.

Tout d'abord, qu'est-ce que le « surentraînement » ?

La situation de surentraînement est assez délicate à percevoir et il ne faut pas la confondre avec une fatigue passagère. Un entraînement intense de plusieurs mois pour t'amener au top de la forme le jour J conduit forcément à des périodes de super-forme intriquées avec d'autres durant lesquelles soulever une paupière le matin sera difficile ! Dans ce cas-là, on parlera de fatigue passagère et une phase de repos de 2 à 3 jours sera suffisante pour relancer la machine. Mais attention, à partir de là, à ne pas tomber dans un état de surentraînement. Les symptômes **durables** (et c'est le mot important) généralement donnés sont les suivants :

→ Chute des performances.
→ Augmentation de la fréquence cardiaque au repos.
→ Blessures et/ou infections à répétition.
→ Soif nocturne inhabituelle et durable.
→ Irritabilité, anxiété, perte du sommeil.
→ Poids inférieur au poids de forme.
→ Chez la femme, trouble voire disparition des règles.

Bref, quand tu as envie de coller une baffe aux mouflets de Gégé qui galopent en hurlant sur ton tapis roulant tout neuf, c'est qu'il est sans doute temps de lever le pied.

Mon point de vue, mais je peux me tromper, est que le surentraînement guette surtout le coureur qui va enchaîner les séances difficiles dans le « trou noir » de l'endurance et à des pourcentages élevés de sa FCMax.

La majeur partie de ta préparation devrait se situer à des fréquences cardiaques basses ce qui devrait te protéger du surentraînement.

Dans tous les cas, on n'oublie pas que « l'entraînement fait régresser et la récupération et le repos font progresser ! »

Sur une carrière de coureur à pied (même amateur, hein ! Ok !) le repos et la récupération peuvent se présenter sous forme de :

→ Micro-cycles : 1 jour de repos tous les 4 jours.

→ Macro-cycles : 1 semaine de repos relatif toutes les 4 semaines (cf. graphique 4).

→ De cycles longs : 1 année « light » toutes les X années en diminuant par exemple le volume global annuel de 20 à 25%.

D'où l'importance de tenir à jour un carnet d'entraînement afin de comptabiliser et comparer son activité physique d'une année sur l'autre.

Faisons le Point « J'ai »

J'ai compris qu'une vaste gamme d'activités s'offre à moi pour travailler et augmenter mon endurance, c'est à dire le pourcentage d'utilisation de ma VO2Max. Je dois réfléchir à mon emploi du temps et le réaménager. Je dois enfin multiplier les approches pour ne pas tomber dans la routine et la monotonie :

→ Le LSD : sorties très longues à rythme extrêmement lent. Permet de travailler la vitesse spécifique « ultra » et d'améliorer la consommation d'oxygène à bas niveau.

→ Le vélo : l'arme absolue pour progresser sans s'abîmer les articulations. Permet de travailler l'endurance, la puissance, le cardio...

→ Le OFF : incontournable, seul ou mieux, entre potes.

→ La course horaire : une méthode simple et efficace pour engranger des kilomètres dans un environnement sécurisé et organisé.

→ Le WEC : sur deux ou trois jours, passage obligatoire sur le chemin de l'ultra.

→ L'hiver, je ne reste pas derrière la TV. J'en profite pour diversifier mes activités mais je garde de la VMA et de la séance « à Mimille ».

Pour conclure sur ce chapitre

Voilà une masse d'informations importantes qui vient de t'être donnée. Prends le temps de relire, d'assimiler et surtout de réfléchir longuement à l'organisation de «ta nouvelle vie» d'ultra-runner ! Au risque de me répéter, il faut trouver un équilibre entre vie familiale, vie professionnelle et vie sportive. Je donne, à la fin de cet ouvrage, deux exemples de progression de mon entraînement l'un en trail l'autre sur route : tout d'abord, ma préparation pour arriver en forme à l'Infernal Trail des Vosges de septembre 2018; ensuite, celle qui m'a permis de boucler l'Ultrathlétique Ardèche en mai 2018. Tu verras donc de façon très concrète la mise en application de tout ce qui vient d'être dit. Et le plus important : cesse de croire que tu joues ta vie sur chaque ultra. Ça doit avant tout rester un jeu, un plaisir, une aventure sympathique. Souris, sois joyeux, marre-toi, arrête de te prendre au sérieux ! La démocratisation et la banalisation actuelle des très longues distances en course à pied ont changé l'esprit initial de cette activité exigeante que l'on pratique avant tout pour soi. J'ai vu des gens capables de tricher pour gagner une place dans le classement, j'ai vu des gens capables de tricher pour glaner laborieusement leur droit d'entrée à l'UTMB (6 points), j'ai vu des gens tricher et tenter de s'auto-persuader qu'ils étaient des cadors de l'ultra... ça ne dure qu'un temps. Aujourd'hui, l'ultra-trail est à la mode. Tout le monde veut en faire, tout le monde veut sa veste finisher, tout le monde veut monter sur le podium. Keep Calm and Run ! Pour ma part, ma seule et unique ligne de conduite est : Fais-toi plaisir avant tout !

Si je soulève des haltères, je me muscle les biceps, mais si je pense que je les soulève, je me muscle le cerveau.

(Le Chat, Ph. Geluck)

LE SYSTÈME MUSCULAIRE

Bon, soyons franc : tu es peut-être en train de te dire que finalement, ce bouquin, on te l'a un peu survendu ! Tout ce qui est écrit dans les pages précédentes, tu le savais déjà. Oui, on sait tous que pour faire un ultra (trail ou route !), il va falloir manger des kilomètres, on sait tous qu'il faut se muscler un peu, on sait tous que patati patata, on sait tous que blablabla... Mais on sait tous aussi qu'il n'y a jamais 100% de finishers parce que si c'était si simple, ça se saurait !
En clair : je n'ai pas encore tout raconté, loin de là ! Remets donc tes lunettes sur le bout du nez et en avant pour la suite des évènements !

Ce chapitre concernant le système musculaire va être décomposé en deux parties :
⟶ **Partie 1 :** les exercices incontournables à pratiquer en course à pied pour préparer un ultra.
⟶ **Partie 2 :** les exercices de renforcement généraux.

Partie 1 : Les séances obligatoires

30, 40, voir 50 heures d'effort, c'est long. Très long !
L'intégralité des muscles de ton corps va être mise à contribution. Du petit orteil aux muscles horripilateurs du cuir chevelu, les douleurs qui ne manqueront pas de t'envahir te feront découvrir des muscles dont tu ignorais jusqu'à l'existence.
Question à 10 euros : « Quel est, selon toi, le muscle qui freinera le plus ta progression lorsque tu seras au bout du bout du rouleau ? »
Les mollets, perclus de crampes ? Les ischio-jambiers, eux aussi plein de crampes ? Les dorsaux, écrasés par le poids du sac ? l'exto-tenseur du petit orteil gauche ? Non, perdu...

« Le » muscle de l'ultra-runner, celui qui flanche et te laisse à l'agonie, c'est le plus volumineux de tous : le quadriceps !

Le quadriceps n'a pas d'existence propre. Ce terme passé dans le langage courant désigne en réalité un groupe de quatre (quadri, facile !) muscles situés sur le devant de la jambe. La partie qui va nous intéresser ici est celle placée juste au-dessus du genou, composée de :

→ Muscle vaste médial ou vaste interne.
→ Muscle vaste latéral ou vaste externe.
→ Muscle vaste intermédiaire : entre les deux précédents.
→ Muscle droit fémoral.

Voilà un petit intermède savant juste pour te montrer que moi aussi j'en sais des choses. Pouf Pouf... Mais à quoi tout cela va-t-il bien pouvoir nous servir ?
Simple : à rien parce qu'on va tout casser !

→ Séance N°1 : le cassage de fibres

Je ne pense pas qu'il existe un autre sport dans lequel la destruction volontaire de fibres musculaires soit prévue au programme. Bien au contraire, on recommande toujours la plus grande prudence dans les entraînements et on incite les sportifs à arrêter les efforts avant d'atteindre le seuil de douleur lié aux ruptures de fibres.
Et bien là, non. Ça va faire mal, mais on va continuer quand même !
Dans tous les cas, lorsque tu affronteras ton premier très gros ultra, tu te retrouveras dans cette situation douloureuse où courir est impossible, descendre est impossible, monter est impossible, marcher sur le plat est impossible car les quadriceps sont au bout de leur vie mais il te restera 60 km à faire !
Pour info, j'ai vu des coureurs descendre « en marche arrière » les dernières pentes de trails moyennes distances parce que les quadriceps étaient hors service ! Ils avançaient tellement lentement qu'on aurait pu croire qu'ils avaient une « démarche administrative ».

En montée, les quadriceps fonctionnent en contractions « concentriques » : les muscles se raccourcissent pour tirer sur la jambe et propulser le coureur vers l'avant.
En descente, on passe en mode « excentrique » : Les muscles doivent s'allonger car la jambe est tendue vers l'avant tout en se contractant pour amortir le choc... Aïe, ça fait mal !

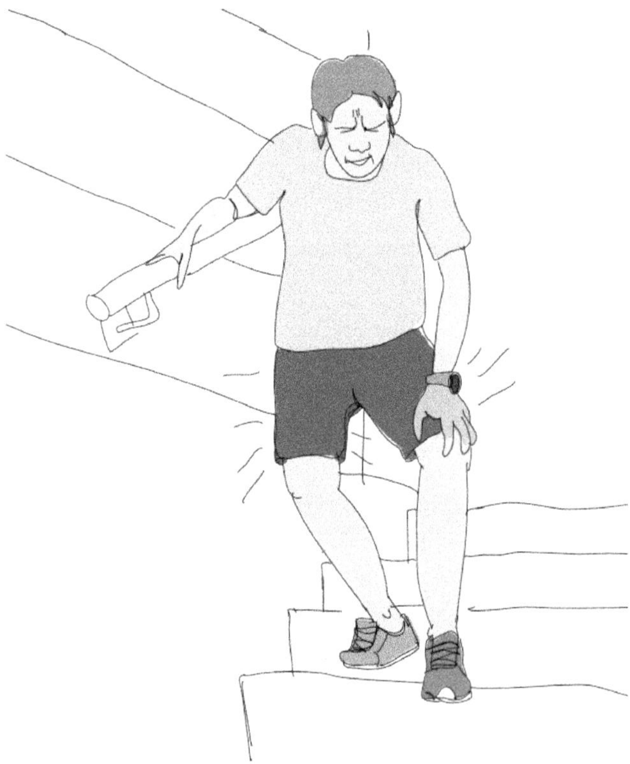

Le but de la séance « cassage de fibres » est de renforcer les muscles par un phénomène de surcompensation. Je t'invite une fois de plus à consulter « La Bible » dans laquelle Guillaume Millet détaille en long en large et en travers tout le processus physiologique qui conduit à ce renforcement musculaire.

Principe de la séance

Il faut te trouver une pente assez raide, la plus longue possible, et la descendre en courant jusqu'à ce que mort - des quadriceps - s'ensuive. La pente ne doit pas présenter de difficultés techniques. L'idée est bien de descendre très vite et d'accumuler le maximum de dénivelé négatif dans le temps imparti. On cherche à descendre vite, mais souplement malgré tout pour ne pas abîmer les genoux. On pense «félin» ou «chat». Mais il faut bien remonter de temps en temps, non?
Oui, il faut remonter. Plusieurs solutions:
→ Si tu fais l'exercice sur une piste 4X4 ou une route et que tu as un copain super sympa (Gégé?) alors arrange-toi pour qu'il te remonte au sommet en voiture. A noter qu'une route présente rarement une pente suffisante pour réaliser une séance de cassage de fibres efficace.
→ L'été, beaucoup de stations de skis proposent des montées/descentes en télésiège. C'est l'occasion rêvée pour se faire une telle séance. Tu achètes 25 tickets et tu passes la journée à faire des allers-retours: montée télésiège, descente à bloc.
→ Si tu n'as rien de tout ça, tu remontes tranquillement en marchant. Ça prend plus de temps et on perd un peu en efficacité mais c'est mieux que rien! Dans ce cas-là, une pente offrant 250 m de dénivelé[1] est suffisante. Si tu la parcours 10 fois, tu as déjà de quoi t'occuper. Si tu n'as pas l'impression, en fin de séance, d'avoir vraiment casser des fibres, alors tu remets ça le lendemain.

Une fois cassées, les fibres musculaires vont progressivement se reconstruire et se renforcer, par un effet «réflexe» du corps humain. La séance doit être suivie de plusieurs jours de repos complet, éventuellement piscine mais en crawl ou en dos et avec un pullboy. Et surtout pas d'étirements!

1 *Je parle bien de dénivelé et non pas de longueur, qu'on soit d'accord!*

Note importante et fondamentale :

les courbatures liées à cette séance vont être très douloureuses pendant plusieurs jours et seront signe d'un état inflammatoire important. On serait alors tenté de consommer des anti-inflammatoires pour faire passer plus vite ce sale moment ! Erreur gravissime ! La prise d'anti-inflammatoires dans ces circonstances va tout simplement empêcher la reconstruction du muscle dans un état plus solide que l'état initial. En gros, tu te seras farci tout le boulot pour rien ! Donc pas de bêtises : prends ton mal en patience et dis-toi que ces souffrances-là sont celles que tu n'auras pas le jour de l'épreuve !

Ou alors tu fais comme moi, tu te débrouilles pour être allergique aux anti-inflammatoires !

Question / Réponse

Pourquoi pas d'étirements après la séance cassage de fibres ? Je fais du yoga depuis 10 ans et sans ces étirements, j'aurais dit bye-bye à la course à pied.

Nous sommes d'accord sur un point : la pratique intense d'activités d'endurance doit s'accompagner d'étirements. Je dédie plus loin un chapitre à cela. Si tu pratiques le yoga, c'est génial et je le conseille fortement à tous les lecteurs. Ceci dit, Attention : je préconise de **NE PAS** faire d'étirements immédiatement après la séance de cassage de fibres et dans les jours suivant une grosse épreuve car à ces moments précis, les muscles des jambes sont trop fragilisés. On risquerait alors d'endommager voire de déchirer plus en profondeur les fibres musculaires et de repousser leur réparation.

Mon conseil : je laisse passer une première semaine et, seulement ensuite, je me remets en douceur à faire des étirements.

Je la place quand ?

Dans tous les cas, on fera ce genre de séance très loin de toute compétition sportive. Il faut compter environ trois semaines pour une réparation et un renforcement total de la musculature.

L'idéal est de faire une très grosse séance de ce type avant de commencer un cycle d'entraînement et en placer une autre en tout début de cycle. On peut également prévoir des séances au cours de l'hiver (dans ce cas, on évite le télésiège, ça va de soi ! Ha Ha ! Trop drôle !) afin d'aborder le printemps avec des jambes en béton armé. C'est même ce que je préconise et décris dans le tableau récapitulatif du dernier chapitre « L'organisation générale et le parcours ».

Tu comprends mieux maintenant pourquoi je déplorais le manque d'épreuves horaires uniquement en descente ! Ce serait vraiment le top ! D'ailleurs rien ne t'empêche d'organiser un OFF uniquement « descente » pour un « cassage de fibres collectif ! »

⟶ Séance N°2 : la séance à Mimille

Inutile de chercher ce terme sur le Web ou dans un manuel du parfait entraîneur FFA. Il est de mon invention ! La séance « à Mimille » n'est qu'un jeu de mots stupide[1] entre « mille mètres de D+ minimum » et la méthode « Assimil » qui permet d'apprendre l'Hébreu ancien en moins de sept minutes...

Le principe est là aussi ultra simple : sur une pente de minimum 100 mètres de dénivelé, tu montes et tu descends en mixant toutes les solutions possibles (voir plus loin les exemples concrets). Ce type de travail est absolument fondamental et ce que tu prépares un ultra trail ou un ultra sur route avec du dénivelé (type Ultr'Ardèche, Spartathlon, MilKil,...)

Pourquoi cette séance ?

L'enchaînement de la descente après un effort intense en montée s'avère souvent difficile, du fait de la différence de régime des contractions musculaires. En fin de montée, les muscles fatigués donnent la désagréable

1 *J'adore les jeux de mots stupides... désolé !*

sensation d'avoir les jambes en « coton ». Tu as l'impression de ne plus maîtriser ta foulée ni tes appuis. C'est ballot parce que la descente demande à la fois une grande vigilance, un pied sûr et très tonique. Il est donc fondamental de travailler cet enchaînement lors de séances spécifiques. Par ailleurs, cette astuce d'entraînement va aussi te permettre de conserver les acquis de la séance « cassage de fibres » si tu bourrines un peu en descente. Tu vas créer des micro-lésions qui renforceront tes muscles lorsqu'il se répareront (surcompensation). C'est son avantage par rapport à la séance « vélo pour la pré-fatigue » vue précédemment. Bref, je ne comprends même pas que tu te sois posé la question « Pourquoi cette séance ? ». Franchement ! Hein ? Nan mais !!!

Je la place quand ?
J'ai envie de dire : tout le temps ! C'est LA séance magique à sortir de son chapeau d'ultra-magicien à tout moment de la préparation. T'es pas en forme, t'as les jambes molles... hop ! Séance à Mimille en marchant. Tu pètes le feu, t'es fort comme un Dieu... hop ! Séance à Mimille en puissance. Tu montes comme Josianne mais tu veux descendre comme Kilian... hop ! Séance à Mimille en mode cassage de fibres. Qu'est-ce qui passe à la télé ? Derrick ? ... Hop ! séance à Mimille en mode Finisher, Led Zeppelin[1] à fond dans les oreilles !

1 *Quoi ? Tu connais pas Led Zep ? Va te faire voir sale gosse !*

Astuce BoGosse n°9

Intégrer le dénivelé « cible »

En phase de préparation spécifique, tu peux dédier une semaine complète à cette séance. Tu peux ainsi la pratiquer chaque jour jusqu'à ce que le dénivelé total accumulé atteigne celui qui t'attend le jour J, un peu comme je l'avais expliqué pour le vélo (Cf. Astuce Bogosse 4). Bien évidemment, dans cette situation exceptionnelle, il va falloir varier les plaisirs et c'est ce qu'on va voir au prochain paragraphe. Dans ce cas, elle se place en semaine 10 et il devient alors inutile de prévoir une course horaire ! On récupère en semaine 11 bien évidemment ! (Voir graphique 4 page suivante ⟶ Zone hachurée : Intégrer le dénivelé total, Zone grisée : période de repos). Attention toutefois à ne pas vouloir en faire trop !

Une fois de plus, on travaille au feeling et si on ne peut que réaliser 60% du D+ total de l'épreuve visée, on ne fait que 60%... Que l'on soit bien d'accord ! Enfin, cette séance peut être hebdomadaire (c'est mon cas car je l'adore !) ou pratiquée minimum une fois tous les dix à douze jours.

Même pour un trail court, c'est une séance qu'il faut dégainer de façon chronique.

Et concrètement, je fais quoi ?

Là encore, la seule limite que tu peux trouver à cette séance est celle de ton imagination. Il faut se prendre pour « DJ Mimille » et mixer tout ce qui est mixable :

→ Entretien de la séance « cassage » : on monte en marchant, on descend à bloc

→ Séance Tabata : N x (20"/10") en montée (30"/15" pour les p'tits vieux). On ne fait pas les 1000 mètres de D+ comme ça bien sûr ! On se calme avant et on termine le volume de D+ prévu en mode tranquille. Rappel : on peut faire une partie du Tabata avec bâtons en mode « bondissant ».

→ Fractionné long, fractionné court avec/sans bâtons.

→ Tout en marchant avec/sans bâtons.

→ En travaillant la relance[1] : je marche 20 m de D+ (ou 1 minute) puis je relance en courant sur 20 m+ (ou 1 minute) et je marche à nouveau… etc. etc.

→ En alternant marche et course mais avec un sac très chargé. Attention dans ce cas à utiliser un sac très confortable, lesté avec des charges non blessantes. Des poches à eau pleines font par exemple très bien l'affaire. On est prudent aussi en descente avec un sac lourd : les genoux risquent de souffrir un peu ! On n'en abuse donc pas…

→ En séance spécifique de musculation des bras et des épaules avec les bâtons si tu les utilises en course. Je te rappelle que sur La Diagonale des Fous, ils sont interdits. Ceci dit, ça ne t'empêche pas de faire cette séance particulière.

Principe : tu charges un peu un sac (comme dans le cas précédent) et tu te fais des ascensions en poussant à mort sur les bâtons. Attention : dans ce cas-là, on ne prend pas des bâtons multibrins ultra-light-full-carbon tout en guimauve mais de vieux bâtons de ski en alu bien costauds. D'ailleurs, l'idéal est même de lester les bâtons pour qu'ils soient plus lourds et donc plus efficaces pour le côté « musculation ».

1 *Voir la séance 3 suivante*

Astuce BoGosse n°10

Comment empoigner des bâtons ?

That is the question !

Personnellement, je n'utilise pas de bâtons en course car je trouve que la somme des inconvénients est supérieure à la somme des avantages. Mais ça ne m'empêche pas de les utiliser à l'entraînement. En course, j'ai observé que beaucoup de coureurs ne maîtrisaient pas la technique pour prendre en main convenablement les bâtons. Du coup, ils perdent de l'énergie et de la précision, ce qui va à l'encontre du but recherché !

Allez, rien que pour toi, petit cours spécial « empoignade de bâtons » !

→ Le bâton est vertical. La dragonne pend verticalement le long du tube.

→ Ma main vient se glisser entre la dragonne et le tube. Je passe ma main à l'intérieur de l'anneau formé par la dragonne.

→ Je referme ma main de telle sorte que la lanière fasse ce trajet : poignée → passage entre le pouce et l'index → ressort sous le pouce et enroule le poignet → passe dans la paume de la main → ressort entre l'index et le pouce → poignée

→ Ma main vient saisir la poignée du bâton.

Pourquoi cette technique ? Car elle permet de dépenser le minimum d'énergie au niveau de la main. Lorsque le bras revient vers l'avant, tu peux carrément relâcher ta main : la dragonne, enroulée autour du poignet ramène le bâton vers l'avant sans que tu aies d'effort à fournir. Lorsque tu as appuyé très fort sur les bâtons, la main n'est même pas obligée de serrer la poignée car cet effort peut être transmis par tout l'avant-bras et le poignet au bâton. C'est la méthode utilisée en ski de fond et skating.

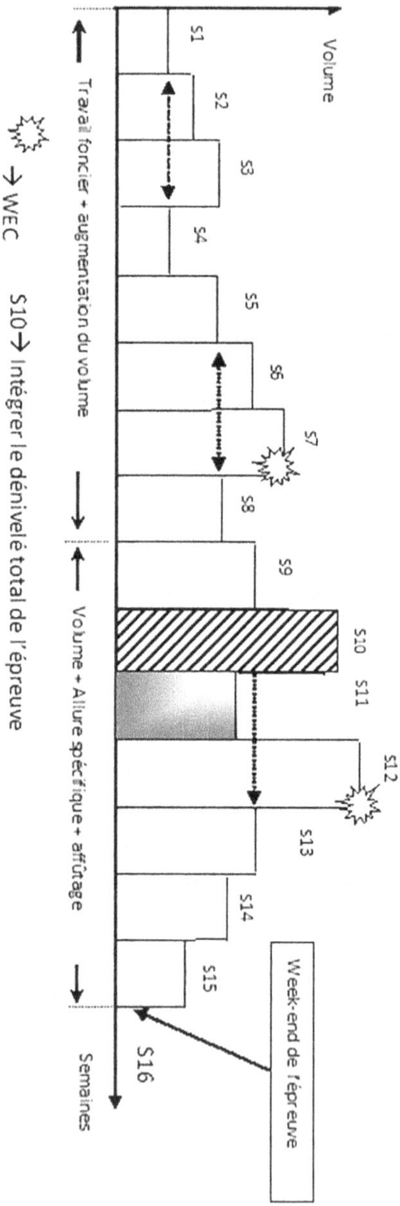

Graphique 4

Tout commence à se préciser !

Pour mémoire :

- **Zone hachurée**
→ Intégrer le dénivelé total
- **Zone grisée**
→ Période de repos

Les doubles flèches reliant par exemple S1 à S4 indiquent que le volume est identique sur ces semaines-là.

A toi d'imaginer tes propres situations et scénarii... La séance à Mimille va dans tous les cas te permettre de renforcer ta musculature, de devenir plus puissant, plus tonique, plus dynamique. Sur la plage, les filles (heu... ou les garçons aussi, hein!) vont être dingues de toi! Le rêve devenu réalité, non?

Et n'oublie pas:

→ Tu dois impérativement sortir de ta zone de confort dans cette séance. Pas question de s'endormir!

→ En descente, on pense toujours «chat» ou «félin»!

→ Séance N°3: la Relance

Il y a quelques années, j'appelais «la relance» le «Secret de l'ultra[1]!».
L'ultra - trail ou route - est fait d'une alternance permanente entre la marche et la course. Si au cours d'un entraînement habituel, ça ne paraît pas bien difficile à gérer, il faut savoir qu'au bout de 20 ou 25h d'effort, ce n'est plus du tout la même chose.
Chaque redémarrage en mode «course» après un passage «marché» va être source de douleurs musculaires intenses. Il est donc impératif de travailler ce geste au maximum afin d'habituer le corps à le supporter tout au long de l'épreuve.

Comme on l'a vu précédemment, la relance peut être travaillée au cours d'une séance à Mimille. Mais l'idéal est de la travailler en «pré-fatigue» soit, par exemple:

- Après une grosse sortie vélo.
- Après une séance de fractionnés ou de VMA.
- Au cours d'un WEC. Dans ce cas, le deuxième et/ou troisième jour, tu prévois une heure spécifiquement dédiée à l'exercice même si tu as passé trois jours à relancer!

1 *Hein Yoyo! C'était bien ça, le Grand Secret!*

Il y a deux objectifs bien distincts dans ce type de séance :

- **Préparer les muscles et le cerveau** à l'alternance « marche/course ».
- **Renforcer la musculature** pour être capable de :
- Continuer à courir en côte un peu plus longtemps.
- Se remettre à courir plus tôt après une période de marche.

Tu t'es sans doute déjà rendu compte par exemple que si ton pote Gégé est capable de courir 5 m de plus que toi dans une pente et de se remettre à courir 5 m avant toi au sommet de cette même pente et bien, très vite, il va creuser un écart que tu ne parviendras plus à combler. 5 m plus 5 m multipliés par le nombre de pentes sur les 170 km d'une course, ça représente, au final une distance énorme.

Si tu prépares un ultra « route », la relance doit se travailler également, en lien avec la méthode Cyrano dont j'ai déjà parlé : même les meilleurs finissent par marcher à un moment ou un autre sur 220 km avec du dénivelé ! Mieux vaut donc y être préparé.

Te voilà prévenu ! Travailler la relance est un passage obligatoire ! Pas d'échappatoire !

Faisons le Point « J'ai »

J'ai compris que les quadriceps malgré leur taille imposante vont être sur-sollicités lors d'un ultra. Je dois donc les renforcer en priorité. Pour cela, il existe deux séances incontournables :

→ Le cassage volontaire de fibres musculaires.

→ L'entretien régulier de ces muscles par des montées-descentes à des régimes aussi variés que possible.

Enfin, la marche est intimement liée à la course à pied longue distance. Je dois donc me préparer à enchaîner marche/course en travaillant spécifiquement « la relance ».

Partie 2 : Les exercices de renforcement généraux

Dois-je encore préciser que tu as plutôt intérêt à être en bonne forme physique pour t'attaquer à un bon gros ultra ?

Expérience personnelle :

1995. J'ai 29 ans et je m'apprête à courir mon tout premier 100 km. J'ai déjà quelques marathons dans la besace et un Tour du Mont-Blanc par étapes, couru en 1993 avec une plus longue distance de 52 km.
Je m'entraîne sérieusement mais aujourd'hui avec le recul, je me demande comment j'ai réussi à boucler ce « cent bornes » avec un entraînement pareil ! Je néglige complètement l'aspect « musculaire » et ne me concentre que sur la course à pied. L'épreuve se déroule plutôt bien mais aux environs du quatre-vingtième kilomètre, mes quadriceps commencent à être douloureux. Puis, à ma grande surprise, les douleurs se propagent dans les épaules, les bras et les avant-bras. Je franchis la ligne d'arrivée avec les jambes en compote et il me faudra plus d'une semaine pour marcher correctement. Les avant -bras seront eux aussi extrêmement douloureux durant toute cette période ! A cette époque-là, l'idée d'intégrer des séances spécifiques de musculation ne m'avait même pas effleuré l'esprit !

En clair : avant, j'étais moche !

Depuis maintenant plusieurs années, je pratique systématiquement des exercices de musculation et de gainage qui me permettent de garder tonicité et endurance. Il est évident que ce sujet, à lui seul, pourrait faire l'objet d'un livre complet, voir même d'une encyclopédie en quinze volumes ! Mais on va faire court et aller directement au but !

Mais tout d'abord un petit point de terminologie : gainage versus musculation

Tu es un coureur à pied et la légèreté est ton alliée favorite ! S'il faut bien pratiquer une activité de renforcement musculaire, l'objectif final n'est

pas une prise de muscles mais bien de gagner en tonicité, dynamisme et endurance musculaire.
Le gainage au sens commun du terme représente un ensemble d'exercices qui vont permettre de tonifier les muscles et de stabiliser les articulations. Dans le cadre de la course à pied, le gainage abdominal et lombaire est primordial.
La musculation va quant à elle plutôt s'orienter vers la prise de masse et de volume musculaire, ce qui ne nous intéresse pas forcément dans notre situation...Quoique !
Personnellement, j'ai un penchant pour « la Méthode Lafay[1] » mais j'irai maintenant droit au but : voici, rien que pour toi, les trois exercices indispensables qui vont transformer ton corps en celui d'une Déesse ou d'un Dieu Grec !

→ *Le planck [gainage]*

L'exercice de gainage par excellence ! De nos jours, il est démontré que travailler les abdominaux par « relevé de buste » est une hérésie ! Un exercice tel que la planche est bien plus efficace et bien moins dangereux pour te sculpter des abdominaux de rêve.
La position de départ est simple (dessin 1). Le principe est de tenir la position sans fléchir les lombaires : on conserve un alignement aussi parfait que possible. On ne cambre pas le dos, la tête est dans l'axe du dos, non relevée et on n'est pas stressé : pas d'œil sur le chrono ! C'est un exercice que tu dois prendre plaisir à faire même s'il brûle bien en profondeur !
Tu peux également travailler sur le côté (dessin 2), sur une jambe puis l'autre (alterné) avec les jambes plus ou moins écartées...
Toutes les combinaisons sont possibles et une fois de plus c'est ton imagination qui fera la limite !
Les temps de travail sont variables selon le niveau duquel tu pars. Travailler par séries plutôt qu'en continu me semble préférable. Tu peux intercaler un autre exercice entre chaque série. On peut par exemple débuter avec

1 *Dite aussi « Sans l'air » ... Je sais, mes jeux de mots sont nazes... Va quand même jeter un œil sur le web pour cette méthode*

des temps très courts de 30 secondes répétés 4 à 6 fois. Puis on augmente progressivement les temps de maintien, le nombre de répétitions...
On n'oublie pas de respirer lorsqu'on fait la planche ! T'es pas là pour faire de l'apnée mais bien pour développer ta musculature. Il faut donc lui apporter un maximum d'oxygène !

Les avantages du Planck :

1. On travaille l'ensemble des muscles de la ceinture abdominale : muscle transverse, muscles droits et obliques de l'abdomen (interne et externe), les fessiers, les lombaires...
2. On diminue le risque de blessures au dos et à la colonne vertébrale qui n'est pas trop sollicitée durant cet effort si on prend soin de garder le dos droit et de ne pas creuser les reins, erreur classique.

3. On augmente son métabolisme de base : bien qu'il soit statique, l'exercice de la planche nécessite beaucoup d'énergie et il brûle plus de calories que les exercices d'abdominaux traditionnels.
4. On améliore son équilibre avec les exercices de la planche latérale et de la planche avec levés de jambes et de bras.
5. Bizarrement, on gagne en souplesse lorsqu'on pratique le Planck. L'exercice développe et étire tous les muscles de l'arrière du corps : épaules, omoplates, clavicules, ainsi que les muscles ischio-jambiers, les voûtes plantaires et les orteils.

Un mois de Planck et Gégé ne te reconnaît plus sous la douche ! Garanti !
Juste pour te casser le moral : tu tiens 3 minutes ? Bravo. George Hood, ancien marine américain âgé de 62 ans, a battu le record du monde de gainage (planck) en 8 heures, 15 minutes et 15 secondes le 24 février 2020. Chez les dames, c'est la canadienne Dana Glowacka qui détient le record du monde depuis le 18 mai 2019 avec 4 h et 20 mn. Alors, prête à relever le défi ?
Ce genre de record du monde est débile, ne sert à rien, mais j'adore ça !
Entraîne-toi bien !

→ *Les pompes [gainage + musculation]*

Vieux comme le monde, cet exercice n'en est pas moins d'une efficacité redoutable pour renforcer tous les muscles du haut du corps, de la chaîne dorsale, des bras, des pectoraux. Elles ne nécessitent aucun matériel, juste un peu d'huile de coude et de volonté. C'est à la fois un exercice de musculation et de gainage puisque la position de départ est celle de la planche dite « standard », avec les mains au sol et non pas les avant-bras. Je ne vais pas décrire le geste car je pense que tu le connais !
Si tu en as marre des pompes classiques, tu peux apporter un peu de folie dans tes gestes. Tu peux consulter ce site[1] pour te donner des idées quelquefois farfelues... C'est toujours bien de faire le Foufou :
• bras plus ou moins écartés
• pompes « inclinées », c'est à dire avec les mains sur un support haut (c'est plus facile)
• pompes « déclinées », c'est à dire avec les pieds sur un support en hauteur (c'est plus difficile). Le must étant des pompes avec les pieds appuyés contre un mur.
• pompes « en diamant », avec les mains qui se touchent au niveau des pouces et index.
• Les pompes « inversées » spéciales « triceps » : excellent si tu utilises des bâtons en course car cette technique te permet de gagner en puissance sur les triceps. La position de départ est simple : en appui sur les talons et sur la paume des mains, tu es dos vers le bas et le ventre vers le haut. L'idéal est d'avoir les mains sur un support surélevé (les pieds sont plus bas que les mains). Et là, tu fais tes pompes. L'arrière des bras va chauffer en moins de quinze secondes ! Attention d'être bien gainé ! les fesses ne s'affaissent pas, le dos n'est pas creusé ; crois-moi, ce n'est pas si simple que ça !
Une fois de plus : No Limit !
Allez, juste pour te casser le moral : Tu fais 100 pompes ? Bravo ! Le record du monde est détenu par le japonais Minoru Yoshida avec 10508 pompes enchaînées sans interruption.

1 *https://fr.wikipedia.org/wiki/Pompe_(musculation)*

Il semblerait que les dames soient moins friandes de pompes que les hommes. L'un des records que j'ai trouvé est celui d'Alicia Weber qui a effectué 450 pompes en 10 minutes. Oups ! Quand même !
Entraîne-toi bien !

→ *Les tractions [musculation]*

A l'instar des pompes, cet exercice sollicite un nombre incalculable de muscles du dos et du haut du corps. Son seul inconvénient réside dans la nécessité d'installer à la maison une barre spécifique. La traction, c'est ultra simple : tu empoignes la barre et tu tires pour soulever ton corps. C'est facile, mais d'une efficacité redoutable pour te forger un torse de Terminator. N'y va pas trop fort quand même, il ne faudrait pas péter les bâtons « ultra-light-full-carbon » à la prochaine séance en côte !

Là encore, on peut varier les exercices à l'infini en changeant les prises en main de la barre et la position de la tête en fin de traction.

- **Exercices en supination :** la paume des mains est face à soi. Sous cette forme, on va privilégier le travail sur les biceps, les trapèzes et les rhomboïdes (muscles qui maintiennent les omoplates).
- **Exercices en pronation :** le dos des mains est face à soi. Il est plus difficile que l'exercice en supination mais bien plus efficace pour les muscles dorsaux.
- **En prise serrée :** la largeur de prise en main de la barre est inférieure à la largeur des épaules. On travaille surtout les trapèzes.
- **En prise large :** les mains sont plus écartées que les épaules. On travaille le grand rond et le grand dorsal.
- On peut encore varier en amenant la nuque devant ou derrière la barre.

Le planck [gainage]

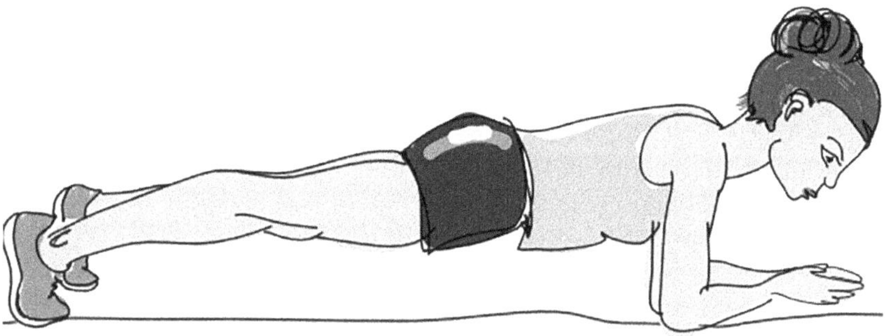

figure 1

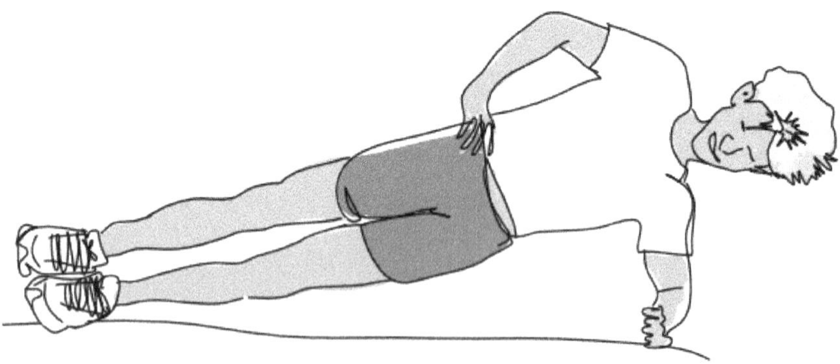

figure 2

Si tu ne parviens pas à te lever, un gros élastique peut être une aide appréciable au début.
Si tu es déjà un Pro de la traction, tu peux ajouter des lests accrochés à tes pieds.
Enfin, comme toujours, l'idéal est de travailler par séries avec des temps de pauses plus ou moins longs. Le travail par intermittence est à privilégier !
Allez, juste pour te casser le moral : Tu fais 20 tractions ? Bravo ! un pompier de Paris, Mathieu Servant, vient d'en enchaîner 1972 en 3 h (juillet 2018). Les dames ne sont pas en reste. L'australienne Eva Clarke à réalisé 725 tractions en 1h en mars 2016... Entraîne-toi bien !

→ *Quelle organisation ?*

Le top est de t'organiser un petit circuit cardio/gainage/musculation dans lequel tu vas enchaîner par séries les trois exercices décrits ci-dessus en y insérant de la corde à sauter.
Exemple : Planck : 1 mn + 20 pompes + 5 tractions. 1 minute de corde. 2 minutes de pause à refaire 2 ou 3 ou 5 fois... Là encore, c'est ton imagination qu'il va falloir faire jouer avec toujours, en tête, l'idée de sortir de ta zone de confort ! Mais là, tu vas être servi car avec ce genre d'exercices, on en atteint très vite les limites !

Cependant, il faut se souvenir que le corps a une excellente mémoire et qu'il aime te faire tomber dans le piège de la routine de telle sorte que tu réalises toujours exactement le même enchaînement. Il faut donc être vigilant et prendre soin de bousculer tes habitudes.

Et je fais ça quand ?
En premier lieu, tout l'hiver ! Plutôt que buller devant Drucker à la TV, sors tes muscles, ta corde à sauter et hop ! Envoie-toi une, deux ou trois séries de ce genre-là. Pense quand même à bien t'échauffer avant d'attaquer trop fort ! Ensuite, en entretien durant toute l'année à raison d'une à deux fois par semaine.

A titre personnel, j'essaie de réaliser une séance immédiatement au retour des footings en endurance légère, style footing de récupération. J'arrête systématiquement 10 jours avant une épreuve.

Un petit mot sur les squats :

exercice très populaire, le squat est relativement facile à exécuter bien qu'il nécessite une bonne posture pour ne pas s'abîmer le dos. Tu peux faire des squats si tu le souhaites mais, et ce n'est que mon propre avis, la sollicitation des muscles inférieurs est déjà tellement intense (course à pied + vélo) dans le cadre de la préparation à un ultra qu'il ne faut tout de même pas trop « charger la bête ».
Le squat peut-être un bon exercice pour prendre un peu de masse musculaire au niveau des jambes si tu t'estimes trop gringalet; mais il vaut mieux faire des séances en côte (voir chapitre précédent) qui seront plus spécifiques et donc mieux adaptées à l'ultra. Et puis pour se muscler les jambes et travailler la puissance, tu as le vélo... A ne pas négliger !

Enfin, pour clore ce chapitre, je parlerai de la natation. Excellent complément à la course à pied dans le sens où :
→ C'est un sport d'endurance et de résistance.
→ Elle est sans impact sur les articulations.
→ Elle tonifie l'ensemble des muscles, sans douleur, par le biais d'un travail en résistance dans l'eau.
→ Elle développe de façon importante les capacités cardio-pulmonaires si tu maîtrises le geste technique et que tu es capable de nager avec intensité.
→ Tu peux aussi pratiquer l'apnée de façon très régulière. J'ai pour habitude de terminer mes séances de natation par des longueurs de piscine sous l'eau (25 mètres) en variant les temps de récupération. Tu apprends à ton corps à travailler en hypoxie[1] et, de fait, à être moins gourmand en oxygène !

1 *Hypoxie : déficit d'oxygène. Ce mot est génial, surtout au Scrabble ! Remarquons que « oxygène » est lui aussi balaise au Scrabble surtout en mot compte triple !*

→ Elle apporte un bien-être et une détente générale par le se. d'être « en apesanteur ». Après une grosse séance de natation, on se se. musculairement « lourd » mais détendu.

Tout cela est à pratiquer sans modération, par exemple l'hiver. Par contre, comme je l'ai déjà dit, on évite la brasse qui peut être traumatisante pour les genoux. Et si tu ne maîtrises pas le crawl, prends des cours auprès d'un maître-nageur qui saura te faire progresser rapidement.

Faisons le Point « J'ai »

J'ai compris que la course à pied seule est insuffisante pour me préparer à un ultra. Outre des séances spécifiques sur le terrain, je dois impérativement effectuer un travail de gainage et de musculation classique. Sans me prendre la tête et sans matos compliqué, je m'organise un circuit cardio-training incluant :

→ la corde à sauter.
→ le planck.
→ les tractions.
→ les pompes.

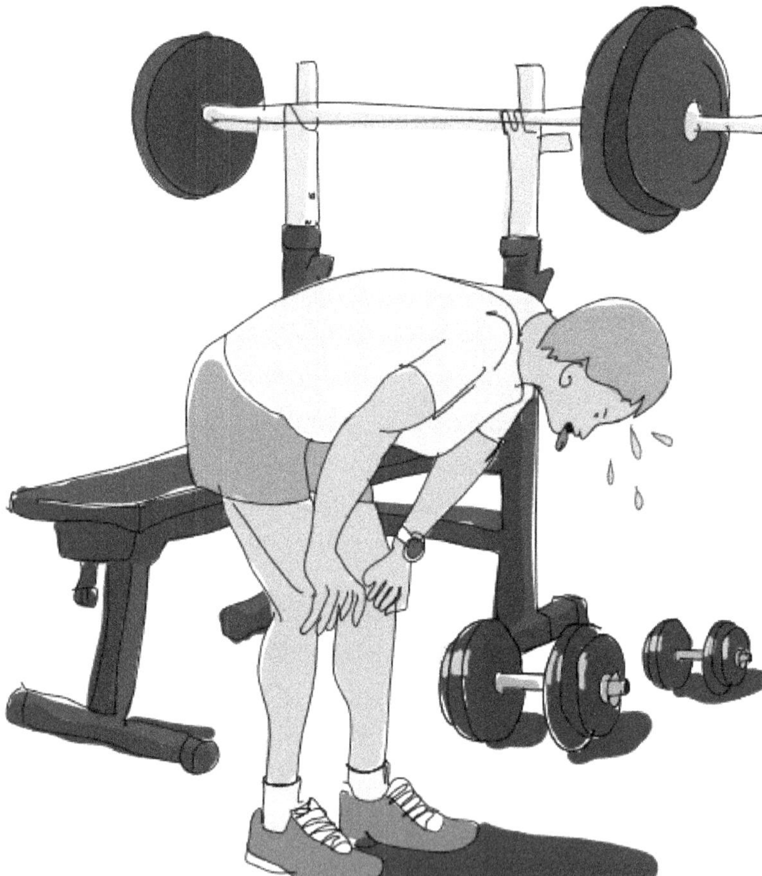

Vivre en pleine conscience, ralentir son pas et goûter chaque seconde, chaque respiration ...

(Tich Nhat Hanh, moine bouddhiste, militant pour la Paix)

LE SYSTÈME TENDINO-OSSEUX

Te voilà fin prêt à coller la pâtée à Gégé! Tu as boosté ton cœur et tes muscles. Tu as un mental d'acier et cette fois-ci tu penses être au top pour ton prochain ultra! Pas si vite l'ami! Il y a encore du pain sur la planche! Ne vendons pas la charrue avant la peau de l'ours et les bœufs!

Mais, me diras-tu, le système osseux, que puis-je bien y faire?
Tout d'abord, une petite info au passage: de récentes études américaines[1] ont montré qu'un entraînement régulier de course à pied associé à des séances de musculations permettaient de lutter efficacement contre l'ostéopénie[2]. Te voilà donc dans la bonne voie pour éviter une fracture du col du fémur à 85 ans!

Bon tout ça est bien joli mais là, tout de suite, que puis-je faire dans ce domaine?
Le système tendino-osseux constitue «le châssis» de ta belle mécanique. Mal entretenu, il peut vite être atteint, par exemple, d'une tendinite. Un fascia lata douloureux se transforme souvent en abandon sur un ultra.

La première chose à faire est donc de consulter régulièrement un ostéopathe. Ne pas attendre d'avoir des douleurs à droite et à gauche pour rencontrer un professionnel qui saura prendre soin de ton corps tout en étant à l'écoute de ton activité préférée. L'idéal est de trouver un ostéopathe sensibilisé à l'ultra endurance mais il faut reconnaître que, de nos jours, avec la démocratisation de cette activité, cela devient de plus en plus facile! Le mot magique étant «UTMB[3]» ...

---

1 *www.sci-sport.com/articles/osteopenie-et-course-a-pied-impact-de-la-musculation-171.php*

2 *Ostéopénie: baisse de la densité osseuse, juste avant le stade de l'ostéoporose. Sinon, c'est nul pour le scrabble!*

3 *Ultra Tour de la Montagne Bossue, non? Ha non! Mince, c'est pas celui-ci, c'en est un autre*

Un ostéopathe pourra intervenir sur le rééquilibrage complet du corps, les maux de dos, les lombalgies diverses et variées, le stress (qui se répercute avec douleurs dans les épaules, la nuque, le bas du dos, ...), l'anxiété, mais aussi sur les troubles digestifs (ostéopathie viscérale) ce qui peut être une aide précieuse dans le cadre de l'ultra.
Sinon, que faire au quotidien ? Voici, passés en revue, quelques éléments qui vont améliorer ta statique, faire travailler ton squelette et tes tendons !

Partie 1 : Les étirements

Les étirements, c'est comme le Loup Blanc : tout le monde en parle mais personne ne l'a jamais vu !

Et la question revient sans cesse : « Et toi, tu t'étires comment ? »

Aïe Aïe Aïe ! Les étirements ! Une fois de plus, il existe des bouquins entiers sur le sujet qu'ici je vais (mal)traiter en quelques lignes. Comme pour la musculation, où il ne s'agissait pas de devenir Monsieur (ou Madame) Univers, mais bien de se renforcer de façon spécifique, tu ne dois pas chercher à devenir danseuse étoile à l'Opéra de Paris en pratiquant les étirements ! Le but est bien d'assouplir et renforcer les articulations de façon à pouvoir conserver, malgré un entraînement intense, une bonne souplesse générale. Avec l'âge, les muscles ont une sale tendance à se raccourcir et, comme disait mon grand-père, je cite : « les raideurs à se déplacer ». C'est encore bien pire chez le sportif d'endurance, qui use et abuse de ses ischio-jambiers à longueur d'année ! Au fil des heures - et des années - d'entraînement, le raccourcissement musculaire et les raideurs articulaires vont conduire à une perte d'amplitude des mouvements et, par conséquence, à une foulée de plus en plus courte. Vouloir compenser cette diminution en augmentant la cadence peut être une solution mais seulement à court terme car il arrive un moment où, l'âge aidant, la cadence, on ne la tient plus ! Il est donc important, voir indispensable, d'étirer régulièrement les plus gros groupes musculaires afin de conserver une bonne gestuelle de course.

Et puisque j'ai décidé d'être franc et de tout dire, et bien voilà, je le dis : je ne m'étire quasiment jamais !
Hoooouuuuuuu la HONTE ! Je te l'accorde, c'est la HONTE, mais surtout, une erreur gravissime que je paye cash aujourd'hui avec des ischio-jambiers et des fascia lata tendus comme les cordes de ma guitare ! J'ai tenté de pratiquer le yoga mais rien que les postures de départ me généraient des douleurs difficilement supportables. Suite à différentes chutes mal amorties et à la construction de ma maison, j'ai des soucis récurrents de lombaires... Autant dire que j'aurais tout à gagner à suivre mes propres conseils ! Enfin, bref, je vais arrêter de pleurer sur mon sort. Dans la suite de ce chapitre, tu auras droit à ce qu'il faudrait faire et que je ne fais pas !

Les points importants

→ Inutile de t'étirer avant une séance de course à pied ou de vélo comme tu l'as appris à l'école ou au collège[1]. Oublie ça. Activité inutile, voir dangereuse pour les muscles.

→ Prévois des séances uniquement dédiées aux étirements, de préférence le soir ou en fin d'après-midi. Installe-toi dans un endroit très calme, propice à la relaxation, dans une tenue confortable et n'entravant pas les mouvements. Dans ces conditions, tu peux pratiquer des étirements « passifs », c'est à dire une légère mise en tension des groupes musculaires par le poids du corps. De mon point de vue, la meilleure technique à adopter est issue de la méthode de Yoga dite « De Gasquet[2] » :

• Tu prends la position de départ pour étirer le groupe musculaire de ton choix en t'assurant que le dos est en bonne position, c'est à dire non cambré.

• Tu contractes le périnée et les abdominaux tout en expulsant lentement l'air par la bouche et/ou le nez en étirant le muscle calmement. A cet instant, ton esprit doit être focalisé sur le groupe musculaire étiré et sur rien d'autre. Tu dois absolument être « présent » à 100% dans ces exercices d'étirement ! Le fait de « penser » étirement suffit déjà à étirer le muscle.

1 Mes collègues profs de sport vont me rouler dans le goudron et les plumes !
2 Fais une recherche sur le Web

• Lorsque tu arrives en fin d'expiration, tu relâches doucement la tension et le périnée, tu inspires et recommences le cycle. Après trois ou quatre cycles, tu changes de groupe musculaire.
⟶ Si tu pratiques seul, attention au positionnement de l'ensemble de ton corps et à l'intensité de l'étirement : on ne va jamais jusqu'à la douleur !
⟶ L'idéal est de pratiquer soit le stretching soit le yoga[1] ou encore le Pilates avec un professeur diplômé ou très expérimenté. Cherche autour de chez toi si un club existe et inscris-toi. Ces techniques permettent d'effectuer des étirements plutôt « actifs ».
⟶ Il existe sur le web et dans les librairies des tonnes de documentations sur le sujet. Inutile donc que je tente d'être exhaustif sur ce thème-là... Fais tes propres recherches, désolé !

⟶ LE point fondamental : étirements et pleine conscience

Cependant, je vais revenir sur un point fondamental : il m'arrive de temps à autre de participer à des courses courtes ou de voir des joggers s'entraîner et j'observe avec horreur les uns et les autres s'étirer à droite et à gauche. Je dis bien « observe avec horreur » car souvent ces étirements sont faits à la va-vite, histoire de se donner bonne conscience (« ils » l'ont dit dans le dernier Mag', faut s'étirer alors je m'étire !), en discutant du prochain match du PSG ou en causant vernis à ongles le tout dans des positions qui me laissent penser que les ostéopathes ne sont pas près d'être au chômage ! Je dis STOP ! STOP ! STOP ! Au secours ! Arrêtez le massacre ! Les étirements, c'est avant tout une connexion avec son propre corps ! On doit être centré sur soi, à l'écoute absolue de ses sensations. Sais-tu que juste « **penser son étirement** » a déjà un effet bénéfique sur le muscle en question ? Non ? Et bien je te l'apprends ! Profite, c'est cadeau ! Va prendre l'apéro !

Le coin du philosophe

Je vais utiliser une expression qui devient à la mode actuellement : les étirements doivent se faire en « **pleine conscience** ».

---

1 *J'ai testé le yoga méthode « De Gasquet » qui permet à la fois assouplissement et renforcement musculaire. C'est efficace, bluffant mais mes vieux muscles d'ultra-runner étaient vraiment en souffrance. Ceci dit, si j'étais moins idiot, je m'y remettrais !*

Notre mode de vie « moderne » nous a complètement éloigné de notre corps et de ses sensations. Dès notre plus jeune âge, l'éducation que nous avons reçue a sectionné les câbles qui, à la naissance, nous reliaient à notre intérieur.

Quelques exemples ?

- Le gamin : « Papa, j'ai faim ! »
- Le père : « Mais non t'as pas, faim : il est 11h du matin. Tu mangeras à midi ! »

⟶ Oui, mais là, la sensation « faim » est bien dans le ventre du gamin... Contradiction entre ce qu'il NE DOIT PAS faire et ce qu'il ressent.

Midi arrive. Le gamin a fait mille trucs et la sensation de faim a disparu. La famille passe à table.

- Le père : « Ben mange ! tu as dit que tu avais faim ! »
- Le gamin : « Heu... j'ai plus faim ! »
- Le père : « Ben si tu as faim, il est midi !!! »

⟶ Oui, mais là, le gamin n'a effectivement plus faim. Contradiction entre ce qu'il DOIT faire et ce qu'il ressent.

Le gamin joue dehors.

- La maman : « Mets ton manteau, ton bonnet tes gants et ton écharpe, il fait froid ! »
- Le gamin : « Ben non ! J'ai pas froid ! Je suis bien comme ça ! »
- La maman, en s'énervant : « Je te dis de t'habiller chaudement ! Il fait froid ! »

⟶ Oui, mais là, le gamin joue et lui, il n'a pas froid. Contradiction entre ce qu'il DOIT faire et ce qu'il ressent.

Ces exemples te paraissent anodins, voir stupides ? Sans doute, mais ils sont bien réels. J'aurais pu en trouver mille autres ! Ces injonctions éducatives permanentes, et souvent contradictoires, qui partent toujours d'un bon sentiment (je ne veux pas que mon mouflet attrape la grippe) finissent par couper les liens entre « le ressenti », « la sensation », c'est à dire les informations données par le corps, et les actes du quotidien. Plus tard, on finit par manger « parce qu'il est l'heure » et non plus « parce qu'on a faim », on boit des litres de lait ou on avale de la viande parce « qu'ils ont dit que c'était bon pour la santé», on finit par essayer de dormir «parce qu'il est l'heure» et non plus parce «qu'on a sommeil[1]» ... et on marche comme un robot dans les couloirs du métro.

«Je pense, donc je suis» a dit Descartes. Sans doute avait-il raison mais force est de constater que cette maxime, poussée à l'extrême dans nos sociétés modernes, nous a conduit à rompre totalement avec notre monde intérieur.
Personnellement, j'aurais préféré «Je ressens, donc je suis». Ressentir n'empêche nullement de penser. Malheureusement, cette phrase n'est pas bijective !
Je l'ai écrit à de nombreuses reprises : «**penser rondeur du pédalage**», «**penser félin**», «**penser étirement**» ... Parce que ressentir et penser doivent aller de concert.
Sans doute serais-tu surpris de connaître le nombre de personnes qui, dans ton entourage, seraient incapables de rester quinze minutes en silence, seules avec elles-mêmes. En es-tu toi-même capable ? J'espère que oui car pratiquer l'ultra-endurance, c'est avant tout se reconnecter à soi, à son monde intérieur. C'est oser affronter ses peurs les plus profondes, se confronter à ses plus grands doutes. Mais sur ces points-là, je reviendrai plus tard ! Je te propose donc de commencer par là ce travail d'introspection : pratique tes étirements «en pleine conscience». Ressens tes muscles, écoute ton corps, gère ta météo intérieure[2], centre ton attention sur ta respiration abdominale puis sur le groupe musculaire étiré. Ne te laisse pas parasiter par les bruits extérieurs.
Cinq minutes d'étirements quotidiens avec de bonnes intentions psychiques et un grand calme intérieur valent mieux que deux ou trois tirages de gambettes effectués en vitesse sur le capot de la voiture en causant boulot avec Gégé !

1 *Et si on n'y arrive pas, le médecin va bien nous prescrire un petit somnifère, non ? C'est tellement plus simple !*
2 *Je reviendrai plus loin sur ce thème-là*

Partie 2 : Les séances spécifiques de course à pied

Ha bon ? parce qu'on peut aussi travailler son système tendino-osseux en courant ?
Hé oui ! On peut ! Le tout est de choisir les bonnes activités, que je m'empresse de te décrire ci-dessous ! Are you ready ? Go man !

→ La séance survitesse

Je l'ai déjà dit : avec le temps, le raidissement des muscles réduit la longueur de la foulée. Le principe de la « survitesse » est de chercher à effectuer des enjambées de longueur maximale à un rythme aussi soutenu que possible.
Pour réaliser une telle séance, il faut te trouver une pente très longue et roulante. Pour info, l'une de mes préférées est une route longue de 4 km avec une pente moyenne de 6% (250 m de dénivelé) avec quelques passages entre 8 et 10%.
Comme toujours, on s'échauffe[1] puis on se lance dans la pente à bloc en allongeant les foulées au maximum. Il ne faut pas hésiter à « se rentrer dedans » !
Ici, on oublie le « penser félin » mais on pense plutôt « extension et cadence maximales ».
Tu fais toutefois attention aux genoux si tes quadriceps ne sont pas encore suffisamment renforcés pour supporter ce genre de séance. Tu peux te limiter à un ou deux kilomètres puis augmenter progressivement la distance ou le nombre de répétitions si ta pente est de longueur limitée.

1 *Je ne détaille pas, tu sais faire !*

Astuce BoGosse n°11

Challenge « du sang sur la route »

Voici un jeu bien débile mais que j'adore pratiquer. Sur la pente citée précédemment, j'ai posé deux KOM Strava. L'un à vélo, en montée et le second en courant, à la descente. Le but est d'essayer de performer dans les deux sens et d'établir des records personnels. Pour l'instant, 4 petites secondes séparent la descente et la montée, avec avantage au vélo, donc à la montée !

⟶ La séance proprioception

Définition : « La proprioception est la perception <u>inconsciente</u> de la position articulaire en statique et en dynamique. » Je souligne « inconsciente » car tu pourrais imaginer à juste titre que, « puisque c'est inconscient, ben on peut rien y faire ! »

Là encore il faut bien comprendre que le cerveau est malléable à merci et qu'un pied montagnard, ça se travaille. Le gros ordinateur de bord qui occupe une bonne partie de ta boîte crânienne a besoin d'être éduqué. Sans apprentissage, il ne sera jamais capable de te permettre d'être rapide et relâché en descente. Or, l'un des secrets pour aller vite vers le bas, c'est ce relâchement physique et psychologique.

La proprioception est une partie intégrante de l'équilibre, elle permet l'adaptation de la réponse musculaire aux différentes positions et situations du corps[1]. Dans le cadre de la course à pied on va s'intéresser à l'action des muscles stabilisateurs de la cheville - et dans une moindre mesure,

1 *Je me sens prêt pour l'agrégation d'EPS*

des genoux - qui vont agir lors de l'appui du pied au sol afin d'éviter la torsion excessive de celle-ci. En gros, on va voir comment tu peux éviter de te faire une entorse chaque fois que ton pied croise une racine!
On va distinguer deux types d'activités : en salle et à l'extérieur.

→ En salle (ou à la maison)

Pour apprendre au cerveau à réagir en urgence, tu peux pratiquer des séries d'exercices extrêmement simples mais efficaces :

• L'équilibre sur une jambe. Pieds nus, tu te mets sur une jambe, bras écartés et tu restes quelques minutes (secondes ?). Tu changes de jambe quand tu en as marre. Après quelques séances, tu peux commencer à essayer de réciter l'alphabet à l'envers dans ta tête, histoire d'occuper ton cerveau !

• Trop facile ? Alors par exemple tu fais cet exercice chaque fois que tu te laves les dents. Déjà plus délicat car cette fois-ci, ton cerveau est occupé à autre chose qu'assurer ton équilibre.

• Encore trop facile ? Alors tu prends une balle de tennis que tu lances sur un mur d'une main et rattrapes de l'autre, genre Steve Mc Queen dans « La grande évasion » sauf que toi, tu n'es pas assis mais bien en équilibre sur une jambe. Toujours en récitant l'alphabet en sens inverse, ça va de soi !

Bon, tout ça te paraît bien trop simple ? alors on va passer à la gamme supérieure :

• Procure-toi un plateau de Freeman[1] et reprends les exercices décrits précédemment mais dans un premier temps sur les deux jambes. Lorsque tu deviens champion du monde, tu passes sur une seule jambe.

• Si tu veux introduire une difficulté supplémentaire, tu peux par exemple faire une séance de proprioception au retour d'une grosse sortie course à pied, lorsque tes muscles ont déjà bien travaillé. C'est le principe de la pré-fatigue expliqué précédemment.

Encore plus drôle : organise un concours avec Gégé. L'un en face de l'autre, vous échangez des balles de tennis en équilibre sur une jambe

1 *Moins de 30 Roros chez les marchands de sport...*

tout en discutant boulot ! Si Gégé n'est pas là, demande à tes gamins, ils vont adorer essayer de te faire tomber !

Astuce BoGosse n°12

Le rouleau à pâtisserie

Tu n'as pas de plateau de Freeman ? Alors tu peux t'en fabriquer un avec une petite planche en bois (suffisamment grande pour y mettre un pied) et un rouleau à pâtisserie. Pose la planche sur le rouleau et c'est parti pour des heures d'amusement pour pas cher ! Inconvénient : on ne travaille qu'un axe à la fois mais si tu penses à changer de temps à autre le sens du pied par rapport au rouleau, tu as déjà de quoi t'amuser ! Attention toutefois lorsque le pied est dans l'axe du rouleau… ça peut être très chaud pour les chevilles !

→ Sur le terrain

Le travail de la proprioception sur le terrain peut se faire en différentes étapes, selon ton niveau de départ et ton objectif final. Si tu vises un ultra sur route, ces exercices ne sont pas obligatoires, mais je te les conseille fortement tout de même. Par contre, si tu prépares un ultra-trail (ou même un trail de courte distance !) la proprioception sur le terrain est impérative. Voici un ensemble d'activités à pratiquer aussi souvent que possible :

→ <u>courir sur un sol plat mais défoncé :</u>

L'idéal est un champ horizontal dans lequel de gros animaux (vaches, chevaux, mammouths, …) ont laissé des empreintes. Si tes chevilles ne sont pas très costaud, tu peux dans un premier temps te contenter de marcher vite. Tu accélères au fil des semaines avec l'amélioration de tes compétences. Si tu te sens capable de courir déjà vite sur un sol bien défoncé, tu peux te mettre à marcher mais les yeux bandés cette fois-ci. L'exercice ultime

étant de parvenir à courir en souplesse les yeux bandés. Prends bien sûr tes repères avant de te bander les yeux. Ce serait ballot de finir embroché sur une défense de sanglier. Là encore, et plus que jamais, on fait ces exercices « **en pleine conscience** ». L'esprit est « dans les chevilles ». Il est impératif, dans un premier temps, d'éduquer le cerveau, je le redis ! Et cette éducation passe par la « **présence à soi** ».
Plus tard, lorsqu'il te faudra automatiser tes réflexes, alors tu pourras refaire ces exercices mais cette fois-ci en écoutant de la musique, ou en récitant l'alphabet à l'envers, ou... Bref, en détournant l'attention d'une partie du cerveau vers autre chose.

Expérience personnelle :

Plus jeune, je pratiquais le VTT et un ami m'avait proposé de l'accompagner sur une course d'orientation... à VTT. J'avais trouvé le concept sympathique et, sans aucune idée de ce qui m'attendait, je m'étais retrouvé sur la ligne de départ. L'orientation nécessite une lecture de carte presque permanente, en tout cas à mon niveau, c'est à dire tout petit petit. Impossible pour moi de mémoriser plus de deux sentiers à l'avance ! Je m'étais donc retrouvé en pleine descente, à 40 km/h, à lire la carte fixée sur mon guidon et sans même regarder où j'allais. Je t'assure que là, les réflexes ont plutôt intérêt à être affûtés ! Ce qui n'était pas mon cas à vélo... Chaud devant !

⟶ <u>Courir en descente sur un sentier plus ou moins technique :</u>
L'inclinaison n'a finalement que peu d'importance pour cet exercice dans un premier temps. Tu chercheras plutôt un sol technique mixant trous, racines, cailloux et plus si affinité. Comme dans la situation précédente, la progression est classique : on marche vite, puis on trottine et on finit par courir de plus en plus vite. Là encore, lorsque tu maîtrises la chose, tu places un KOM personnel Strava.
Attention, en descente caillouteuse, on ne joue jamais à se bander les yeux ! Ça va de soi, mais je le précise quand même ! Tu comprends vite que cet exercice peut être mixé avec la séance à Mimille. Là aussi ça va de soi, mais je le précise quand même !

Dans tous les cas, l'objectif final reste l'apprentissage des réflexes au cerveau. Lorsque tu te sens prêt, tu peux refaire ces exercices avec de la musique dans les oreilles tout en récitant l'alphabet à l'envers et en envoyant un texto au Père Noël, c'est à dire en détournant l'attention de tes neurones vers une autre activité !

A cet instant, je devrais me lancer dans un cours théorique sur la position exacte à adopter en descente. Mais à quoi bon ? Un bouquin, c'est nul y'a pas la vidéo !
Je dirais juste deux ou trois mots :

⟶ Le plus important : « **penser chat** ». Il faut être souple, décontracté, mais pas mou, au contraire, bien gainé dans la partie haute du corps. La souplesse se met en place avec les articulations du genou et du bassin, les quadriceps faisant office de ressorts. D'où l'importance de les avoir « en béton » car sur 10000 mètres de dénivelé négatif, ils vont morfler !

⟶ **Le regard** joue un rôle fondamental. Les yeux balaient le sol en permanence, de droite à gauche (et inversement, je ne fais pas de politique !!!). Ils portent d'autant plus loin que la vitesse est grande. Chaque obstacle doit être anticipé et analysé par le cerveau : puis-je ou non l'utiliser ?

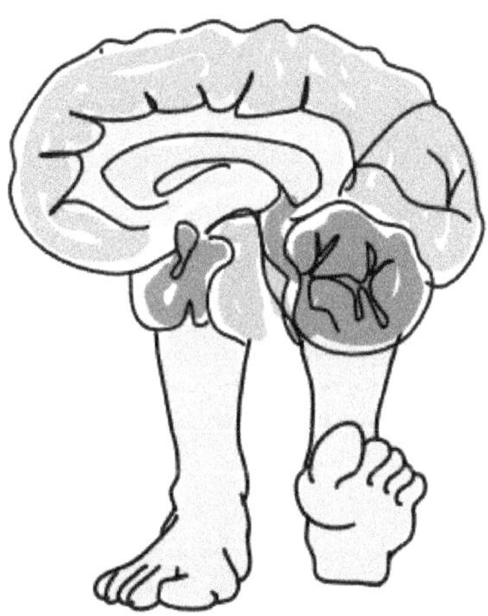

Beaucoup de coureurs, en descente, cherchent à éviter les obstacles (pierres, racines, troncs, trous...) qui se présentent alors que l'un des « secrets » de la vitesse consiste au contraire à les utiliser comme points d'appui. Encore faut-il être capable de faire une lecture de terrain ultra-rapide et être sûr de ses décisions. Si tu fais une erreur, c'est là que le travail de proprioception vient à ton secours : la pierre se met à rouler ? Alors le pied doit reprendre de la hauteur, instantanément, par pur réflexe. Tout ça s'apprend et nécessite beaucoup de temps pour être parfaitement maîtrisé.

⟶ **Les bras** font office de balancier. Comme je l'ai dit, le haut du corps est gainé, assez rigide mais doit être très mobile latéralement par rapport aux jambes et ce avec l'aide des bras. Là, ça devient difficile à expliquer : il faut le vivre, le travailler et le ressentir !
⟶ **Les bâtons** sont rangés dans le sac. On descend bien plus vite sans bâton qu'avec, ce n'est même plus à démontrer ! Par contre, si tu es cuit, alors il va falloir les utiliser pour soulager tes quadriceps. Mais là, plus question de vitesse. On est dans « la survie » !
⟶ **Le mental** est le dernier point clé. Tu as peur ? C'est cuit, tu n'avanceras pas ! Aller vite en descente, c'est aussi être capable de surmonter son appréhension de la chute, qui reste toujours possible. Mais une fois de plus, c'est un tout : tu as travaillé les quadriceps, tu as travaillé la proprioception, tu as travaillé le gainage... Alors il te reste à te libérer intellectuellement pour être capable de te lâcher physiquement.

Et puis un point vraiment important : on chute très rarement en descente technique et/ou vertigineuse. La raison est que, justement, dans ces passages, tu es très concentré, en mode « **pleine conscience** ». L'accident arrive presque toujours à la fin d'une section difficile, par exemple lorsque tu arrives sur un chemin blanc ou sur le goudron de la petite route en fond de vallée. La vigilance se relâche et Crac Boom, c'est la gamelle parce que tu n'as pas vu le trou !

Question / Réponse

Personnellement, je suis hyperlaxe. J'ai les chevilles plutôt fragiles et j'ai testé le « penser chat » et la « décontraction ». Du coup, je me suis pliée la cheville, sans gravité heureusement ! Quel(s) conseil(s) me donnerais-tu ?

Alors, tout d'abord, pour remettre les idées au clair : l'hyperlaxité est définie comme la possibilité pour les articulations d'avoir des mouvements excessifs. La lectrice qui m'a posé cette question a pratiqué la gymnastique sportive de nombreuses années dans son enfance et, du coup, la souplesse s'est transformée en une fragilité avec l'âge. Le fait d'être hyperlaxe est effectivement une possibilité à laquelle je n'avais pas pensé tant je suis à l'opposé : hyper-raide ! J'ai donc proposé trois choses à cette personne :

1. Travailler la proprioception de façon régulière, à la maison.

2. Changer de chaussures et courir en tout terrain avec des chaussures très basses, presque minimalistes, afin d'être au plus près du sol et d'avoir de meilleures sensations du pied en contact avec l'extérieur. Elle a opté pour une paire d'Inov 8 X-talon 212[1] dont je reparlerai plus loin : drop de 6mm, gros crantage mais semelle extrêmement fine. Elle donne la sensation de courir en ballerines.

3. « Mentalement », ne plus penser « chat » mais au contraire, penser « gainé », « rigidité », « tonicité »...

Après quelques semaines de ce régime-là, le retour est plus que positif : plus aucun problème de chevilles, aucune « rotation » du pied intempestive à déplorer !

Bien qu'on ne puisse faire d'un exemple une généralité, je t'invite donc, toi aussi, à suivre ces préconisations si tu es dans la situation de Madame !

1 *Je ne touche aucun Royalty sur ces produits*

Astuce BoGosse n°13

Le choix de la chaussure

Je reviendrai sur les chaussures dans le chapitre traitant du matériel mais je fais déjà ici une première remarque à ce sujet. Les fabricants multiplient les modèles surtout dans les gammes trail à tel point que, personnellement, je suis complètement perdu !
Mais aucune importance car je cours tous mes ultras (trails et route) en chaussures de route[13]. Et je t'invite fortement à réfléchir à ça, au moins dans le cadre de l'entraînement. Au risque d'insister lourdement, la proprioception n'est qu'une question d'éducation du cerveau. A quoi cela sert-il de courir avec des chaussures tellement stables et rigides qu'elles vont bloquer les chevilles et empêcher le pied d'avoir un déroulé naturel ? Si tu veux que tes neurones apprennent vite et bien, alors fais les exercices que j'ai proposés avec des chaussures de route légères aux semelles faiblement crantées. Descendre vite, c'est avoir un pied sûr, être décontracté, savoir gérer la glissade et le dérapage, anticiper les mouvements du terrain. Mais pour ça, il faut déjà être capable de « ressentir » le sol et les difficultés qui se présentent. Des semelles épaisses et rigides telles que celles que l'on rencontre sur la majorité des chaussures de trail empêchent ce ressenti !
Le retour d'expérience cité dans l'encadré précédent devrait t'en convaincre !

Pour terminer, il faut garder en mémoire que le travail de la proprioception doit être permanent car le cerveau « désapprend » plus vite qu'il n'apprend. Il faudra donc sans cesse entretenir tes qualités de pieds si tu veux être à l'aise sur tous les terrains jusqu'à un âge canonique !

Faisons le Point « J'ai »

J'ai compris qu'il est dans mon intérêt de travailler mon système tendino-osseux pour :

⟶ Améliorer ma souplesse générale et conserver une bonne foulée le plus longtemps possible, jusqu'à un âge avancé.

⟶ Améliorer ma proprioception afin de gagner en assurance et vitesse en descente sur terrain compliqué.

Pour ce faire, je dois effectuer :

⟶ des séances d'étirements et de proprioception en pleine conscience, en intérieur.

⟶ des séances spécifiques en extérieur telles que survitesse, proprioception, travail spécifique en descente.

J'ai compris également que les chaussures ont un rôle important et que j'ai tout intérêt à porter des baskets qui vont respecter la mobilité de mes pieds et chevilles plutôt que des godillots rigides qui vont contraindre ma foulée.

**Un mental d'acier,
c'est lourd à porter !**

(François Castell, préparateur mental)

**Le monde mental ment
monumentalement.**

(Jacques Prévert)

Quand je cours un Ultra,
je cours dans ma tête.

(Suzy, Ultra-runneuse)

On ne s'arrête pas quand on est fatigué,
on s'arrête quand c'est terminé !

(Inconnu)

Tu veux finir ton ultra ? Laisse ton ego
dans l'auto et cours avec ton cerveau !

(moi)

L'INTELLECT OU LE MENTAL

Pour faire de l'ultra il faut, paraît-il, un mental d'acier. Mais attention, comme le dit François Castell, préparateur mental : « un mental d'acier, c'est lourd à porter ! »... J'adore !

« Nan mais... Qu'est-ce que je fous là ? »

Voilà LA question fatidique, celle qui, lorsqu'elle parvient à s'insinuer dans ton cerveau au 143e km, commence à te faire douter ! « Qu'est-ce que je fous là ? » Il est à mon sens intéressant - obligatoire ? - de se la poser avant de se retrouver sur la ligne de départ.

« Que suis-je venu faire ici ? » Mille coureurs, mille réponses. Chacun la sienne. Chacun son objectif, son idéologie, sa conception de l'ultra, sa raison d'être. J'aime bien celle-ci, donnée par un ami au retour du Tor des Géants 2019, je cite : « C'est sur ce genre d'épreuve qu'on comprend où est l'essentiel dans la vie : manger, boire et dormir. Tout le reste est superflu. »

Alors réfléchis : quel sens donnes-tu à ta pratique de l'ultra-endurance ? Quels sens donnes-tu aux incommensurables efforts que tu fournis pour te préparer à cette future épreuve ?

La réponse à ces questions porte un nom tout simple : « La Motivation » ! Qu'est-ce qui te motive ? Qu'est-ce qui te pousse à tenter un truc à priori impossible ? Qu'est-ce qui te pousse à supporter de telles douleurs ? Qu'est-ce qui te pousse à sortir de ce ravito alors que tes yeux se ferment tout seul, que tu viens de perdre un ongle, que tes pieds sont couverts d'ampoules, qu'il tombe des cordes et que la prochaine section va te faire monter à presque 3000 m d'altitude, seul, à la lueur de ta frontale ? Là-haut, il neige certainement...

Bon, soyons honnête, ce n'est pas toujours comme ça. Des fois, c'est pire... Mais tu repars quand même !

La réponse à toutes ces questions est simple, je l'ai déjà dit : « La Motivation ». Et cette motivation se construit, se travaille, s'entretient tout comme le physique. D'ailleurs l'un ne va pas sans l'autre. Ils sont intimement liés, indissociables, inséparables.

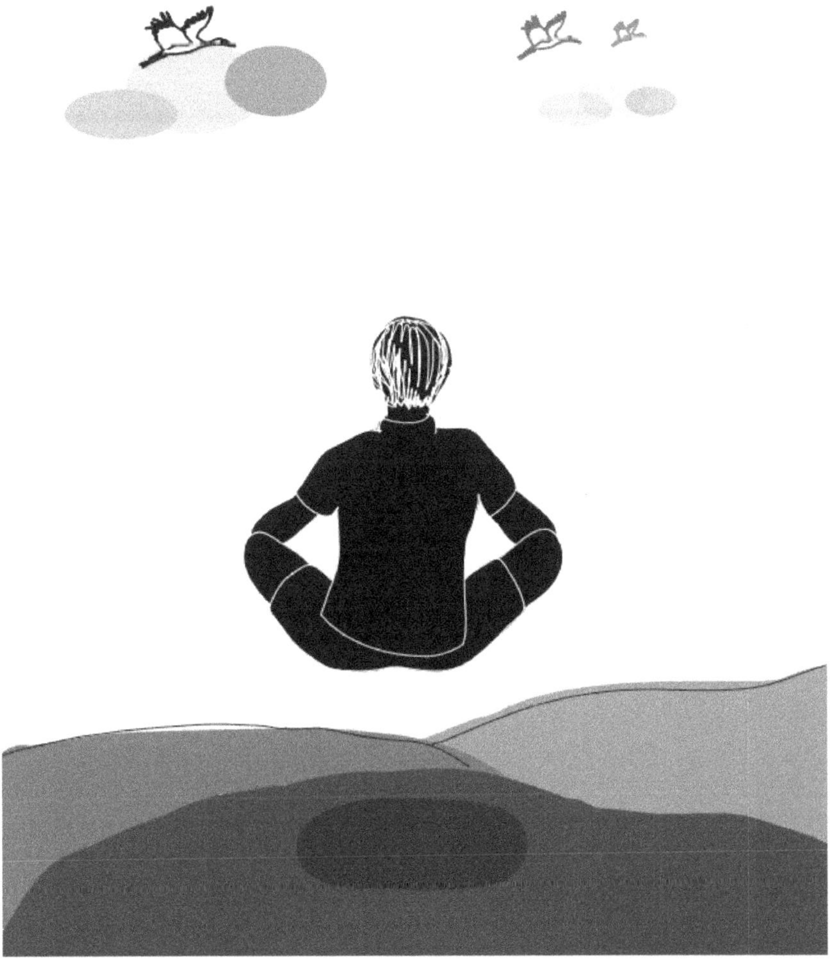

Tu ne prends pas le départ d'un ultra sans avoir préparé ton mental à l'affronter.

Concrètement, que dois-je faire pour être prêt mentalement?
Il y a plusieurs pistes de travail, que je vais te proposer ci-dessous mais toutes font appel à une seule et même méthode: l'ancrage de points positifs. Allez, en avant, y'a plus qu'à suivre le guide!

Partie 1: Pendant la préparation

Piste 1: Le mental pour «la distance et le dénivelé»

J'en ai déjà parlé précédemment, dans le chapitre vélo: «intégrer la distance cible». Avoir une idée de ce à quoi tu vas être confronté est fondamental. Il faut bien comprendre qu'à partir de la distance au-delà de laquelle tu n'es jamais allé en course, de nouveaux problèmes, jusqu'alors inconnus, vont survenir. Ce n'est pas le vélo qui va te permettre de les anticiper mais il va inscrire dans ton cerveau les points de repère nécessaires à la réussite de ton épreuve.
On entend souvent dire les entraîneurs: «inutile de courir la distance pour se rassurer». On est bien d'accord sur un point: hors de question de courir la distance cible à l'entraînement. Par contre, comme je l'ai déjà expliqué, la parcourir à vélo en une seule fois ou alors en la fractionnant en deux si elle est vraiment très longue va aider ton cerveau à intégrer ce qui l'attend. Donc on ne court pas la distance mais on la «roule», en prenant des repères de distances et de positions qui te seront utiles le jour J.

Exemples: entre tel et tel village, il y a la même distance qu'entre ces deux ravitaillements. Au cinquantième ou au centième ou au cent cinquantième j'étais à tel endroit: je «**visualise**» ce qu'il me reste à parcourir...
Saucissonner le parcours en tronçons est un gage de réussite mais il est tout aussi important de relier chacune de ces parties à un référentiel mentalement connu.

A titre personnel, cette manière de faire m'aide énormément à gérer l'effort et à anticiper les difficultés à venir. L'idéal, bien évidemment, est d'avoir eu la possibilité de réaliser une reconnaissance du parcours car, dans ce cas, on peut faire ce travail d'association avant l'épreuve. Dans cette approche, le terme « visualise » est l'équivalent pour le mental du mot « pense » pour le physique.
Il s'agit de t'imprégner mentalement du travail qui t'attend !

Piste 2 : Le mental pour « les conditions »
J'entends par « conditions » à la fois la météo et les différents moments de la journée.
Il est bien sûr important de tester son matériel dans toutes les conditions météorologiques possibles et imaginables mais la première chose à faire est déjà de s'équiper d'un mental à toute épreuve pour les affronter !
Ce qui signifie, tout bêtement :
→ Il pleut ? Je sors courir[1] !
→ Il neige ? Je sors courir !
→ Il fait 35°C ? je sors courir !
→ Il fait nuit ? Je sors courir !
→ Il fait -15°C avec un vent humide et pénétrant ? Je sors courir !

Ce n'est pas le jour de la course que l'on découvre une ou des conditions climatiques particulières dans lesquelles on n'a jamais évolué, sauf cas extrêmes bien évidemment ! Si je prévois une Badwater[2], et que j'habite Dunkerque[3], ça va être très compliqué de trouver les bonnes conditions météo ! Mais j'essaye de faire au mieux afin d'apprendre à la fois à mon corps et à mon cerveau à réagir dans des conditions difficiles. Tout n'est qu'une question d'apprentissage.

---

1 *J'écris « courir » mais ça peut aussi être « marcher ». Une belle randonnée sous la pluie, quoi de plus chouette ?*
2 *La Badwater (218 km) se court sur route dans la Vallée de la Mort aux USA. La température y avoisine les 50°C et reste étouffante la nuit. Mieux vaut être physiquement et psychologiquement préparé à ça !*
3 *Heu... J'ai rien contre Dunkerque ! Je n'y ai jamais mis les pieds. C'était un exemple !*

Bien sûr, on ne va pas courir par 35°C comme on le ferait à 22°C ! Et justement, c'est bien pour ça qu'il faut y aller même si Jean-Pierre Pernaut te dit de rester au frais chez toi calfeutré derrière tes volets fermés. Cela va te permettre de faire le point sur ton équipement, sur ta façon de t'alimenter (j'y reviendrai dans un prochain chapitre), sur l'hydratation nécessaire dans de telles conditions. Il faut toujours garder en mémoire que la pire des choses est d'improviser le jour de l'épreuve. Tu ne peux pas tout prévoir, loin de là, mais tu dois anticiper au maximum. Ton cerveau doit être prêt à tout !
Apprendre à courir la nuit est aussi un point de passage obligé. C'est une chose qui peut être extrêmement angoissante pour certains coureurs et il faut donc s'y préparer mentalement.

Expérience personnelle :

Juillet 2002. Dans quelques jours, je vais courir la Fortiche de Maurienne. La première édition a eu lieu en 2001 et s'est taillée une réputation de « monstre » : un seul arrivant, Jens Lukas, un ultra-runner allemand de stature internationale. Un parcours très technique (pour l'époque !), des sections réputées dangereuses, un mauvais balisage, des conditions météo plus que compliquées (froid, orage, brouillard…). Bref, ça s'annonce « chaud » !

Pour ma part, je commence à avoir une bonne expérience de la longue distance mais, je dois l'avouer, je n'ai jamais couru de nuit. J'ai bien testé une ou deux fois la frontale autour de la maison mais sans aller plus loin. Je pars donc dans l'inconnu le plus total. Les nuits qui précèdent la course sont assez pénibles : plusieurs fois, je me réveille en sueur d'un horrible cauchemar. Je suis perdu dans la montagne de nuit, sans lampe et sous l'orage ! Je me rends compte que cette histoire de course « de nuit » me stresse intensément !
Finalement, le jour de la course, tout se déroule à merveille malgré une lampe qui éclaire tout juste le bout de mes baskets et dont on ne voudrait même plus aujourd'hui comme frontale de secours.
Ceci dit, si j'avais eu l'idée de m'entraîner plusieurs fois de nuit, j'aurais évité un sacré stress les jours précédents et j'aurais abordé l'épreuve bien plus sereinement.

Aujourd'hui, avec l'expérience, je dois dire que courir la nuit, seul dans la montagne, est sans doute ce qui m'attire le plus dans l'ultra. Le silence juste rythmé du « tap tap » des pieds qui foulent le sol, les étoiles, quelquefois la Lune à demi masquée par un long nuage, les ombres fantomatiques des sommets environnants, les yeux brillants d'un animal qu'on surprend... L'image parfaite de « la solitude du coureur de fond » ! Tout ça pour dire que courir la nuit, ça se travaille. La vitesse diminue, les parties techniques s'abordent avec plus d'attention malgré une perte de vigilance chrono-biologique. Il faut donc habituer le cerveau et les yeux à ces conditions particulières. Si tu ne te sens pas rassuré de t'entraîner seul de nuit, demande à ton pote Gégé qu'il vienne te tenir compagnie. Ça peut souvent aider d'être plusieurs !

Pour terminer sur ce point-là, voici juste un petit rappel sur les cycles auxquels notre organisme est soumis :
→ Cycle circadien : ce sont les variations biologiques intervenant sur une durée de 24h. Exemple : le sommeil. La plupart d'entre nous a une seule période de sommeil par jour. Le rythme circadien est donné par la succession du jour et de la nuit.
→ Cycle ultradien : variations biologiques intervenant plus d'une fois par jour. Exemples : libérations hormonales, appétit...

Ces différents cycles influent bien évidemment sur notre vigilance et notre forme lorsqu'on court pendant plusieurs dizaines d'heures d'affilée. C'est une chose dont il faut vraiment avoir conscience car tu peux être tenté d'abandonner une épreuve à 4h du matin en pensant que tu es cuit alors qu'il ne s'agit, en fait, que d'une baisse de régime passagère due au rythme ultradien de ton organisme !

Piste 3 : Le mental pour « la météo intérieure[1] »

Météo intérieure ? Parce qu'on va courir à l'intérieur maintenant ?
Non, rien à voir ! L'expression « **la météo intérieure** » symbolise l'état émotionnel dans lequel tu te trouves.
Mais pourquoi parler de ça ici ?
Tout simplement parce qu'à l'approche du jour J, il est inévitable que le stress monte. Je connais des coureurs qui, trois jours avant l'échéance, ne dorment plus !
Pourtant, je l'ai déjà dit et je le répète : on se détend, on ne joue pas sa vie sur un ultra ! Ça doit rester une joie, un plaisir, un loisir ! On n'est pas des pros, on est là pour s'amuser.
Mais malgré tout, tu as consenti d'énormes efforts, tu as sué sang et eau, tu as passé de longs mois de préparation, tu as sans doute pris des jours de congé, dépensé de grosses poignées de dollars pour être présent sur la ligne de départ. Alors autant faire en sorte que la fête soit la plus belle ! Et il serait dommage qu'elle soit gâchée par un état de stress ingérable !

⟶ Étape 1 : la routine « Quelle météo intérieure ? »

Tu pratiques peut-être la méditation. Dans ce cas-là, ignore ce paragraphe et passe directement à la piste 4. Si ce n'est pas le cas, je vais t'apprendre une petite routine très simple qui va te permettre de gérer ton stress et tes émotions en quelques minutes et dans n'importe quelle situation.
Si tu n'as jamais pratiqué, alors dans un premier temps, assieds-toi dans un endroit calme de sorte à être seul avec toi-même. Avec l'expérience, tu pourras faire ça presque n'importe où.
Les pieds sont posés au sol, bien à plat. Le dos est droit, en appui sur le dossier de la chaise ou du fauteuil. Les mains sont posées sur le ventre. Ferme les yeux et adopte une respiration abdominale : ce sont les abdominaux qui vont repousser les mains vers l'avant lors de l'inspiration. Pour l'expiration, il suffit de relâcher la pression musculaire pour que le ventre reprenne sa place. Tu ne dois en aucun cas forcer l'expulsion de l'air. Tu

---

1 *Spéciale Dédicace à Sophie qui m'a suggéré ce terme bien représentatif !*

laisses redescendre le diaphragme en position initiale. Focalise ton attention sur cette respiration en te concentrant sur ce mouvement ventral.
Lorsque tu es prêt et que tu gères la respiration, reste en position une petite minute **et laisse les pensées t'assaillir**. Mémorise-les car tu en auras besoin pour la suite.
Progressivement, ressors de ce voyage intérieur, ouvre les yeux, reprends tes esprits puis note sur un calepin les émotions et pensées qui te sont venues. Etais-tu triste (pluie) ? Joyeux (soleil) ? En colère (orage) ? Stressé (neige et vent) ? Dans un état de peur et dans ce cas, par rapport à quoi ?

Il est important de noter les idées qui ont été en lien avec ta future course (puisque c'est l'objet ici !). Pour l'étape suivante, tu vas te focaliser sur les pensées (ou « la météo ») négatives afin d'identifier clairement tes sources de stress. Tu dois être capable de déterminer avec précision ce qui t'angoisse par rapport à l'épreuve qui t'attend.
Si tu n'es pas habitué à ce travail, il faudra le pratiquer de façon régulière car dans un premier temps tu seras submergé par mille idées qui vont fuser dans tous les sens !

L'idéal est de commencer ce genre de routine très tôt dans ta préparation afin d'être aguerri à l'exercice à l'approche de la compétition. Cette façon de faire va d'ailleurs te permettre de régler pas mal de petits soucis qui ne manqueront pas d'apparaître tout au long de ton entraînement et auxquels tu n'aurais pas forcément pensé dans des circonstances classiques[1].

Une variante de cet exercice consiste à seulement rester assis en position, les yeux fermés avec toute ton attention concentrée sur la respiration. Ressens juste le passage de l'air entre les narines et/ou les lèvres, perçois le mouvement abdominal et oublie le reste. Voilà, tu médites... presque ! Excellent en toute circonstance pour apaiser son climat intérieur.

1 *On parle ici de course à pied mais cette méthode marche également pour les « affaires » du quotidien, les soucis de santé, les problèmes au travail, les soucis familiaux et que sais-je encore !*

→ Étape 2 : « changer sa météo intérieure »

Reprenons tes notes. Identifie clairement chaque source de stress soulevée. S'il s'agit de problèmes matériels (exemple : mon sac est une daube, il faut que je le change !), alors tu pourras les résoudre facilement. Pas besoin de séances « méditatives » pour ça !

Par contre, s'il s'agit de problèmes techniques, physiques ou psychiques, alors là, ça devient intéressant. On va tenter de modifier ta perception des choses avec cette méthode.

<u>Exemple concret</u>

Tu as écrit « Je suis une buse en descente et celles qui m'attendent sont assez difficiles »

Toujours au calme, reprends la position de départ. Les yeux sont fermés, ton attention centrée sur ta respiration. Progressivement, tu vas chasser les pensées qui t'envahissent et tu vas t'imaginer en pleine course, dans une belle descente bien technique. L'idéal est d'avoir prévu en fond sonore l'une de tes musiques préférées, quelque chose qui te porte vraiment ou qui te rappelle de joyeux souvenirs !

Laisse-toi à la fois imprégner par la musique et par le « film » qui se déroule dans ta tête : tes gestes sont ultra-fluides, tu survoles tous les obstacles, tu enroules les lacets avec grâce, tu peux même ressentir l'air qui fouette ton visage ! Pense « chat », « pédaler rond ». Vois comme tes pieds touchent le sol et réagissent au moindre impact. Te voilà même en train de doubler Kilian ! Alimente au maximum ton imaginaire de pensées positives, élimine les pensées parasites. Ta météo intérieure par rapport au stress de « la descente » doit passer de « pluvieux » à « Grand Beau Fixe pour l'Eternité ! ». Il faut te « visualiser » en situation de réussite.

Une séance ne suffira pas. Il te faudra reprendre l'exercice régulièrement mais deux à trois minutes à chaque fois suffisent et ce pour chaque situation critique que tu auras déterminée.

→ Étape 3 : « Sur le terrain »

Te voici maintenant sur le terrain, à l'entraînement. Une belle descente approche. Passe en mode « respiration ventrale » et repense à tes séances méditatives, pense à la musique qui t'a accompagné, pense à tes descentes

passées réussies, pense au « Grand Beau Fixe pour l'Eternité ! ». Mets-toi en mode « **pleine conscience** ».
Ça y est ! Te voilà devant Kilian dans la descente du Cervin... Heu, non ! Bon ! Un peu de calme quand même ! Ça va te permettre de descendre comme Gégé, voire mieux, mais pas comme Kilian !

Ça ne marchera certainement pas du premier coup. Ça se saurait ! Par contre, ces petites routines, utilisées régulièrement et à bon escient permettront de te rassurer sur un très grand nombre de points qui sont source de stress. Laisse-toi guider par ton instinct lors de ces très courtes séances méditatives. Cela va te permettre de prendre – ou reprendre – contact avec ton monde intérieur, ce qui, comme je l'ai déjà dit dans « **le coin du philosophe** » reste l'un des points clés de l'ultra.

Piste 4 : Le mental pour « être Finisher »

N'oublions pas que faire de toi un Finisher, c'est un peu le but de ce bouquin !
J'aurais peut-être dû commencer par-là, Non ? Sans doute mais j'aurais grillé pas mal d'étapes !
On va reprendre la routine « météo intérieure ». Tu es installé confortablement dans un endroit calme. Tu peux éventuellement mettre un très léger fond sonore que tu auras choisi en te disant : « Voyons voir, si je franchis la ligne d'arrivée, qu'est-ce que j'aimerais comme musique pour m'accompagner ? »
Te voilà concentré sur ta respiration. A l'instar des images positives créées pour le travail sur la descente, fabrique-toi maintenant un univers dans lequel tu es Finisher. Ressens la joie, le bonheur, le plaisir intense de franchir cette ligne d'arrivée, d'avoir atteint ce Graal après lequel tu cours[1] depuis des semaines ou peut-être même des années. « Visualise-toi » réalisant ta performance ! Il faut « ancrer » en toi ces images positives car ce sont elles qui t'accompagneront lorsque tu seras en pleine galère, perdu au fond d'une vallée glaciale à 3h du matin à chercher ton chemin dans les fougères[2] !

1 *Sans jeu de mots !*
2 *C'est du vécu !*

Tu dois t'appuyer sur tes réussites passées, même obtenues sur des courses courtes.

Il y a plusieurs périodes au cours desquelles tu pourras pratiquer cet exercice :

→ Lors des grosses montées en charge. La visualisation positive de l'atteinte de ton objectif t'aidera à consentir les efforts nécessaires à sa réalisation.

→ A l'inverse, lors des périodes de repos et d'assimilation du travail physique effectué. Ces moments-là sont à privilégier pour l'imagerie mentale.

→ De plus en plus fréquemment à l'approche du jour J. L'idée de ce travail - et de toutes les pistes que je te propose sur ce thème - est bien d'apaiser ton esprit et d'écarter le doute : « Suis-je capable ? »

Rappelle-toi : tu dois prendre le départ avec une météo intérieure bloquée sur « Grand Beau Fixe pour l'Eternité ! ».

Astuce BoGosse n°14

La séance « I'm ZE Winner ! »

En complément de ces séances « méditatives » où tu vas te visualiser comme Finisher, tu peux effectuer des footings courus à allure tranquille durant lesquels tu vas, là aussi, te mettre en situation de Finisher. Tu te balances ta musique favorite dans les oreilles et tu t'imagines courant vers la victoire, le sourire aux lèvres, applaudi par un million de fans.... YEAHHh ! Go man ! Go ! Fais ce travail plusieurs fois, de préférence des jours de grand beau temps, lorsque tu es en forme. L'ancrage d'images positives doit être maximum ! Il faut faire tourner la machine à rêves !

ENCART SPÉCIAL
« ultra-stressés mais pas que... » :

La cohérence cardiaque

Peut-être fais-tu partie de ces gens hyper stressés, aux ongles rongés jusqu'aux coudes, incapables de se poser, de se relaxer, de prendre du recul tant dans leur vie familiale que professionnelle et encore moins sportive.

Tu pensais que la course à pied te détendrait un peu et que l'ultra calmerait ton hyper-activité latente mais il n'en est rien. Toutes les routines décrites précédemment ont été inutiles. Tu as eu le sentiment de perdre ton temps, de ne rien avoir pu poser, organiser, préparer, anticiper... Ton rythme cardiaque s'accélère juste à l'idée de penser « ligne de départ ».

Ou alors tu es simplement curieux et tu aimerais savoir de quoi je vais parler. Dans une dernière tentative pour te « poser » réellement, je te propose une solution – j'avais envie d'écrire « ultime » - qui pourra t'aider.

As-tu déjà entendu parler de « cohérence cardiaque[1] » ?

Je cite : « *La cohérence cardiaque est une pratique personnelle de la gestion du stress et des émotions qui entraîne de nombreux bienfaits sur la santé physique, mentale et émotionnelle. La cohérence cardiaque permet d'apprendre à contrôler sa respiration afin de réguler son stress et son anxiété.*
Cette technique simple permettrait de réduire aussi la dépression et la tension artérielle. Il s'agit d'une véritable technique physiologique de contrôle du stress. Elle peut être obtenue de plusieurs façons mais la résonance cardiaque (cohérence cardiaque obtenue par la respiration et la règle du 365) est la plus rapide et la plus simple : 3 fois par jour, 6 respirations par minute pendant 5 minutes. »

Quels sont les bienfaits de cette méthode[2] ? Je n'indique ici que les améliorations physiologiques intéressant le sportif stressé ou non. Comme toujours, la liste est non exhaustive.

---

1 *Pour tout savoir, tout comprendre sur la cohérence cardiaque : http://www.coherence-cardiaque.com/*
2 *https://www.passeportsante.net/fr/Therapies/Guide/Fiche.aspx?doc=la-coherence-cardiaque*

A court terme (3 ou 4 heures) :

→ Augmentation de l'amplitude de la variabilité cardiaque.
→ Apaisement général.
→ Baisse du cortisol (principale hormone de défense secrétée pendant un stress).
→ Augmentation de la DHEA (hormone qui ralentit le vieillissement).

A moyen et long terme (à partir d'une dizaine de jours de pratique)

→ Diminution de l'hypertension artérielle.
→ Régulation du taux de sucre.
→ Meilleure tolérance à la douleur.
→ Meilleure récupération.

Tu peux consulter les liens mis en notes de bas de page pour avoir plus d'informations sur ce sujet-là.
Pour respecter le « 365 », c'est assez simple. Dans un premier temps, tu auras besoin d'un « outil » de comptage pour te guider. Il existe des applications pour smartphone mais aussi des guides visuels[1] ou sonores doux sur youtube[2].
→ 3 fois par jour : le matin au lever, à midi puis le soir avant le coucher.
→ Tu cales ta respiration sur ton guide visuel/sonore : 6 respirations par minute sans interruption sur une durée de 5 minutes.

Après quelques semaines, tu continues ce travail de cohérence cardiaque et tu reprends les exercices que je t'ai proposé dans tout ce chapitre...

1 *Comme celui-ci par exemple : https://www.florenceservanschreiber.com/outils/5-minutes-de-coherence-cardiaque/*
2 *EX. : https://www.youtube.com/watch?v=bM3mWlq4M8E ou https://www.youtube.com/watch?v=dGJkzyKHKUE*

Partie 2 : 15 jours avant l'objectif

→ La méthode WIN : What is Important Now

Les routines décrites au chapitre précédent t'ont aidé à organiser ton déplacement, à analyser le parcours, à préparer ton matériel[1] et à te détendre face à la compétition.
Reste un point à mon sens très important : l'organisation du ravitaillement.
Passer trop de temps dans les ravitaillements peut être fatal pour la suite de la course. Chaque minute qui passe refroidit tes muscles et repartir sera alors d'autant plus douloureux.
Pour préparer au mieux tes pauses, je te propose de mettre en oeuvre une méthode mentale toute simple : WIN ! What Is Important Now ? En bon frenchie : qu'est-ce qui est important maintenant ?
Cela vaut pour le ravito mais aussi pour tout autre situation compliquée ou inattendue : Je ne m'affole pas, je ne m'agite pas inutilement, je reste calme et zen et je bascule en mode « WIN ».

Pour en revenir au ravitaillement, si celui-ci est de nuit et à l'extérieur, c'est tout ton corps qui va se refroidir et il lui faudra puiser dans ses réserves énergétiques pour se maintenir en température. A l'inverse, un ravitaillement dans une salle surchauffée dans laquelle tu as l'impression de te sentir bien est un piège : le retour à l'extérieur peut être une vraie claque pour l'organisme qui va avoir du mal à encaisser ces variations brutales d'ambiances. Dans tous les cas, anticiper et prévoir les ravitaillements va te permettre de gagner un temps phénoménal sur un gros ultra.

Exemple : L'UTMB 2018 avait 17 points de ravitaillement.
Entre le coureur inexpérimenté qui arrive sans trop savoir quoi faire, papillonne à droite et à gauche et celui qui a pensé son organisation, l'écart de temps passé au ravito est énorme.
Trois minutes de gagnées sur chaque ravitaillement et, à l'arrivée, c'est presque une heure de moins sur le chrono !

---

1 *Je reviendrai sur ces points-là dans les chapitres suivants*

Pour les plus anciens d'entre vous, peut être le nom de Marco Olmo vous parle-t-il ?
Marco, à la fin des années 90/début 2000, faisait partie de l'élite - malgré son âge avancé par rapport à la concurrence - mais à cette époque-là, les « Teams » n'existaient pas vraiment et même les plus forts se débrouillaient comme Monsieur-Tout-Le-Monde au ravito !
Marco avait pour habitude d'arriver sur les ravitaillements avec un petit sac plastique dans lequel il fourrait en vrac les aliments qui lui faisaient envie pendant qu'un bénévole remplissait ses bidons.
Arrêt au stand : quelques poignées de secondes ! Il repartait tranquillement, en marchant et grignotant ce qu'il avait entassé dans le sac. Ne l'oublions pas : en marchant, on va toujours plus vite qu'assis à une table[1] !

Expérience personnelle :

Comment mettre le bazar dans un ravito en moins de 5 minutes quand t'es mal organisé ?Suivez le guide !
Infernal trail des Vosges 2012 : Extrait de mon compte-rendu de l'époque.

Me voici à Saulxures, kilomètre 82. Première base-vie. Sortez les casques à pointe, j'arrive ! Chaud devant ! Mister Bean au ravito : ça déménage.
Je récupère mon petit sac ; Changement de T-shirt ; Avant de l'enfiler, j'enduis le dos de crème anti-frottement ; J'ai oublié qu'elle a chauffé au soleil est qu'elle est liquide. Une giclée de crème par droit sur la table, éclaboussant tout le monde autour de moi. Puis lorsque j'enfile mon maillot, la crème que je viens de mettre tombe au sol, pile sur les pieds de l'épouse de Léo (un coureur avec lequel je viens de passer une quinzaine de km) qui est à mes côtés. Voilà à peine une minute que je suis là et c'est déjà un vrai désastre : Il y a de la crème partout et j'ai fait tomber mes bidons par terre à cause de mes mains glissantes. Bon, on va essayer de rattraper ça ! Je m'installe à une table, on m'apporte le bol d'eau chaude que j'ai commandé (c'est royal, non ? Du 5 étoiles !) et une assiette de pâtes. Je dilue un sachet de soupe de miso[2] dans l'eau et y jette mes pâtes : petit plat

1 *« Un intellectuel assis va moins loin qu'un con qui marche » selon Audiard. On n'en est pas loin !*
2 *Spécialité japonaise sur laquelle je reviendrai dans le chapitre alimentation*

personnel que j'adore mais il faut être habitué à l'odeur du miso et ça, ça demande un peu de pratique. Je vois que mes voisins sont incommodés... Jusque-là, tout va bien. C'était pile ce que j'avais envie de boire et manger. Sauf que j'ai toujours les mains grasses et... splatch ! Le bol me glisse des doigts et voici le contenu renversé sur la table. J'en ai foutu partout. C'est un vrai désastre. Le mélange soupe de miso et pâte s'étale partout, et ça sent très fort à tel point qu'une bénévole qui arrive me regarde en disant : « hou là ! Vous avez vomi ? »
Non madame, ce n'est pas du vomi, c'était mon petit repas. Sympa, hein, le repas ?
Quel gros nul je fais. Je récupère quelques pâtes qui traînent au fond du bol et avale ce qui reste de la soupe. Me voilà ridiculisé jusqu'à la fin de mes jours... 10 minutes dans une base-vie et c'est un vrai carnage ! Les bénévoles ont, grâce à moi, une heure de nettoyage après mon passage ! [...]

Bon, alors rien que pour toi, et pour t'éviter ce genre de désastres, voici maintenant ce qu'il faut faire :

La routine du ravito
Être efficace sur un ravitaillement se prépare, comme tout le reste. Tu dois déjà avoir bien identifié chaque poste grâce aux informations données par l'organisation et avoir tout prévu pour les éventuels sacs de délestage. Pour ça je te propose une grille type au chapitre « matériel ».

Si tu as un suiveur, alors il faudra en amont organiser avec lui le déroulement de tes pauses et le matériel dont tu auras besoin avant de repartir. Si tu es seul, tu auras pris soin de bien préparer tes sacs de délestage avec **une liste écrite et plastifiée** du matériel qu'il contient et des actions que tu dois faire à cet endroit-là. Ça paraît idiot mais je te garantis que la fatigue aidant, tu ne sais même plus pourquoi tu avais laissé une paire de chaussettes propres dans ton sac !
Là aussi, crois-moi, c'est du vécu ! Durant cette période pré-course où tu organises ton matériel, il va te falloir mettre en place une petite routine « **visualisation** » du ravitaillement et penser « **What Is Important Now** ».

Tu as maintenant l'habitude : au calme, mains posées sur le ventre, yeux fermés, respiration ventrale. Construis-toi un scénario d'arrivée à un ravito.

Exemple : « à l'approche, j'ouvre mes bidons ou je retire le camel-back. Je trouve un bénévole qui voudra bien me faire le plein. Je lui explique clairement et calmement ce que je souhaite.
Parallèlement, je sélectionne les aliments **qui me font envie**. Sois je mange sur place, sois je me la joue « Marco Olmo » et je les emporte avec moi. Ensuite, je pense à m'hydrater. Je récupère mes bidons (ou ma poche à eau). Si j'ai des bâtons, je ne les oublie pas. Je remercie les bénévoles, je leur fais un grand sourire[1] et je repars tranquillement en marchant et en grignotant. »

Ceci est bien sûr un exemple. L'important est que tu te fabriques ton propre film en fonction de tes besoins personnels et que tu « **ancres** » ces images en toi.
Il te faut également préparer cette routine mentale dans le cas d'une arrivée à une base-vie. Il y a un peu plus d'étapes (récupérer le sac, lire la liste écrite et voir si elle correspond à tes besoins actuels... etc etc...) mais le principe reste le même. Je sais que ça peut paraître stupide, ou étonnant ! Mais combien de fois ai-je vu un coureur repartir en direction du ravitaillement 500 mètres après l'avoir quitté en braillant : « Bordel, j'ai oublié mes bâtons ! » ou, pire : « Fuck ! J'ai laissé ma frontale sur la table ! » Et comme on dit chez les orienteurs : « Mieux vaut marcher dans la bonne direction que courir dans la mauvaise. »

1 *Ça, c'est fondamental ! Tu as le devoir d'être respectueux envers les bénévoles. Sans eux, tu ne serais pas là !*

Partie 3 : Pendant la course

Voilà, c'est le Dédé ! Pardon, le D-Day ! Le Jour J. L'Instant H et l'Heure K. Nous y sommes. C'est le moment de mettre en application tout ce que tu as lu et travaillé avec soin depuis le début de ce bouquin !

→ Les 6 premières heures

J'en ai déjà parlé, notamment dans le paragraphe « **Ose la course horaire** » : le Défi des 6 premières heures. Au risque de me répéter, je reprends : le départ d'une course est toujours un moment particulier. Excitation, Foule, Feux d'Artifices, Ambiance de Folie, les cadors qui partent comme des avions de chasse, tes jambes qui pètent le feu... Bref, tout concourt à ce que tu démarres un ton au-dessus de tes capacités réelles.
C'est là qu'il va falloir faire appel à une première stratégie mentale pour gérer de façon optimale ces 6 premières heures : WIN ! What is Important Now !

Ce qui à cet instant est important, c'est s'économiser !

Même si tu te sens à l'aise, même si autour de toi ça galope, même si aucune douleur n'est présente, même si tu grimpes facilement les premières côtes, même si tous les voyants sont au vert... Reste calme ! N'essaye pas de suivre cette foule qui s'enfuit devant toi ! Gégé est déjà loin ? C'est pas grave, tu le rejoindras plus tard ! Dès que possible, rentre dans ton monde intérieur. Fais ta propre course et ne tente pas de t'accrocher aux grappes de coureurs qui te dépassent.

L'astuce mentale à mettre en place est assez simple.
J'ai dit précédemment que découper le parcours en petites portions était un gage de réussite. Et bien justement, durant ces 6 premières heures,

c'est exactement l'inverse qu'il faut faire et te représenter l'intégralité du trajet qui t'attend ! Et paf ! Quand tu te prends comme ça, d'un seul coup, 160 ou 200 bornes dans les gencives, ça te calme direct et tu as moins envie de faire le malin[1] !
Visualiser la ligne d'arrivée, si loin mais bien accessible, en utilisant la routine « Etre Finisher » va te permettre de gérer en douceur cette période de course qui est déterminante pour l'ensemble de l'épreuve.
Quand je dis « utiliser la routine », cela signifie faire appel aux images mentales positives - ou à la musique ! - que tu as associées avec l'idée d'être Finisher !
Laisse-toi pénétrer par ce petit film que tu as construit, respire calmement et profondément avec le ventre, plonge dans ton monde intérieur.

Si tu as pris l'habitude de faire ce travail de relaxation mentale, ça ne doit pas t'empêcher d'échanger avec les autres coureurs : tu dois être capable de tout faire à la fois c'est à dire gérer ta météo intérieure tout en étant en relation avec le monde extérieur.
Ça demande un peu d'habitude et d'entraînement mais c'est bien ce que tu as fait depuis de longs mois déjà, non ? Pour ma part, j'ai une petite phrase magique que je dégaine comme une ritournelle lorsque je sens que je m'emballe en début de course :

« Les minutes gagnées au début sont des heures perdues à la fin. »

(Tu as le droit de l'utiliser, je n'ai pas déposé de brevet là-dessus !)

→ Réactiver les images positives

Si tu as suivi mes conseils, tu as travaillé sur chacune des sources de stress susceptibles de gâcher la fête.

1 *Et n'oublie pas : « Qui fait le malin tombe dans le ravin ! »*

Et bien c'est le moment de dégainer ton arsenal dissuasif, ta WIN Technology! Tu arrives dans une descente compliquée? Hop, c'est parti: images positives, «**penser chat**», te rappeler la musique qui t'accompagnait lors des séances méditatives... Bref, à toi maintenant de faire appel à tous les ancrages qui devraient te permettre de te libérer durant cette descente. Souviens-toi par exemple cette magnifique descente que tu avais réalisée lors du OFF de Trifouilly-les-oies. Allez! Hop! Tu vas faire pareil sur ce coup-là!
Idem pour chaque situation pour laquelle tu as fait un travail spécifique de «routine mentale»: sors ton armement super-positif! Déclare la guerre aux pensées négatives. Ta météo intérieure est de toute façon réglée sur «Grand Beau Fixe pour l'Eternité!» et rien ne peut t'arriver! Pense «**WIN**»!
Enfin, pour terminer, et enfoncer le clou, n'oublie pas ta routine «ravitaillement». Ces ravitos, tu les as préparés donc pas de raison pour que ça déraille. Et si, malencontreusement, ça déraillait sur l'un d'entre eux, pas de panique! Un petit coup de pensées positives pour te remettre les idées en place et c'est reparti! On n'est jamais à l'abri d'une erreur qu'il faut savoir relativiser!

→ Gérer la douleur

Bon, voilà, nous y sommes.
Allo Maman Bobo... Comment tu m'as fait? Ch'uis pas beau!
La douleur.
Inévitable. Intimement liée à l'ultra endurance. Je ne connais personne, je dis bien «**personne**» qui arrive au terme d'un ultra sans avoir eu mal à un moment ou un autre. MAIS... Mais nous sommes bien faits.
Je vais avant toute chose écarter les douleurs d'origine traumatique qui nécessitent l'arrêt obligatoire: l'entorse avec ou sans arrachement ligamentaire, la chute avec fracture du tibia, du crâne, du fémur[1], les brûlures irréversibles des coucougnettes par le slip inadapté, la perforation des intestins par une Licorne...
S'il s'agit d'une crampe, ce n'est rien. Inutile de s'attarder sur le sujet. Ça finira par passer, d'une manière ou d'une autre. Dans cas-là, tu as ton sachet

1 *Je ne vais pas tous les passer en revue, il y en a plus de 200...*

de poudre magique[1] à disposition et les crampes disparaîtront comme par magie en quelques minutes !
Là, je vais rester dans le cadre classique du gros bobo qui apparaît comme ça, sans que l'on sache vraiment pourquoi (enfin, si, un peu, des fois, on sait pourquoi !)

Tout d'abord, il faut savoir que la douleur est subjective. Pour une même sollicitation, deux individus auront une réponse différente selon leur seuil de tolérance.
Ensuite, on dit que la douleur est une alarme qui permet d'alerter notre cerveau d'un événement inhabituel, d'une agression extérieure ou d'une blessure interne. Merci Maître Capello pour la définition.

IMPORTANT !

Jamais d'automédication ! Vouloir masquer la douleur par un médoc quelconque est, au minimum, une forme de dopage et peut être, au maximum, mortel. Les anti-inflammatoires par exemple sont connus pour avoir un effet négatif sur le fonctionnement des reins, déjà fortement sollicités par la déshydratation due à l'effort.
Comme dit Didier Bénureau : « Toi qui voulais battre des records, à 20 ans t'es déjà mort ! »
Ce serait bête de terminer ta vie au cimetière parce que t'as voulu faire le fier…

L'entraînement va te permettre de repousser ce seuil de déclenchement de l'alarme « **AÏE ça fait mal** » parce qu'il aura endurci ton corps mais ce sera loin d'être suffisant pour courir un ultra.
Ma proposition pour gérer une période douloureuse ou même un simple passage à vide est la suivante :

1 *Voir le chapitre alimentation…*

• Tout d'abord, passe en mode « **pleine conscience** ». Respiration ventrale, centrage de l'attention sur ta météo intérieure. On peut imaginer qu'à cet instant, tu es sorti de la zone « Grand Beau Fixe pour l'Eternité ! ». Il va falloir y revenir !
• Dirige ton esprit sur cette douleur et analyse-là, comme si tu étais médecin et que tu auscultais un patient. Bon, en l'occurrence, le patient, c'est toi !
• Questions : Quelle est cette douleur ? D'où provient-elle exactement ? Depuis quand est-elle apparue ? Quelle est son intensité ? Diminue-t-elle si je ralentis ? Si je marche ? M'oblige-t-elle à changer la pose des pieds au sol ? M'empêche-t-elle de m'alimenter ? De m'hydrater ? Puis-je y faire quelque chose, là, tout de suite ? Risque-t-elle d'entraîner une blessure sérieuse si je ne m'arrête pas immédiatement ?

À ce stade, deux options :

• **La douleur est due à une cause externe.** Par exemple, une ampoule vient d'éclater, je suis en train de perdre un ongle, le sac me brûle le dos ou... je viens de me faire piquer par un insecte[1]. Dans ce cas, je m'arrête momentanément et je me soigne si j'ai de quoi faire. Si un ravitaillement est proche, je peux attendre d'y arriver.

Pour les soins, par exemple ⟶ Ongle en train de tomber : je l'arrache ou je le strappe selon l'état. Ampoules, brûlures, piqûres = vaseline + huile essentielle de lavande fine[2]... Lorsque je repars, je ne traîne pas et repasse en mode « **pleine conscience** » pour revenir très vite à « Grand Beau Fixe pour l'Eternité ! ».
• **La douleur est due à une cause interne :** j'ai mal aux quadriceps, j'ai des crampes d'estomac et j'ai envie de vomir, j'ai mal aux lombaires... Dans ces situations, il va falloir, entre autres, faire appel à ton mental et aux routines mises en place durant l'entraînement. Tu peux utiliser les images et « les films » fabriqués durant les footings « **I'm ZE Winner** » et les séances « **Etre Finisher** ».

---

1 *Kilian, sors de ce corps !!!!!!*
2 *Je reprendrai ces éléments dans un prochain chapitre.*

Tu peux faire appel à la méthode WIN : Qu'est-ce qui est le plus important maintenant, là, tout de suite. C'est durant ces moments où ton corps te lâche qu'il faut ressortir ton mental de guerrier. Tu ne l'as pas préparé pour rien et c'est vraiment maintenant qu'il faut le faire fonctionner à fond. Visualiser la ligne d'arrivée, te voir la franchir bras levés ou tenant tes gamins par la main... Bref, tu l'as compris. Tu as fabriqué ton attirail « **Motivation** » et il faut qu'il te fasse le Grand Jeu !

L'ultime méthode

Si la douleur ne te lâche pas, alors il existe un stade suivant qui nécessite une excellente connaissance de soi et une maîtrise parfaite de la gestion de sa météo intérieure.

Je t'explique la méthode mais là, attention, tu vas me prendre pour un illuminé du bulbe. C'est pas grave, j'ai l'habitude !

Tu marches et tu es en mode « pleine conscience ». La respiration est toujours ventrale et profonde pour assurer une oxygénation maximale. Tu vas cette fois-ci focaliser toute ton attention sur la douleur. Il faut que tout ton esprit soit tourné vers elle. Puis, comme s'il s'agissait d'un objet inutile, tu vas t'en emparer et la déplacer hors de ton corps. Imagine cette douleur comme si c'était une chose que tu observais de l'extérieur. Elle ne t'appartient plus, elle est toujours là, mais à côté de toi, plus à l'intérieur. Vous marchez côte à côte. Vous pouvez même discuter ensemble, pourquoi pas ? Quand on discute avec les gens, on comprend mieux qui ils sont, si on sait les écouter, non ?

A ce stade tu dois te dire que j'en ai fumé de la bonne et qu'il est temps que j'aille me coucher mais il faut bien que tu comprennes que c'est une technique qui marche. En tout cas, qui peut marcher sur certains types de problèmes. Au cours d'un ultra, ton cerveau baigne dans un océan d'endorphines et la perception que tu as des choses est totalement modifiée. Si tu arrives à voir des singes qui font de la balançoire, des types en skate-board qui roulent devant toi dans les bois en pleine nuit[1] ou que

1 *On appelle ça des « hallucinations ». elles peuvent apparaître au bout de 24h d'effort non-stop, rarement avant. Prépare-toi à en avoir car au début, ça fout la trouille !*

tu es capable de t'arracher un ongle, c'est bien que tu n'es plus vraiment dans un état normal.
Je pense que presque tous les coureurs d'ultra ont déjà vécu l'expérience de se « voir courir de l'extérieur », comme s'ils étaient « en dehors de leur corps ».
Personnellement, ça m'est arrivé systématiquement au cours des plus longues épreuves auxquelles j'ai participé et cela m'arrive aussi quelquefois à l'entraînement lors des grosses montées en charge.
Que se passe-t-il exactement au niveau cérébral ? Je n'en sais foutre rien et là n'est pas le problème !
Il faut juste être capable d'utiliser cet état second pour faire une petite boule de papier avec ta douleur et la ranger dans ta poche.

On est bien d'accord, elle est toujours présente mais, quelque part, tu as modifié ton état de conscience pour pouvoir vivre en harmonie avec elle.

Que l'on se comprenne bien : cette technique, ultime, ne fonctionne pas à tous les coups. Elle demande une grande maîtrise de soi, beaucoup d'expérience et une excellente capacité à entrer en mode « méditatif ». A titre personnel, il m'a fallu de longues années pour parvenir à l'utiliser et même encore aujourd'hui, il y a des douleurs que je ne maîtrise pas et qui m'obligent à l'abandon[1]. C'est moche, non ?

Partie 4 : Après la course

Ha bon ? Parce que là, c'est pas fini ?
Et ben non !
Tu as su gérer ta douleur et ta course et te voilà Finisher ! Bravo ! Toutes mes félicitations ! Tu as droit à un peu de repos mais avant, il va falloir que tu te fabriques un petit stock.
Et un petit stock de quoi ?
Simple ! Facile ! Réfléchis bien...

1 *Voir par exemple mon abandon sur l'Infernal Trail des Vosges 2017.*

Un stock d'images positives ! Toutes belles, toutes neuves, toutes fraîches, prêtes à être rangées dans ta cinémathèque personnelle. De beaux films magnifiques pas encore vus ni utilisés que tu vas pouvoir dégainer lors de tes prochaines « routines mentales » et sur tes prochains ultras.
Même si cela est fait de manière inconsciente, c'est bien souvent à ça que sert le fameux compte-rendu qu'écrivent la plupart des ultra-runners : faire ton stock d'images fortes et puissantes qui vont venir enrichir ton imaginaire, te donner encore plus de force et d'énergie pour boucler tes prochains défis.
Allez, maintenant repos !

Faisons le Point « J'ai »

J'ai compris que « le mental » est une composante essentielle de l'ultra. Je dois donc, au même titre que le physique, le travailler avec assiduité : le mental renforce mon physique, mon physique renforce mon mental.

Travailler mon mental va me permettre :
⟶ D'appréhender distance et dénivelé
⟶ De me préparer à affronter toutes les conditions extérieures possibles et imaginables
⟶ De mettre en place des routines de gestion de mes émotions
⟶ D'ancrer des images positives à ressortir dans les moments difficiles
⟶ De préparer en amont les arrêts aux ravitaillements et base-vies grâce notamment à la méthode « WIN »
⟶ De gérer les douleurs en cours d'épreuve

Il est plus facile de briser un atome que des préjugés

(A. Einstein)

« Passe-moi le sel ! »

(moi)

LE SYSTÈME DIGESTIF : LE CARBURANT

Alors là, attention, chaud devant !
Parler alimentation avec un sportif, c'est comme parler religion avec un intégriste ! On est sur un sujet ultra-sensible, très personnel, presque intime. Pourquoi ? Parce que beaucoup d'éléments se sont déjà mis en place avant même notre naissance, durant la période intra-utérine. Les goûts de notre mère puis plus tard l'éducation aux aliments et le milieu familial - j'allais dire « nutritif » - dans lequel nous avons grandi ont principalement influé sur le comportement alimentaire de notre vie d'adulte. Lorsque je demande à une personne quelles sont ses habitudes alimentaires, j'entends souvent la réponse : « Ben... je mange normal, quoi ! ». Or, dans le domaine de l'alimentation, on peut considérer qu'il n'y a aucune normalité.

Nous sommes enfermés dans des schémas de pensées liés à cet environnement éducatif mais aussi à notre mode de vie sociétal et sortir de nos habitudes dans ce domaine demande des efforts qui vont au-delà de la simple volonté. **On est souvent dans le Mythe et la Croyance, voire le conditionnement mental et non plus dans la Raison** ! De plus, l'ultra-endurance est une activité tellement complexe sur le plan alimentaire que ce qui a fonctionné un jour ne fonctionnera peut-être pas le lendemain. Il est complètement illusoire de penser qu'il existe une seule et unique stratégie alimentaire qui va te permettre de réussir à tous les coups tes ultras !
C'est un leurre sur lequel surfe beaucoup de nutritionnistes que j'ai pu lire, tant dans la presse écrite que sur le Web. D'ailleurs, parmi ces « spécialistes en nutrition », combien ont à leur actif le franchissement de la ligne d'arrivée d'un 100 miles ?
On trouve sur Internet des tas d'articles du genre « les 5 erreurs alimentaires à ne pas commettre en running » et la plupart du temps, je suis atterré par ce que j'y lis ! Il y a des contresens, de fausses informations qui ressemblent plus à un mauvais copier-coller du site voisin qu'à un point de vue vécu et mûrement réfléchi. Même lorsqu'un excellent marathonien ou

un centbornard de très haut niveau t'explique ses stratégies alimentaires, c'est intéressant de l'écouter mais il faut garder en mémoire que sa problématique n'est en rien comparable à la tienne, coureur d'ultra : les vitesses de déplacement ne sont pas les mêmes donc **les filières énergétiques** sont différentes et, surtout, les temps d'effort relèvent de deux univers parallèles ! Courir une épreuve de 200 kilomètres NE DOIT PAS et NE PEUT PAS s'envisager comme courir « 2 x 100 km » ! L'alimentation non plus ! A mon sens, sur ce thème de la nutrition, il est plus utile d'écouter les coureurs d'ultra expérimentés capables d'analyser à la fois leurs réussites et leurs erreurs que des gens qui délivrent un savoir théorique tout droit sorti d'un cours d'amphithéâtre.
Ça me fait le même effet que lorsque le pape veut me donner des conseils sur ma sexualité !

Pour ma part, ce que je vais faire ci-dessous, c'est tenter de t'expliquer ce que je fais à titre personnel et non pas ce que tu dois faire[1] ! Nuance !

Les régimes et/ou techniques alimentaires sont nombreuses, diversifiées, souvent contradictoires, antagonistes, opposées et tous les autres synonymes que tu peux trouver !
Par ailleurs, je n'ai nullement la prétention de me positionner en « spécialiste de la nutrition », loin de là. Pour ma part, je ne prêche pour aucune chapelle. Par contre, je ferai, dans la mesure du possible, les liens entre ma façon de m'alimenter et ce que j'ai pu lire, découvrir et comprendre dans la littérature.
J'espère que le contrat est bien clair et si, lors de ton prochain ultra, tu vomis parce que tu as suivi mes conseils, je ne veux en aucun cas en être tenu pour responsable !

Ha ! Ha ! Ha !
Mais je tempère : en théorie, ce que tu liras plus loin devrait t'éviter le gros pâté.

A toi, ensuite, de faire tes propres essais. Il n'y a qu'une chose de sûre quand on parle alimentation en ultra : **la seule vérité est la tienne et tu n'as pas d'autres choix que d'expérimenter par toi-même !** Il va falloir que tu testes, re-testes et re-re-testes encore. L'échec d'aujourd'hui peut être une réussite de demain et inversement. Ton état de forme physique et psychique, la météo (principalement la température), les conditions de terrain et la façon dont tu te seras préparé vont influencer ta capacité à absorber et digérer la nourriture en course.

Je vais découper ce chapitre en parties bien distinctes qui concerneront :

⟶ L'alimentation au quotidien.
⟶ L'alimentation en période d'entraînement et les séances spécifiques qui s'y rapportent.
⟶ La stratégie alimentaire en course.
⟶ L'alimentation post-compétition et la récupération.

Alors prêt ? Yes ? Let's Go !

Partie 1 : les grands principes généraux de l'alimentation selon moi[2]

⟶ Premier principe : on mange trop !
On est foutu, on mange trop, surtout moi !
Sais-tu que nous, humanoïdes de l'époque contemporaine, sommes l'une des premières civilisations à consommer trois, voire quatre repas par jour ? Historiquement, jusqu'à une époque relativement récente sur l'échelle de l'évolution, la recherche de nourriture était l'activité humaine principale. Ainsi, lorsqu'un groupe de chasseurs-cueilleurs tombait sur un pommier sauvage, il ne le quittait plus jusqu'à ce que la dernière pomme en soit avalée. La survie d'un homme tenait bien souvent à la quantité de nourriture qu'il

1 *Je l'ai d'ailleurs déjà dit en introduction générale de cet ouvrage mais je le dis et le redis de façon très spécifique pour ce qui concerne l'alimentation !*
2 *Ça fait un peu « l'Evangile selon Saint Eric » Comme disait Marcel Gotlib : « J'existe, je me suis rencontré ! »*

était capable d'ingurgiter en une seule fois pour tenir jusqu'au prochain repas trois, quatre ou cinq jours plus tard.

Et c'est pour cette raison que toi, descendant de ces hominidés, tu te sens obligé de torcher le bol de cacahuètes quand tu bois l'apéro avec Gégé ! Tant qu'il y en a, tu en manges ! C'est inscrit dans tes gènes - et dans les miens aussi, rassure-toi - mais le problème est qu'aujourd'hui nous sommes dans une société d'abondance.
Or, pour fonctionner correctement, **le corps à besoin de repos digestif**. Tout comme d'un point de vue physique, l'entraînement doit comporter des périodes de repos qui permettent l'assimilation et la progression, **notre organisme a besoin de pauses** favorisant l'absorption des nutriments, le nettoyage des cellules et des organes.

Une cellule fonctionne en trois temps :
absorption des micro-nutriments, utilisation (production d'énergie) et élimination des déchets produits.
Or, notre mode de vie actuel, en situation d'abondance alimentaire, bloque la troisième phase, c'est à dire celle de l'élimination des déchets. Ainsi, notre corps s'acidifie de par son fonctionnement naturel mais surtout, il accumule à l'infini ces déchets qui vont le saturer et empêcher le bon fonctionnement des organes.

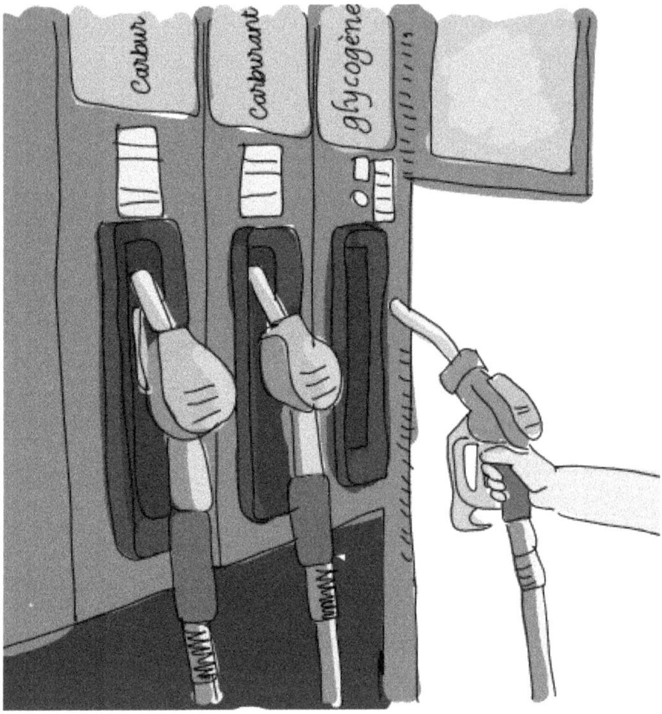

Prenons un exemple pour être plus clair :

Je me lève (et je te bouscule...) et prends un petit déjeuner composé de pain, beurre, miel, café et fruit vers 7h du matin. Le pain, aliment à base de glucides amidonnés nécessite entre 3 et 5h de travail pour être digéré. Encore plus si tu es plus ou moins intolérant au gluten.
Comme je suis un gourmand, vers 10h30, je me colle un fruit - ou pire, une barre chocolatée - et un café dans l'estomac. Je relance donc la digestion et mon organisme n'aura pour l'instant fait que digérer depuis le réveil.
A midi, je déboule à la cantoche et mange à nouveau. C'est reparti pour un tour de digestion jusqu'aux environs de 15h 30/16h : le bœuf Stroganov était excellent, j'en ai pris deux fois et j'ai récuré l'assiette avec deux tranches de pain... Bon, il y avait aussi un Paris-Brest qui m'est resté un poil sur

l'estomac, surtout après la portion de munster et le verre de pinard... J'aurais bien fait une p'tite sieste moi!
Nous sommes déjà à presque 16h est, mince alors, je n'ai fait que digérer jusqu'à présent!
Mais ce n'est pas fini: j'ai lu dans le dernier Mag' qu'il fallait fractionner un peu les repas alors à 16h30, je m'envoie une barre énergétique Super-Miam bourrée de «Rien-que-du-Bon» (ils l'ont dit dans la pub!). J'en reprends pour 2h30 de digestion.
Arrive 19h, l'heure du dîner en famille. J'ai bien bossé[1], je suis crevé, je tente de faire le plein d'énergie: viande, légumes pour se donner bonne conscience, un produit laitier genre belle portion de camembert et une part de gâteau qui restait du week-end. C'est reparti pour 3h ou plus de digestion.
Comme le film du soir était un peu soporifique, je me suis fait une petite glace vers 22h en racontant des âneries sur Facebook ou en zappant sur mes 3200 chaînes TV...
Bilan de la journée: à minuit, je finis à peine de digérer tout ce que j'ai ingurgité dans la journée. Il ne reste qu'environ 7h de repos à mon organisme pour éliminer tout ça. Malheureusement, c'est insuffisant! Les chronobiologistes estiment que le corps effectue un travail de nettoyage quotidien convenable à partir de 15h sans digestion[2].
Relis bien cette valeur, car elle fait peur: 15h par jour sans manger!
Il est clair que j'ai un peu forcé le trait dans cette description mais, finalement, pas tant que ça.
Une autre image serait par exemple celle de la poubelle sous l'évier de la cuisine: toute la famille la remplit mais personne ne prend le temps de la vider. Forcément, elle va finir par déborder et ne plus pouvoir jouer son rôle!
Outre le fait qu'à la longue, notre organisme s'encrasse et devient de moins en moins efficient, on doit tirer une première conclusion de cet exemple: toute l'énergie dépensée à digérer sera de l'énergie non disponible pour tes activités quotidiennes (ha! l'envie de petite sieste après la choucroute

1 *Et j'ai surtout passé ma journée à digérer! Voilà un truc épuisant!*
2 *Ecouter notamment les conférences de Fabien Moine, nutritionniste, qui a réalisé le film «Le jeûne, à la croisée des chemins», Février 2019. Sur ce thème précis de la digestion: voir https://www.facebook.com/lejeunelefilm/videos/375420893398696/*

du midi !), de même que toute l'énergie dépensée pour digérer les aliments sera de l'énergie non disponible pour courir le jour de ton épreuve.

Voilà un premier fait à mémoriser sur lequel je reviendrai plus tard.

Pour l'instant, revenons au quotidien. Loin de moi l'idée de vouloir te donner une longue liste d'aliments « autorisés » ou non ou même de te fournir des menus prêts à être utilisés : je ne suis pas Bocuse !
Par contre, comme je l'ai dit, je vais t'exposer ce que je fais et consomme prioritairement à la maison. Attention, je n'en suis pas arrivé là d'un claquement de doigt mais mon alimentation a beaucoup évolué au cours des décennies tout d'abord en fonction de la modification de mes goûts personnels, ensuite de mes lectures dans ce domaine et, surtout, des nombreux essais alimentaires que j'ai effectués tout au long de ma pratique sportive.

Question / Réponse

Bon...la diététique n'a jamais été mon point fort et du coup j'ai survolé le chapitre, surtout quand j'ai vu des produits exotiques introuvables chez moi...

Erreur cher ami ! Surtout connaissant les performances sportives de ce coureur... S'il prenait la peine de se pencher un peu sur son assiette et d'en analyser sérieusement le contenu, il progresserait à la fois dans son niveau de performances et dans ses capacités de récupération.
J'ai assisté, il y a quelques temps, à une discussion surréaliste entre un « vieux monsieur bedonnant » et le vainqueur d'une épreuve de course à pied de plus de 200 km. Le « monsieur » expliquait donc avec force détails au « vainqueur » que, dans sa jeunesse, il courait lui aussi des marathons là, on venait juste d'en aligner 5 non-stop ! - et que l'alimentation et tout ça tout ça c'était du blabla et qu'il n'y avait strictement aucune influence sur la performance finale... Connaissant le vainqueur et son attachement à la préparation alimentaire, autant dire que chacun éprouvait un drôle de malaise au cours de ce monologue !

Je pense bien au contraire qu'une alimentation adaptée permet une progression sportive et ce, de plusieurs façons : elle autorise des entraînements plus efficaces, une meilleure récupération, elle diminue le risque de blessure et favorise une réparation plus rapide en cas de blessure. Elle permet de se construire un organisme plus fort, plus adapté à sa pratique sportive comme le serait une voiture de course après de meilleurs réglages.

Pour enfin en revenir à, je cite : « des produits exotiques introuvables chez moi... » Non, rien d'introuvable, rassure-toi ! Tous les aliments cités sont très facilement trouvables et achetables dans les boutiques et magasins bio...

Allez, un p'tit effort mon gars !
Tes articulations te diront merci !

→ La base

Quels sont les objectifs de la nutrition et de l'alimentation en règle générale ? Tout simple : te maintenir en bonne santé, en bonne forme physique, répondre à tes besoins de dépenses caloriques et ce que tu sois sportif ou non. Dans nos sociétés, l'industrialisation à outrance de la production alimentaire fait qu'il est devenu extrêmement compliqué, pour celui qui ne s'intéresse pas particulièrement au problème de l'alimentation, de répondre à cette règle basique que je viens d'énoncer. A cet égard, je te conseille de regarder le documentaire « Fed Up[1] » sorti en 2016 sur l'alimentation - le gavage industriel ? - des jeunes ados américains. J'en ai encore des sueurs froides juste à l'énonciation de ce titre ! C'est un pur bijou qui remplit de stupeur !
Pour en revenir à notre situation, il n'est même pas besoin d'être sportif pour adopter les conseils que je donne dans cette première partie. C'est juste du bon sens et de la logique !

Donc si je veux me maintenir dans un bon état de forme physique et répondre à mes besoins énergétiques :

- **Je stoppe d'urgence** tous les produits industriels tels que plats cuisinés, sodas, viennoiseries, biscuits sucrés ou salés, gâteaux, pâtisseries, fast-food, produits laitiers, produits raffinés (farine blanche, sucre blanc, sirop, bonbons ...), pâtes à tartiner, pain blanc et pire, complet s'il n'est pas bio, charcuterie et même fromages...
- **Par idéologie, j'ai banni tout ce qui comporte huile de palme**, même bio ! Mais là, c'est assez compliqué à gérer car cette cochonnerie est cachée presque partout !

1 *« Fed Up », Documentaire sur la malbouffe des ados aux USA : www.youtube.com/watch?v=Fr0sz9ahINo*

• **J'ai une arête dans le pied qui s'appelle le poisson**. Soutenant à la fois les associations BLOOM[1] et Sea shepherd[2], je n'achète plus de poisson pourtant très utile dans notre alimentation. Par contre, à l'extérieur (lieu de travail et/ou amis), s'il y en a, j'en mange. Je n'en parlerai donc pas dans ce qui suit. Je me permettrai juste d'ajouter ceci : de nos jours, la consommation de poissons est à réfléchir tant sur le plan éthique que sur le plan nutritionnel. Sur ce dernier, la présence de métaux lourds dans leur chair est clairement démontrée. On sait aussi que chaque changement de maillon sur l'échelle alimentaire multiplie par 1000 ce taux de métaux lourds. Si on consomme du poisson il est donc préférable de ne manger que les plus « petits » qui constituent la base de cette chaîne, tels que anchois, sardines, chinchards, flets. Les plus gros, comme, par exemple le thon rouge, deviennent quasiment impropres à la consommation. Par ailleurs, d'un point de vue éthique, cette espèce qui peut se vendre jusqu'à 1 million de dollars pour un seul spécimen, est en voie d'extinction totale[3].
• **On connaît maintenant tous les effets dévastateurs des édulcorants,** additifs et colorants agissant comme perturbateurs endocriniens surtout sur les plus jeunes. Si tu as des enfants, protège-les, c'est ton devoir ! Haribo, c'est beau la vie mais ça te colle le cerveau en bouillie ! Personnellement, j'ai la chance de ne pas aimer les bonbons… je suis bizarre comme mec, non ?
• **Je diminue très fortement** ma consommation de viande et de façon générale de protéines d'origine animale.
• **J'évite autant que possible** les aliments frits et l'alcool sous toutes ses formes (du plus fort au plus soft).
• **Je fuis** tous les fruits et légumes **d'origine chimique**, c'est à dire non biologiques. Tous les traitements que subissent ces aliments les rendent, à mon sens, impropres à la consommation humaine[4].Je milite d'ailleurs pour que l'on cesse de parler d'agriculture biologique. Je préfèrerais

1 www.bloomassociation.org/ fondée par Claire Nouvian. Buts : mettre fin aux méthodes de pêche destructrices et à l'expansion de la pression de pêche dans le monde, protéger le milieu marin….

2 www.seashepherd.fr/ Fondée par Paul Watson. Organisation internationale dont les actions directes ont pour but de préserver les océans.

3 https://reporterre.net/Paul-Watson-C-est-la-nature-qui-reglera-le-probleme

4 Voir ce court reportage, 2011 : https://www.youtube.com/watch?v=r5oZWDybcsQ

qu'on utilise les termes « agriculture » d'un côté et « agriculture chimique » de l'autre. Voilà qui serait bien plus juste et inviterait sans doute un plus grand nombre de consommateurs à s'interroger sur ce qu'ils mangent.

Tout ce dont je parlerai ensuite sous-entend que les aliments proviennent de l'agriculture biologique et la plus naturelle possible. Pour ma part, j'estime à environ 70% mon volume d'alimentation d'origine « non-chimique » c'est à dire « bio ». Je dois pouvoir faire mieux avec un peu plus de volonté (à noter dans mon propre carnet et à travailler en routine mentale !).

Attention à la confusion habituelle :

Alimentation biologique et alimentation diététique sont deux choses différentes.
On peut très bien passer sa vie à manger des frites et des hamburgers d'origine biologique, ce qui n'aura strictement rien de diététique !

J'augmente ma consommation

1. De fruits et légumes de saison (d'origine biologique, je ne le redirai plus !) et, dans la mesure du possible, cueillis dans ton jardin ou achetés localement. Il existe de nos jours des AMAP[1] sur tout le territoire français. Il y en a forcément une à côté de chez toi ! Si ce n'est pas le cas, tu dois pouvoir trouver un petit producteur bio local... Le tout est de chercher et de se donner la peine de faire cette démarche. Pour ce qui est des légumes, j'intègre de belles portions de brocolis, de chou cru et de chou kale.

Rappels :

→ Chou Kale : pour 100 g = 200% des apports conseillés journaliers en Vit. C et 500% en Vit. A, riche en anti-oxydants, en minéraux (fer, calcium,

---

1 Association pour le Maintien d'une Agriculture Paysanne et biologique. Annuaire national : http://reseau-amap.org/

potassium) et en fibres. Un bol de soupe de chou kale comporte plus de calcium assimilable qu'un verre de lait.
⟶ Brocoli : mêmes vertus que le chou kale mais en plus, il est parfaitement démontré aujourd'hui son rôle protecteur face à certains cancers.
⟶ Le chou cru agit efficacement sur l'arthrose. De plus, il régule le métabolisme du sucre et des graisses.

2. D'huiles diverses et variées de première pression à froid impérativement issues de l'agriculture biologique (Ha ! mince, j'avais promis que je ne le dirais plus !!!). Par peur de prendre du gras, beaucoup de sportifs limitent les apports en huile pure. Grosse erreur. Un total de deux à trois cuillérées à soupe par jour en assaisonnement (donc non chauffées) ne pose aucun souci dans la mesure où il s'agit d'huiles de très bonne qualité. On n'hésite pas non plus à mixer différentes huiles afin d'assurer un ratio oméga 3/oméga 6 respectant les recommandations nutritionnelles, à savoir 1/4. Les meilleures huiles à consommer aux quotidiens[1] seront donc : huiles de colza, d'olive, de lin, de chanvre et de noisette. On fuit bien sûr les huiles classiques des rayonnages de supermarché et on se penche sur, je me répète mais la répétition est à la base de la pédagogie, des huiles biologiques de première pression à froid.

3. De légumineuses telles que azukis, pois chiches, pois cassés, lentilles vertes et lentilles corail **préalablement trempées**, en association avec une céréale complète ou semi-complète (riz, blé, épeautre, ...) **trempée, voire même germée** ou graines de quinoa ou de sarrasin par exemple, elles aussi **trempées, voire même germées**. Il faut donc prévoir à l'avance ses menus pour laisser aux graines le temps de « **redevenir vivantes** ».

Pourquoi complète ou semi-complète ? Tout bêtement parce que chaque fois que tu consommes un produit raffiné, c'est à dire industriel et « blanc », ton organisme va puiser dans tes réserves de vitamines et minéraux pour le digérer. Un aliment raffiné est une matière « morte » ne présentant strictement aucun intérêt nutritionnel, bien au contraire. Allez, juste pour te

1 *www.lanutrition.fr/bien-dans-son-assiette/bien-manger/les-meilleures-marques/les-meilleures-huiles*

faire peur : sais-tu que 100 g de riz blanc cuit contiennent plus de sucres que 100 g de sucre blanc ? Et Paf ! Prends ça dans ta tronche ! Ca fait drôle, non ?
Je reviens enfin sur le fait de « faire tremper » les légumineuses, les céréales et les fruits oléagineux avant de les consommer. Ces aliments, lorsqu'ils sont stockés, sont en dormance, comme les graines de légumes en sachet à faire pousser soi-même. Si je les fais cuire directement, ce qui est généralement le cas, je vais perdre la majeure partie de leurs qualités nutritionnelles. Il est donc important de leur redonner vie en les faisant tremper dans une eau claire et propre. Cette action va permettre :
- De libérer les inhibiteurs d'enzymes qui permettent à la graine d'être « dormante », donc de lui redonner vie, mais aussi d'augmenter le potentiel nutritif de l'aliment en multipliant jusqu'à trois ses teneurs en vitamines et minéraux.
- D'éliminer l'acide phytique présent dans l'enveloppe des graines et qui, lorsqu'on l'absorbe, empêche l'assimilation des minéraux contenus dans cette graine. On fait donc d'une pierre deux coups !

Je propose en Annexe 2 une image libre de droit et disponible sur Pinterest intitulée « Soak and Sprout » (Tremper et Germer) donnant pour un grand nombres de graines leur temps optimal de trempage et germination. C'est le tableau que j'utilise à la maison.

4. De fruits secs et de fruits oléagineux (dits aussi « à coque ») : noix, noisettes, amandes, noix de cajou, graines de sésame eux aussi trempés !

Par exemple, le sésame peut se consommer sous la forme de « Gomasio » : il s'agit d'une spécialité japonaise facilement trouvable en France qui est un mélange de graines de sésame broyées et de fleur de sel. Ça remplace la salière sur la table et c'est excellent ! J'ai récemment découvert une variante européenne de ce produit traditionnel japonais nommée « **Omégasio** ». Il s'agit d'un mix de graines de lin brun, graines de courges, graines de chanvre, cerneaux de noix et sel marin qui s'utilise comme le gomasio traditionnel. Avantage de ce produit : 2 cuillères à soupe quotidiennes suffisent à combler les besoins en oméga 3.

5. A propos de salière, je la laisse au placard et je la remplace par une bouteille de Tamari (sauce de soja fermenté) que j'utilise avec modération.

6. Je n'hésite pas à utiliser des épices telles que le curcuma associé au poivre, le curry, le gingembre (de préférence en racine, cru, coupé en micro-cubes), le piment (pas trop fort toute de même !)

7. Je remplace le vinaigre de base par un vinaigre de cidre bio non pasteurisé. J'ai une petite préférence pour la marque « 365 » qui propose des produits de haute qualité nutritionnelle (je ne touche pas de Royalties !)

8. J'élimine toutes les sources de sucres blancs que je remplace par un sucre de canne complet tel que le **Mascobado** ou le **Rapadura**. Le premier cité se trouve très facilement chez « Artisans du Monde » et le second dans n'importe quel magasin bio. Je trouve également un apiculteur local en qui j'ai confiance et **je dévalise son stock de miel**. Je suis pour ma part rendu complètement fou par le miel et si je devais me battre contre un ours pour un pot, pas sûr que l'ursidé en question ait la victoire !

9. Je me mets au Thé vert type Sencha pour toutes ses vertus et notamment sa teneur en antioxydants.

10. Dans tous les cas, **thé et café doivent être choisis d'origine biologique**. Ça évite d'avoir un macérât de round-up et de glyphosate dans sa tasse !

Si tu lis des revues ou fréquentes quelques sites Web spécialisés dans la course à pied, tu te rendras vite compte que les informations que je viens de donner sont généralement classées dans la rubrique : « Que manger la semaine avant la course ? ». Alors je pose la question : « Mais pourquoi ne faudrait-il bien manger que sept jours avant la course ? » Autant prendre soin de soi en permanence, non ? Ça me paraît être une évidence ! D'autant plus que modifier brutalement son alimentation une semaine avant une épreuve sportive n'est pas forcément la meilleure chose à faire. Mais sur ce point-là, je reviendrai plus tard. Tu peux également faire cette petite expérience très simple : allume ton PC et dans ton navigateur web, tape la recherche « détoxifier son corps ». Tu vas tomber sur différents sites de nutrition sportive qui vont t'expliquer comment, par exemple après les fêtes, nettoyer ton organisme en adoptant les conseils que, pour la majorité d'entre eux, je viens de te donner ! Je le redis une dernière fois : pourquoi se nourrir de façon déplorable 98% du temps et ne faire attention à ce que l'on mange que quelques jours par an, avant son épreuve phare ? Hein ? Franchement ? Je te le demande !!!!

→ Enfin, si tu décides d'adopter ces aliments et d'en éliminer d'autres dans ton régime de base, ne le fais pas du jour au lendemain mais de façon très progressive et observe les modifications que cela va apporter dans ta vie quotidienne. Le corps n'aime pas les changements brutaux ! Comprendre de façon empirique quel rôle joue un aliment sur son propre organisme demande courage et patience. Mais tu es coureur d'ultra, non ? Alors ces termes doivent te parler !

→ **Comme je suis coureur d'ultra (ou que je veux le devenir)**

1. **Ma dépense énergétique va être supérieure** à celle d'un individu lambda sédentaire. J'ai donc, par essence, le droit d'augmenter ma ration alimentaire dans la mesure du raisonnable. Je ne me gave pas de cochonneries, mais je peux consommer presque à volonté des fruits natures, secs et oléagineux. Je peux aussi par exemple manger du chocolat noir riche en cacao tant que j'en veux !

2. **Les pâtes et le riz, c'est bien mais** je n'oublie pas que l'une des sources de glucides la plus riche et facilement assimilable reste le légume et le fruit (de saison, frais et bio... je l'ai déjà dit , mince !)

3. J'introduis dans la mesure du possible - et de mes moyens financiers - quelques super-aliments tels que Spiruline, Klamath, Acérola crue, fèves de cacao crues, aguyamanto...

Concernant les deux premiers cités, je ne m'affole pas trop concernant l'éventuelle présence de traces de microcystines, une espèce de bactérie bizarroïde pouvant s'attaquer au foie. Il s'avère que les analyses de ces deux algues montrent des taux largement inférieurs à 1µg/g qui correspond au seuil d'innocuité de ladite bactérie. La moule de nos océans en contient généralement plus de 10 µg/g.

Superaliment ?
Un « superaliment » est un aliment qui répond entièrement aux besoins de notre organisme. Les nutriments qu'il contient sont naturellement présents dans la plante, sans ajout ni concentration, extraction ou autre traitement et sont donc d'une extrême richesse en principes actifs, vitamines, minéraux. Ils sont, à mon sens, presque indispensables à la pratique d'une activité physique intense mais c'est comme tout, ce point-là se discute. La spiruline devient un produit de plus en plus facile à se procurer car de nombreuses « fermes à spiruline » apparaissent partout sur le territoire français.

1. Si tu as un potager[1], tu peux y faire pousser quelques légumes : travailler dans le jardin est un moyen supplémentaire d'avoir une activité physique et quel plaisir de consommer sa propre production ! Si jardiner ne te plait pas trop, tu fais comme moi, tu y envoies ta femme (ou ton mari !).

2. Tu peux planter également un goji, c'est à dire un arbuste qui va produire les fameuses baies (de goji... logique, non ?). Ce petit fruit rouge se consomme soit frais, soit séché, soit en jus et est une véritable bombe à antioxydants ! Le goji se présente sous la forme d'un petit buisson qui résiste jusqu'à -20°C. Il pousse donc presque partout en France. Tu peux même le mettre en pot et le laisser sur ton balcon si tu n'as pas d'espace extérieur. Zéro entretien et production garantie !

---

1 *Attention ! Gégé est un « Vieil ami », pas un potager... Ha ha ha.. C'est nul !*

Pour ma part, je ne consomme les baies que fraîches en pleine saison - de fin août à début octobre dans le Haut-Doubs - directement cueillies sur mon arbuste et ce sous la forme de smoothies.

Exemple de recette :

Dans un mixer, tu balances 100 g de baies de Goji, deux poignées de framboises (fraîchement cueillies elles aussi) une orange, une banane, quelques cuillères à soupe de melon frais. Tu moulines le tout jusqu'à obtenir un jus épais et consistant que tu dégustes à la grosse cuillère. De la bombe atomique ! Même Gégé qui ne mangeait pas de fruits s'en gave maintenant qu'il a découvert ma recette !

En fait, cette recette n'en est pas vraiment une et tu l'auras compris ! Il suffit de mixer entre eux les fruits que tu as à ta disposition en associant ce que tu trouves de frais dans ton jardin, selon la saison : fraises, cerises, framboises, cassis, groseilles, baies de goji, mirabelles, pommes... Bon, je ne vais pas tous les citer, il y en a trop ! Si tu as la chance d'avoir des myrtilles à disposition, c'est aussi méga-super-top !

C'est excellent au petit-déjeuner en lieu et place du traditionnel jus de fruits pour les raisons suivantes :

- le jus de fruit classique même s'il est bio, a perdu ses fibres diminuant ainsi les capacités d'absorption des vitamines et anti-oxydants[1]. Il génère une acidité gastrique importante et d'ailleurs, je conseille souvent aux personnes sujettes aux tendinites de stopper le jus de fruits du matin, même frais !
- Le smoothie tel que je le présente à l'avantage de te faire consommer les fruits complets, fibres comprises. Et là, ça change tout, même si certains nutritionnistes estiment que le fait de ne pas avoir à mâcher les fibres peut amener des troubles digestifs tels que des irritations intestinales. Personnellement, je n'ai jamais rien ressenti de tel.

1 *www.lanutrition.fr/pas-de-benefices-visibles-des-jus-de-fruits-et-legumes-frais-sur-la-sante*

→ Les modes de cuisson

3. Pose ce bouquin et va mettre ton four à micro-ondes directement au rebut.

4. J'épluche les légumes juste avant de les faire cuire afin de limiter au maximum l'oxydation et la perte des vitamines. J'arrose d'un filet de jus de citron frais pour encore ralentir ce processus.

5. Les légumes sont prioritairement cuits à la vapeur en cuisson douce, dans de grosses casseroles à étage, genre Vapok. La cocotte-minute est pratique mais beaucoup trop agressive. Un panier vapeur est plus respectueux mais bon, je te l'accorde, on n'a pas toujours le temps ! J'entends déjà les cris : « hou ! Mais c'est pas bon les légumes cuits comme ça ! » Et que si ! C'est excellent lorsque, dans l'assiette, tu les accommodes avec un jus de citron frais, une noix de beurre, quelques amandes et noisettes, une pincée de gingembre cru, de curry et de gomasio, arrosés d'un filet de sauce de soja et un autre d'huile de noix... De la bombe ! Garanti ! Gégé risque de faire la tronche au début mais tu verras, quand il sera habitué, il sera chez toi tous les week-ends à se goinfrer de tes petits plats !

6. Les légumes peuvent être cuits à l'eau mais dans ce cas, tu bois impérativement l'eau de cuisson qui aura récupéré une bonne partie des vitamines et minéraux. Attention : on jette systématiquement l'eau de cuisson des épinards !!! Les soupes sont fortement conseillées car en plus d'apporter tous les éléments nutritifs nécessaires, elles réhydratent.

7. Ils peuvent également être préparés à la poêle ou au wok si tu en possèdes un mais dans les deux cas, la cuisson doit être ultra-rapide pour éviter les trop grandes pertes de vitamines : Les légumes doivent conserver leur croquant. Le top est déjà de les précuire légèrement à la vapeur. Ensuite, tu fais chauffer l'huile[1] (avec parcimonie !) et tu ajoutes les épices quelques dizaines

1 *Dans tous les cas on choisit une huile de cuisson bio !*

de secondes avant de jeter les légumes dans la poêle. Ca démultiplie les arômes des épices... Bref, j'en salive déjà !

8. On oublie trop souvent le must de la cuisson lente : le plat à tajines en terre. Un véritable bijou ancestral !

9. Le top bien sûr est de consommer les légumes crus, en salade par exemple, accompagnés de toutes les petites douceurs citées plus haut.

→ Quelques informations complémentaires

Tu l'as remarqué, je ne donne pas de quantités à respecter. Ce n'est absolument pas mon truc. Peser les aliments pour savoir avec précision si j'avale 2700 ou 2738 Kcal par jour ne m'intéresse pas particulièrement. Je suis plutôt attaché à la qualité de ce que je mange et surtout à l'aspect gustatif car je suis un grand gourmand ! Pour en être un peu plus convaincu, sur ce thème de la nutrition, je t'invite à lire ce bouquin[1], qui a un peu vieilli mais dont le propos reste toutefois intéressant sur certains points.
J'ai commencé ce chapitre en disant que, de façon générale, nous mangions trop, ce qui est vrai. Pour ma part, j'ai tendance à beaucoup manger. Mais je le fais « au feeling », à l'instinct et dans tous les cas sans exagération[2]. Et puis nous avons tous notre métabolisme de base, différent de l'un à l'autre. Les besoins énergétiques ne sont donc pas les mêmes pour tous. L'expérience personnelle m'a montré que je suis plus en forme lorsque je diminue ma ration alimentaire.

J'ai aussi une chance incroyable :

• Je n'aime pas le fromage. Ça tombe bien car il s'agit d'un produit laitier particulièrement gras. Je rappellerai juste une information donnée par l'OMS (Organisation Mondiale de la Santé) : l'ostéoporose touche en priorité les pays riches et industrialisés où la consommation de produits laitiers est importante. Tu peux jeter un œil sur « le paradoxe du calcium ».

---

1 « Manger pour gagner », Robert Haas, Ed. Robert Laffont, 1985.
2 Ce n'est pas l'avis de ma femme qui se plaint sans cesse de la vitesse à laquelle « je vide le frigo » et du rythme auquel on doit le remplir...

Si on réfléchit bien, on se rend vite compte que l'être humain est le seul mammifère qui continue à boire du lait une fois l'âge adulte atteint, si l'on écarte les animaux qui en consomment via intervention humaine. Le lait est un excellent produit de croissance et d'ailleurs, les « bodybuilders », en qui on peut avoir confiance pour ce qui concerne les compétences en nutrition, ne s'y trompent pas : ils utilisent massivement la « poudre de whey[1] », c'est à dire des produits basés à 100% sur des protéines... de lait ! Je ne vais pas plus loin dans le débat, chacun son opinion.

• J'ai une faible appétence pour la viande. J'apprécie de temps à autre un steak de viande locale mais ça ne va pas au-delà. Et encore, ces dernières années, j'ai naturellement tendance à ne quasiment plus consommer de viande.

• J'ai zéro appétence pour la charcuterie, sauf un pêché mignon que je ne consomme qu'en compétition (et j'y reviendrai plus tard) : le Bresi, une viande fumée du Haut-Doubs proche de la viande des Grisons.

• J'ai traité le cas du poisson précédemment.

Expérience personnelle :

j'ai vécu une année à Tokyo, au Japon, entre février 1998 et mars 1999. L'alimentation japonaise a longtemps été considérée comme l'une des plus saines au monde ce qui se traduisait, pour les japonais, par la plus longue espérance de vie de toute la planète. Je ne sais pas où on en est actuellement.

L'écart entre l'alimentation française et japonaise est immense. Au Japon, pas de produits laitiers, donc pas de fromages, pas de charcuterie et encore moins de desserts « ultra » sucrés.

J'avais, à l'époque, beaucoup de collègues français qui étaient littéralement en souffrance. Pensez donc Ma Bonne Dame ! Comment vivre sans camembert, sans cervelas ni choux à la crème ?

Beaucoup étaient capables de traverser dans sa plus grande longueur la ville de Tokyo parce que là-bas, tout au bout, un petit magasin vendait paraît-il quelques fromages français. Mais la plupart de ces collègues finissaient

1 *Whey = petit lait en bon frenchy !*

par perdre plusieurs kilos d'embonpoint et voyaient fondre rapidement leur tour de taille après avoir adopté le régime local.

Je pense avoir été l'un des rares à grossir car finalement, peu de choses avaient changé dans mon alimentation mais comme le travail que je faisais était très prenant, je n'avais plus guère le temps de courir !

⟶ Si tu veux aller un cran plus loin

1. Si tu penses en avoir le courage, tu peux te lancer dans la production de graines germées. Je m'y suis remis grâce à ce bouquin et franchement je me demande pourquoi j'avais arrêté !

2. J'ai parlé rapidement du vinaigre de cidre bio non pasteurisé. Ce produit est une petite merveille de la nature et sa consommation devrait être quotidienne. Je mets en note de bas de page un lien[1] à consulter si tu souhaites avoir un maximum d'informations à son sujet. Par exemple, la fameuse boisson « isotonique » dont les nutritionnistes parlent beaucoup est très simple à fabriquer : 2 C à C de vinaigre de cidre, 1 C à C de miel diluées dans 100 ml d'eau et une pincée de sel. C'est ce qu'on appelle « le Cocktail de Jarvis ». Et voilà ! pour moins de 5 centimes, tu as une boisson mille fois plus performante que n'importe quelle poudre de Perlimpinpin du commerce !

1 *www.alternativesante.fr/vinaigre-de-cidre/vingt-recettes-pour-vous-soigner-avec-le-vinaigre-de-cidre*

Question / Réponse

Concernant ton «cocktail de Jarvis», j'ai deux questions : es-tu sûr de tes dosages ? Prépares-tu cette boisson longtemps à l'avance avant de l'utiliser en course ?

Pour ce qui est de la première question : oui, mes dosages sont corrects. Rendez-vous sur le site indiqué en note de bas de page pour confirmer la chose et c'est bien ce que je fais à la maison.

Pour ce qui est de la seconde question : attention ! Je me rends compte que dans la première édition de ce bouquin, je me suis très mal exprimé. Je n'utilise pas ce mélange en compétition, dans mes bidons. Je le consomme en cure de 3 semaines à diverses périodes de l'année, à vrai dire lorsque l'envie s'en fait sentir. D'où vient cette envie ? aucune idée et on s'en fout d'ailleurs !

Par contre, chose amusante : deux de mes lecteurs se sont mis à utiliser ce «cocktail de Jarvis» durant leurs ultras et les deux m'en ont fait un retour positif en me disant que désormais, «ils ne pouvaient plus s'en passer». D'après eux, c'est une boisson très rafraîchissante, très hydratante et permettant d'apaiser ou de reculer les inconforts digestifs en course. J'avoue que jamais je n'aurais pensé à utiliser ça en compétition ! Comme quoi, des fois, l'incompréhension mutuelle peut être source de découverte et de progrès !

Tu peux toujours te faire ta propre idée en testant ça à l'entraînement.

J'ai parlé précédemment de Robert Haas et du livre «Manger pour gagner». Lui propose une autre recette permettant de fabriquer sa propre boisson isotonique : le Quickfix : 1/4 de Litre d'eau, 2 C. à S. de jus d'oranges frais, 1 pincée de sel. Celle-ci, par contre, est bien préconisée pour être utilisée lors de compétitions ou à l'entraînement. Selon Haas, et je suis en parfait accord avec ses propos, toutes les boissons énergétiques[1] du commerce ont des taux de sucres, vitamines et sodium 4 à 6 fois supérieures aux capacités d'absorption de la paroi intestinale.

Bilan : l'excès de ces produits dans l'estomac pompe l'eau directement dans les cellules pour la renvoyer vers l'estomac afin de tenter de les diluer. L'eau

1 *Attention : on ne confond pas boisson «énergétique» et boisson «énergisante»*

n'est plus disponible pour produire l'effort et la digestion, par accumulation de liquide, devient impossible ! Ceci dit, les oranges étant plus difficiles à trouver en été que le vinaigre de cidre, je préfère la première solution. Un verre chaque matin de cette boisson est déjà bien suffisante.

La consommation excessive de légumes et fruits crus peut engendrer des troubles digestifs importants lorsque tu n'es pas encore complètement habitué à cette alimentation. C'est connu sous le nom de Fodmap's[1] (acronyme de Fermentable oligo-, di-, monosaccharides and polyols), ou sucres qui fermentent (fermentescibles). L'utilisation du vinaigre de cidre associé à l'eau de Quinton est une solution radicale pour éviter ce problème-là. Mais revenons à l'excès de nourriture déjà évoqué. L'organisme et l'appareil digestif ont impérativement besoin de phases de repos qui vont leur permettre de se nettoyer en profondeur et donc d'être plus efficients par la suite. J'ai deux propositions à te faire sur ce thème-là. A toi d'en faire ce que tu veux !

⟶ **Le jeûne :** Pratiquer un jeûne annuel. Je t'invite à voir le film « Le jeûne, à la croisée des chemins » de Fabien Moine, sortie en février 2019, déjà cité. Attention : on ne se lance pas comme ça dans un jeûne. Au minimum, on lit un peu de littérature sur le sujet, au mieux, on se fait suivre par un médecin spécialisé, nutritionniste ou hygiéniste. Surtout, on ne jeûne pas du jour au lendemain. Un jeûne se construit dans la durée et il faut prévoir environ trois semaines de « descente alimentaire » avant de l'effectuer puis autant de « remontée alimentaire » lorsqu'il est terminé. Une excellente alternative peut être de pratiquer régulièrement le jeûne intermittent. Ecouter cette conférence[2] pour en apprendre plus.

⟶ **La cure annuelle de raisins** (bio, évidemment !) : quelle idée saugrenue de ne manger que du raisin pendant 8 ou 10 jours !!! Idée saugrenue, peut-être, mais efficacité redoutable pour un nettoyage en profondeur

1 *Foodmap's : https://www.alternativesante.fr/sucre/faire-la-chasse-aux-fodmap-s-ou-pas*
2 *www.youtube.com/watch?v=pNJXGtq_Wao*

de l'organisme. Voici le lien d'une conférence[1] et les références d'un livre[2]. C'est à tester, si tu t'en sens capable. Et tu ne devrais pas le regretter ! Les précautions à prendre en termes de descente et remontée alimentaire sont un peu moins sévères que celles du jeûne.

Voilà, je ne vais pas plus loin dans cette première partie : je t'ai donné quelques repères généraux et les aliments vers lesquels, personnellement, je me suis tourné. Finalement, je me rends compte que j'ai fait ce que j'ai dit que je ne ferais pas (tu me suis, là ?) en te donnant cette espèce de liste à la Prévert ! Sincèrement désolé...

Question / Réponse

J'ai particulièrement apprécié ton texte sur la modification de l'alimentation dans un objectif de santé. Cependant, pour faciliter la mise en application, pourrais-tu donner des exemples concrets de menus du quotidien ? Que manges-tu par exemple sur une semaine ?

Alors, pour répondre aux menaces d'une foule déchaînée, je propose à la fin de ce livre, en Annexe 1, une semaine typique de repas à l'auberge « Chez Bonnotte » ! Pas de menus ni de quantité, mais juste une vue d'ensemble.

1 *Conférence à écouter sur la cure de raisins : https://www.youtube.com/watch?v=1TMTC09gb6A*

2 *Le petit guide de la cure de raisin, Claude Aubert, Edition Terre Vivante*

Faisons le Point « J'ai »

Sans vouloir tomber dans le fanatisme diététique, j'ai malgré tout compris qu'une alimentation plus saine et réfléchie, en quantité appropriée devrait permettre à mon organisme :

→ De s'alcaliniser, devenir moins acide.
→ D'améliorer son rendement énergétique.
→ D'augmenter sa capacité à encaisser les charges d'entraînement.
→ D'améliorer la récupération.
→ De se sentir plus léger et plus à l'aise au quotidien à la fin des repas
→ De se détoxifier.
→ J'en passe et des meilleures....

J'ai aussi compris que limiter voire supprimer les produits industriels transformés et raffinés, introduire des aliments riches en antioxydants et pourquoi pas des « superaliments » va booster mon niveau d'énergie.

Passons maintenant à une chose beaucoup plus pointue : comment l'organisation de mon alimentation en période d'entraînement peut-elle m'aider à progresser ?

Partie 2 : Séances spécifiques « gestion de l'alimentation »

Les troubles digestifs restent très certainement le premier facteur d'abandon lors d'un ultra. Je n'ai pas les statistiques exactes mais je ne pense pas être loin de la réalité !
Le schéma est assez classique : tu manges et tu t'hydrates à intervalles réguliers tout comme c'est écrit dans les magazines puis au bout de 8 ou 10 h d'effort - des fois moins ! -, ça fait « glou-glou » dans l'estomac, tu ne supportes plus le sucre, tu as le sentiment que tu ne parviens plus à digérer (c'est d'ailleurs la réalité !), tu ne peux plus t'alimenter, tu as l'impression d'être déshydraté (là aussi c'est la réalité car l'organisme va pomper l'eau des cellules pour la réinjecter dans l'estomac afin de diluer l'excès de sucre qui y est présent !)... Tu finis par manquer d'énergie. Rapidement, tu n'as plus aucune force, tu montes à 0,5 km/h et tu marches en descente, tu vomis sur tes baskets neuves et tu poses le dossard au prochain ravito. J'ai tout bon, là ? Normalement, tout est à peu près dans l'ordre.

Alors comment éviter ce scénario catastrophe qui hante l'esprit de tout un chacun ?

Je vais te proposer dans les pages suivantes un ensemble de méthodes qui devraient te permettre d'éliminer ou au moins diminuer les problèmes gastriques et améliorer ton confort digestif en compétition.

→ Séances « ventre plein »

Première question : as-tu déjà appris à ton corps à courir l'estomac plein ?

Je connais la réponse : « Non ! ». Or, c'est selon moi **LE point fondamental** à travailler lorsqu'on parle alimentation et ultra-endurance. A titre personnel, j'ai mis environ une année pour être capable de faire un footing à 11 ou 12 km/h immédiatement après un repas.

«A quoi ça sert?» Te demandes-tu.

Et bien c'est comme tout: courir le ventre plein, ça s'apprend. On dit toujours qu'il faut attendre deux ou trois heures après un repas avant de faire un effort physique (nager, courir...) mais alors ça veut dire quoi? Lorsque j'arrive au ravitaillement et que je mange mon plat de pâtes, j'attends trois heures avant de repartir? Non, ridicule! Je repars tout de suite. Je n'ai donc pas d'autres choix que de me préparer à cet exercice difficile.

Comment faire?

Comme toujours l'important est la progressivité. On n'attaque pas du jour au lendemain ce travail mais on habitue son corps sur le long terme.

⟶ Dans un premier temps, tu pars t'entraîner juste après un petit grignotage. Tu n'hésites pas à alterner marche et course si tu sens que l'estomac supporte mal l'allure courue, même lente. On reste dans le LSD. Au fil des semaines, tu augmentes le nombre de séances dans ces conditions-là. L'habitude aidant, tu te rendras compte alors que courir est de plus en plus facile.

⟶ Dans un second temps, on change de braquet et on part s'entraîner immédiatement après un repas. Je privilégie le petit déjeuner car le matin on est un peu moins en forme ce qui permet de partir plus lentement qu'en fin de journée. Même chose: j'alterne marche et course dès que je ne me sens pas bien. Tu remarqueras que l'idéal est de faire ces sorties lors de **footing de récupération**. Tu fais d'une pierre deux coups.

⟶ Au fur et à mesure que les mois avancent, tu devrais te sentir de plus en plus à l'aise. C'est normal car quoi qu'en pensent les spécialistes, le système digestif nécessite lui aussi un apprentissage. A l'heure actuelle, le seul auteur que j'aie lu et qui, lui aussi, propose un travail permettant l'adaptation de l'appareil digestif est Tim Noakes[1] dans «Lore of Running». C'est en tout cas ce que j'écrivais dans la première édition de ce livre mais il semble que les lignes commencent à bouger, si j'en crois cet article[2].

L'étape suivante va donc consister à insérer des accélérations dans mes footings «ventre plein».

1 *Tim Noakes, Lore of running. Human kinetics. 4e ed. 2001.*

2 *www.lanutrition.fr/courses-longues-linteret-dune-preparation-digestive*

Exemple :
je m'échauffe tranquillement puis je fais 3 ou 4 x 400 m « vite » intercalés avec la même distance trottinée lentement.
Progressivement, j'augmente le nombre de répétitions, la distance et la vitesse des portions « vite » et je diminue les temps de repos. Je passe aussi à trois puis quatre séances par semaine de ce type-là. Pas en plus de l'entraînement habituel mais j'intègre bien ça dans mon volume hebdomadaire.
→ A ce stade, tu as fait le plus gros du travail. Tu devrais, après 9 à 10 mois de ce régime, te sentir à l'aise même après un repas un peu chargé. En tout cas, c'est l'objectif. Je ne dis pas qu'il n'y aura jamais une ou deux « remontées d'huile » mais globalement, tout ce travail devrait te permettre d'encaisser facilement n'importe quel ravitaillement le jour de la compétition. Le fait d'avoir appris à ton système digestif à fonctionner correctement durant l'effort va limiter les coups de barre et les passages à vide en course. En tout cas, c'est un phénomène que j'ai très clairement ressenti sans être capable d'en donner une explication !

ENCART SPÉCIAL
l'hypoglycémie réactionnelle

J'ai découvert le principe de l'hypoglycémie réactionnelle à l'époque où je lisais les écrits de Serge Cottereau[1]. De quoi s'agit-il ? C'est une théorie selon laquelle la prise de «sucre à fort index glycémique» 1 heure avant le début d'un effort est la garantie assurée d'une hypoglycémie dite, de ce fait, réactionnelle. On a grignoté un petit encas pour se donner de l'énergie et paf, c'est exactement l'inverse qui se produit : on est tout raplapla parce que la glycémie sanguine a chuté suite à l'arrivée d'insuline.
Je ne pense pas avoir un jour ou l'autre été victime de ce phénomène en pratiquant les sorties « ventre plein ». Peut-être, au tout début, lorsque je commençais à travailler cette technique-là, mais je n'en n'ai strictement aucun souvenir. Une chose est sûre : si j'étais sujet à ce type d'hypoglycémie, l'apprentissage de la course « ventre plein », c'est à dire immédiatement après un repas, l'a complètement fait disparaître et je n'ai plus aucun souci de cette sorte.

1 Serge Cottereau, Encyclopédie Pratique du Jogging, 1986.

Astuce BoGosse n°15

L'huile essentielle de menthe poivrée

Attention, là, c'est le top secret des tops secrets ! Je devrais me faire payer une fortune pour le dévoiler celui-ci ! L'huile essentielle de menthe poivrée est une petite bombe thermonucléaire pour lutter contre tous les soucis digestifs, entre autres ! J'en ai toujours un flacon sur moi, en tout cas en course, et à proximité dans la vie quotidienne. Comme pour toutes les huiles essentielles (HE), on est très prudent dans son utilisation. Les précautions d'usage sont les suivantes (non exhaustif !) :

⟶ on n'achète jamais de produits de synthèse mais toujours des HE d'origine naturelle et biologique. On teste différentes marques car toutes n'ont pas les mêmes qualités de fabrications et les effets diffèrent d'un fabricant à l'autre !

⟶ on respecte impérativement les doses indiquées. Les HE sont d'une puissance extrême et une mauvaise posologie peut entraîner des troubles graves.

⟶ les HE sont interdites chez la femme enceinte ou allaitante ainsi que chez les enfants de moins de 6 ans mais ils ne devraient pas avoir ce livre entre les mains.

⟶ les HE s'utilisent rarement pures. Si c'est le cas alors on fait déjà un tout petit test avec 1/4 de goutte déposée sur une petite surface de peau (pli du coude par exemple).

Pour en revenir à l'HE de menthe poivrée voici une liste (non exhaustive !) de ses champs d'applications :

⟶ décongestionne le foie, draine les organes d'élimination (reins, intestins, ...).

⟶ stimule le pancréas : favorise la digestion des lipides, neutralise l'acidité des aliments prédigérés, régule la glycémie grâce à l'insuline et au glucagon (hormone permettant l'augmentation de la glycémie sanguine).

⟶ lutte contre les vomissements.

⟶ aide à digérer, antispasmodique.

⟶ ouvre l'appétit.

⟶ c'est un puissant antidouleur et on peut l'utiliser pure, localement, sur un choc. J'arrête là car je pourrais encore en écrire des pages !

Pour ce qui est de l'utilisation dans le cadre d'une activité sportive, en compétition ou lors de mes plus grosses sorties, voici ma manière de faire :

→ Avant le départ, une petite goutte d'HE de menthe poivrée directement sous la langue (en sublingual) ou sur une boulette de pain que tu avales tout rond : elle détend le système digestif, elle régule le rythme cardiaque, ouvre et dégage les voies respiratoires (exceptionnel quand tu es grippé !)

→ Une goutte d'HE dans l'un de mes bidons de 600 ml. Eau pure dans l'autre. Le goût et l'odeur de la menthe sont très puissants et vont rester longtemps dans le bidon. Je ne renouvelle donc l'opération que toutes les 5 ou 6h environ.

Au risque de me répéter : c'est l'arme absolue pour lutter contre tous les troubles digestifs auxquels tu peux être confrontés non seulement en compétition, lors d'un ultra ou d'une course courte, mais aussi dans la vie de tous les jours. C'est un outil indispensable, le couteau suisse du bricoleur !

Bien évidemment, et comme pour tout le reste, tu testes avant le jour de l'épreuve, ça va de soi...

Deuxième question : as-tu appris à ton corps à courir le ventre vide ?

Réponse : peut-être car tu as certainement déjà entendu parler de la fameuse séance « à jeun ». Mais ce n'est pas exactement là que je veux t'emmener ! Parlons tout de même de cette « **séance à jeun** ».
Technique développée par le marathonien belge Vincent Rousseau dans les années 90, la séance à jeun, c'est à dire courue le matin avant le petit-déjeuner mais après s'être bien hydraté a ses adeptes et ses opposants, comme toute méthode.
→ Certains y voient une manière de maigrir rapidement, ce qui n'est pas exact : à jeun, on court lentement pour éviter tout problème et au final, la dépense énergétique est plutôt faible comparée à une séance « classique » plus rapide. De plus, avoir couru ouvre l'appétit et le petit-déjeuner qui suit est plus copieux que si l'on n'avait pas fait d'efforts. Bilan : aucune perte de poids à l'horizon !
→ Certains y voient un danger pour leur masse musculaire, ce qui n'est pas exact : la théorie est que, sans apport glucidique, l'organisme va puiser ses ressources dans la masse musculaire puisqu'il a besoin de protéines pour fonctionner. Ceci est juste mais la durée habituelle d'un footing « à jeun », comprise entre 45' et 1h, est insuffisante pour observer ce phénomène. Aucun risque pour tes gros muscles !
Par contre, toi, coureur d'ultra, tu seras obligatoirement confronté à cette situation lors de tes courses de 30, 40 ou 50h ! C'est inévitable ! J'espère que tu ne souhaitais pas te présenter au titre de Miss ou Mister Univers !
A titre personnel, je trouve qu'une séance à jeun de temps à autre ne fait pas de mal. C'est même plutôt agréable de se sentir léger le ventre vide. On court tranquille, et j'ai observé que les idées sont plus claires dans cette situation-là. Le cerveau montre plus de disponibilité, on peut organiser sa journée, et même en profiter pour faire une petite séance de « pensées positives » tout en trottinant.

L'expérience du « ventre vide »

« La séance à jeun » n'était pas exactement le sens de ma seconde question. Je la reprends de façon plus précise : « as-tu une idée de la quantité d'efforts que tu es capable de fournir sans t'alimenter ? » Cette interrogation rejoint directement l'introduction générale de ce chapitre, à savoir : « on mange trop ! ».

Je te propose l'expérience suivante :
• Effectue une recharge glucidique sur deux jours.
• Le troisième jour, entame une sortie longue après avoir pris ton petit déjeuner classique. Prévois de l'eau pure (avec éventuellement une goutte d'HE de menthe poivrée) et de quoi te ravitailler en cas de coup dur.
• Il faut que tu te positionnes en tant qu'observateur. Le but est que tu détermines quelle distance tu es capable de parcourir sans t'alimenter.

Précautions à prendre
• Choisis un moment où la météo est agréable sans être trop chaude.
• Emporte avec toi de quoi te ravitailler en cas de défaillance.
• Dans tous les cas, prends un peu de sel dans un sachet car pour être absorbée de façon optimale par la paroi intestinale, l'eau a besoin de sodium (Voir Astuce Bogosse 16).
• Ne va pas jusqu'à l'épuisement total ! Le but est de ressentir la sensation de faim arriver dans ton estomac, pas de te mettre en vrac et finir aux Urgences !

Attention :
là encore on va à l'encontre de ce qui est préconisé un peu partout, à savoir qu'il faut s'alimenter régulièrement, toutes les 10 à 15 minutes pour assurer un apport régulier de glucides à l'organisme. Mais là, on est bien d'accord, pour l'instant, on expérimente.

Pour quelles raisons ?

Si tu te souviens de ce que j'ai dit en début de chapitre, nous sommes génétiquement programmés pour à la fois se goinfrer et jeûner entre deux périodes d'opulence. Or, nous sommes conditionnés, dans le cadre des activités sportives, à ne surtout jamais manquer de quoi que ce soit au niveau alimentaire. La publicité, les articles de magazines ou du Web nous poussent à avoir toujours en poche de quoi nous sustenter alors que nous transportons, dans nos tissus, des milliers de calories directement disponibles ! Nous sommes dans une société de consumérisme et le matraquage publicitaire – voir les recommandations pleines de bonnes intentions du corps médical – font de la frugalité une culpabilité[1] !
A titre personnel, je me suis aperçu, grâce aux dizaines de OFF déjà réalisés, que ma tendance en compétition était de trop m'alimenter. J'ai donc cherché à savoir quelle distance je pouvais courir sans avaler autre chose que de l'eau et un peu de sodium pour compenser les pertes. Résultat des courses : actuellement, je parcours sans souci la distance du marathon entre 10 et 11 km/h, sans défaillance ni fatigue particulière les jours suivants.

Et toi, quel est ton résultat ?

Attention ! Je répète : il ne s'agit pas d'aller au bout de toi-même, que l'on soit d'accord ! L'idée est de courir tranquillement et attendre que vienne réellement une grande sensation de faim, sans toutefois atteindre le stade de l'hypoglycémie : à quel moment ton corps va-t-il réclamer de quoi subvenir à ses besoins ? Crois-moi, tu risques d'être surpris, de façon positive bien sûr...

Au risque de me répéter, nous sommes conditionnés par notre environnement (notamment publicitaire !) à ne jamais nous trouver dans cette situation de manque.

---

1 Lire à ce sujet : « Sapiens, une brève histoire de l'humanité », Y. N. Harari, P. 406, éditions A. Michel, 2015

Expériences personnelles

1. Au printemps 2018, j'ai pris le départ d'une petite course locale d'une trentaine de kilomètres : 3 points de ravitaillement et deux points d'eau supplémentaires à cause de la chaleur annoncée. J'avais, sur moi, juste une petite gourde de 0,6 l, glissée dans la poche de mon maillot et mon habituel petit sachet de sel. Autour de moi, la majorité des coureurs portait des camel-back remplis de victuailles : barres de céréales, gels et poudres énergétiques... Certains avaient de quoi tenir un siège de plusieurs jours ! Franchement, à quoi bon toute cette artillerie lourde pour galoper 30 km ? Notre corps est une merveilleuse machine bourrée d'énergie ! Apprenons-lui à l'utiliser !

2. Juillet 2019, je participe à l'Ultra Boucle des Ballon[1] (U2B), une course sur route de 202 km pour 5000m +. Au kilomètre 80 environ, j'avale un gloubi-boulga de Bolino qui me colle l'estomac en vrac. J'épanche le tout avec un peu d'HE de menthe poivrée mais le mal est fait : je n'arrive plus à m'alimenter convenablement. Pourtant, j'ai la forme ! Je mets la WIN Technology en marche, me focalise sur l'objectif « terminer » et franchis la ligne d'arrivée presque sans rien manger jusqu'au bout ! Merci les séances « ventre vide » !

Organisation des séances « ventre vide »

Et bien c'est ce que je te propose de faire : apprendre à ton organisme à puiser au plus profond de ses ressources et améliorer sa capacité à utiliser ce dont il dispose.
A noter que c'était l'idée de départ de Vincent Rousseau lorsqu'il a élaboré sa séance « à jeun ».
Tu as déterminé, grâce à l'expérience proposée, la quantité de travail (en termes de distance ou de temps) que tu étais capable de fournir sans manger.
L'organisation va donc être ultra simple ! Deux situations se présentent :
1. Ta sortie est plus courte que ce que tu as déterminé : tu ne prends avec toi que de l'eau.

1 www.hexagonaledesfoufous.com/tag/u2b/

2. Ta sortie est plus longue que ce que tu as déterminé : tu prends de l'eau et tu assures le coup en mettant un petit encas (protéines et glucides) dans le sac.

Lors de tes séances longues, que ce soit en WEC ou non, travaille le plus souvent possible selon ce régime-là : va puiser systématiquement dans tes réserves et ne commence à manger que lorsque ton corps envoie le signal « j'ai faim ».
Simple, non ?
Et tout ça pour ça me diras-tu ?
Hé oui ! Tout ça pour ça mais, l'air de rien, c'est fondamental.

Mais à quoi ça sert ?

1. Si ton corps est habitué à utiliser en permanence la dose de sucre que tu lui injectes toutes les 10 à 15 mn comme cela est habituellement préconisé, comment veux-tu qu'il acquière la capacité à, d'une part, utiliser ses propres réserves et, d'autre part, optimiser cette utilisation ?
Le jour où en course, tu te retrouves en difficultés digestives, que se passe-t-il ?
→ Tu ne digères plus → les nutriments ne passent plus dans ton sang → tes cellules vont utiliser ce qu'elles trouvent → n'étant pas préparées à cet exercice, elles seront vite à leur limite → tu t'épuises → si le système digestif ne se remet pas en marche, tu abandonnes !

Il faut donc absolument apprendre à tes cellules à fonctionner avec un apport extérieur minimal.
J'ai récemment été conforté dans cette manière de faire en lisant ce bouquin-là[1] et puis encore plus lors de ma découverte stupéfiante de celui-ci[2] sur lequel je reviendrai ultérieurement.

1 « Tous des héros », Christopher McDougall, Edition Guérin, 2016
2 Ultra Performance, dépassez vos limites avec l'entraînement à glycogène bas, Dr F. Khun, Thierry Souccar Editions, 2015

La meilleure image que je pourrais donner est la suivante : combien de temps peux-tu rester la tête sous l'eau, sans respirer ? 1 minute ? Bravo ! Lorsque tu ne respires plus, tes cellules arrivent vite en état d'hypoxie, c'est à dire en déficit d'oxygène. Or, penses-tu que Stéphane Mifsud a un jour mis la tête dans l'eau et réussi directement ses 11' 35" d'apnée[1] ? Non, bien sûr ! Cela lui a demandé des années d'entraînement durant lesquels il a appris à son corps à stocker le maximum d'oxygène mais aussi, et surtout, à ses cellules à optimiser leur fonctionnement en situation d'hypoxie. Entraîne-toi et tu seras capable d'atteindre 2 minutes, peut-être 3 ! Tu es dans la même situation : tu dois apprendre à ton organisme à optimiser sa consommation d'énergie propre avec un faible apport extérieur. Te voilà donc prévenu ! Il ne te reste qu'à travailler !

Expérience personnelle

En 2011, je participe au Tour de l'Oisans et des Ecrins (TOE) : 180 km, 13000 m+. Cette grande classique estivale se court habituellement en étapes mais pour le 20e anniversaire, l'organisateur propose une course non-stop. Un événement pareil, c'est inratable ! Me voilà donc inscrit. En lisant le roadbook, je découvre ceci :
⟶ Section « Vallouise - La Chapelle-en-Valgaudemar » : 47 km, 3000 m+, 1 ravitaillement à mi-parcours.
⟶ Section « La Chapelle-en-Valgaudemar - Valsenestre » : 33 km, 2500 m+, 1 ravitaillement (Le Désert).
Ces portions représentent une tirée continue de 80 km pour 5500 m+ en haute montagne avec… trois ravitaillements. As-tu une idée de ce que cela représente ? A ce stade, tu as deux options : te retrouver avec la hotte du Père Noël remplie de victuailles, c'est à dire un sac de 10 kg sur le dos ou alors optimiser ton potentiel énergétique et faire en sorte que ton organisme soit capable d'aller le plus loin possible sur sa propre énergie. C'est la seconde option que j'avais choisie !

Conseil : tu pourras régulièrement, c'est à dire 2 ou 3 fois dans l'année, reconduire l'expérience du « **ventre vide** » et mesurer ainsi tes progrès dans ce domaine-là.

1 Record du monde d'apnée libre, Stéphane Mifsud, 2009.

A noter qu'à titre personnel, j'utilise aussi cette méthode à vélo. J'adore le vélo (route et VTT) mais j'avoue avoir du mal à gérer mes efforts comme j'en suis capable en course à pied : je monte sur l'engin et ça y est je suis à bloc ! De ce fait, j'arrive à me « mettre minable » bien plus vite qu'en courant. Cependant, en utilisant cette façon de faire et en apprenant à mieux gérer, j'ai doublé en un peu plus de deux ans mon temps de roulage sans apport extérieur (hors eau et poudre magique ⟶ Astuce Bogosse 16).

2. Apprendre à courir avec cette technique peut te donner une assurance « intellectuelle » supplémentaire. Beaucoup de compétiteurs stressent par rapport à l'alimentation : « Est-ce que je mange suffisamment ? », « Est-ce que je ne vais pas me trouver en hypoglycémie ? », « Est-ce que je vais pouvoir aller jusqu'au prochain ravitaillement ? », « Et si je mange trop, est-ce que je vais bien digérer ? »... Voilà une petite liste de questions que tu peux supprimer de ton esprit. Tu sais ce que tu es capable de faire sans alimentation extérieure puisque tu l'as travaillé à l'entraînement ! C'est tout bénéf' pour toi !

3. Dans la partie suivante, je détaillerai une stratégie alimentaire que j'utilise en course, basée sur ce principe-là.

Astuce BoGosse n°16

Le sachet de poudre magique !

Rien à voir avec la poudre de Perlimpinpin des fabricants de produits énergétiques qui coûte un pognon de dingue.

Nous savons tous que l'hydratation est très importante pour être capable de maintenir un effort de longue durée. Le risque le plus connu est celui de la déshydratation : manque d'eau ! Au secours !

Cependant, pour franchir la paroi intestinale, l'eau que tu absorbes doit contenir une petite quantité de sel. Si tu avales des litres d'eau sans consommer suffisamment de sodium, le danger est encore plus grand pour le corps car dans ce cas, tu risques de te trouver en hyponatrémie. Il s'agit d'un état métabolique dans lequel il n'y a pas assez de sodium (sel) dans les liquides corporels à l'extérieur des cellules. Et là, c'est la mort presque assurée !

Au cours de l'été 2018, l'hyponatrémie a été à l'origine d'un grand nombre de décès chez les personnes âgées qui avaient trop bien suivis les conseils du gouvernement : « Buvez beaucoup ». Boire beaucoup, oui, mais sans oublier le sel !Puisqu'on parle du gouvernement, revenons à nos moutons : ma poudre magique ! Je porte toujours sur moi, lors des sorties longues et en compétition, un petit sachet contenant 50% de sel de cuisine et 50% de bicarbonate de soude alimentaire.

Ce petit mélange que je consomme régulièrement permet d'éviter l'hyponatrémie mais aussi de lutter très efficacement contre les crampes musculaires qui apparaissent lorsque tu es déshydraté.

Le bicarbonate de soude est, à l'image du vinaigre de cidre, une sorte de produit miracle ! Son absorption pendant l'effort va permettre de lutter contre l'acidité produite par les cellules musculaires, donc d'empêcher les crampes.

Question / Réponse

J'ai testé à l'entraînement, par forte chaleur, ta « poudre magique » dans mes bidons mais je trouve que c'est trop salé. Es-tu sûr de tes dosages ?

Très bonne question qui me permet de voir que, peut-être, je n'ai pas été suffisamment clair dans mes explications. Tout d'abord, je ne donne pas de dosage exact. C'est assez « pifométrique » mais si tu souhaites quelque chose de précis, utilise une petite balance de cuisine et mélange exactement la même quantité de sel que de bicarbonate de soude. Le 50/50 sera donc respecté.
Pour ce qui est de la concentration dans les bidons, je ne donne aucune information car je ne mets pas ce produit dans ma poche à eau ou dans mes bidons. Je le transporte dans un petit sachet plastique dans lequel je pioche lorsque l'envie s'en fait sentir. Je pense que c'est une très mauvaise idée d'avoir en permanence ce mélange en bouche lorsqu'on s'hydrate. Il vaut mieux le garder « en réserve » et l'utiliser au moment où l'organisme le demande.
Voilà ce que j'avais proposé à ce lecteur lorsqu'il m'avait posé la question.
Quelques semaines plus tard, voici son nouveau message, je cite :

« Salut ! Je tenais à te remercier pour les conseils sur ton bouquin en particulier l'alimentation et la poudre magique. Grâce à ceux-ci, j'ai terminé l'Ironman de Vichy sans crampes et surtout sans problèmes gastriques. Un vrai bonheur malgré un marathon couru sous une forte chaleur de 36°C ! »

Voilà qui fait plaisir, non ?

Une méthode pour s'affûter

Affûtage ? De la lame du couteau ? L'affûtage est un terme assez vague qui n'a pas le même sens pour tout le monde. Pour faire simple, on lui attribue deux significations :

- **Les cyclistes parlent d'être « affûtés » en désignant le poids de forme et le fait d'avoir les muscles saillants. Pour eux, l'affûtage est la période qui permet d'accéder à ce statut.**
- **L'autre concept, plutôt celui des entraîneurs de course à pied, désigne l'amélioration de la forme physique en phase finale de préparation dans le but d'augmenter une performance. Être affûté peut se comprendre comme « avoir optimisé les paramètres d'entraînement pour être le plus performant possible le jour J ». Si j'en crois la littérature (notamment le fameux Inigo Mujika[1]), on peut espérer une progression de 3% de ses performances le jour de l'épreuve si cette période a été correctement menée.**

Comme ici nous parlons de course à pied, je prendrai le premier sens, c'est à dire celui des cyclistes. Logique, non ? Loin de moi l'intention de faire de toi un bellâtre aux muscles saillants !

Je vais juste te proposer une piste pour éventuellement perdre deux ou trois kilos qui traînent à droite à gauche. Dans le graphique N°4, j'indiquais, à partir de la semaine 9 : « affûtage » dans le sens « arriver à son poids de forme ». A ce stade de l'entraînement, tu as déjà accumulé un volume conséquent qui, normalement, devrait avoir eu des effets positifs sur ton poids et ta silhouette. Mais il y a sans doute encore un peu de travail à faire !

Poids de forme ?

Le poids de forme répond à deux critères essentiels :

- **C'est le poids qui nous offre le meilleur rapport entre puissance et masse à déplacer.**

1 Inigo Mujika, Tapering and Peaking for Optimal Performance, Paperback - 2009

• C'est le poids qui maintient l'organisme en excellente condition, malgré les situations de stress et de fatigue auxquelles il est soumis en pleine préparation.
Pas question ici de sombrer dans la fatigue chronique, en cumulant privations alimentaires et efforts soutenus et répétés. Une bonne récupération, un sommeil réparateur et une bonne humeur sont les signes de ce fameux poids de forme. Une trop grande maigreur a l'effet inverse : carences et fatigue accompagnent une perte de poids trop rapide et mal conduite.

Ceci dit, ne nous leurrons pas : ce n'est pas en mangeant des escargots et en passant la journée devant la TV à boire des bières que tu vas atteindre ce poids ! Il faut bien, à un moment ou un autre, en passer par un petit effort physique... et mental !
La perte de poids dépend d'un subtil mélange entre un entraînement sérieux mais varié, un régime suivi mais non draconien, et surtout un bien-être et une motivation qui sont les clés de la réussite.

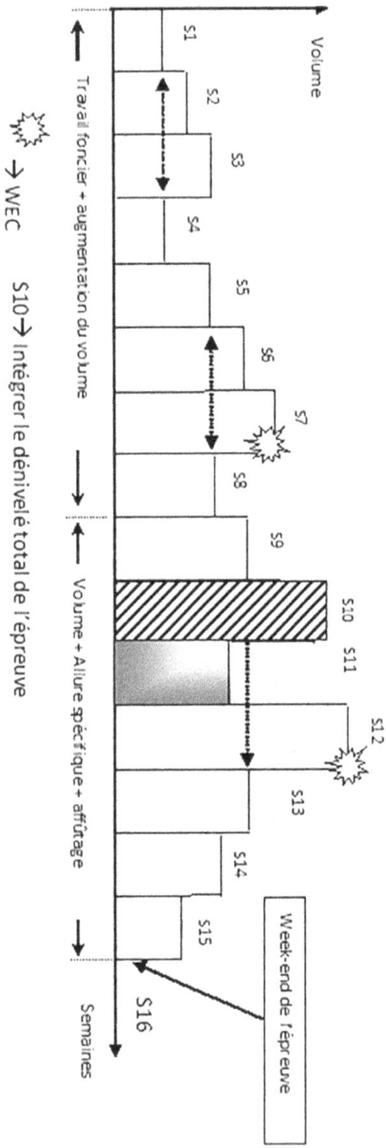

Graphique 4

Tout commence à se préciser !

Pour mémoire :
- **Zone hachurée**
  ⟶ Intégrer le dénivelé total
- **Zone grisée**
  ⟶ Période de repos

Les doubles flèches reliant par exemple S1 à S4 indiquent que le volume est identique sur ces semaines-là.

Comment faire ?

Sur deux semaines, par exemple en S10 et S11 [Revoir le graphique 4], tu peux diminuer progressivement l'apport de calories quotidien tout en augmentant la part de protéines dans ta ration alimentaire (conservation de la masse musculaire). Le but n'est pas de faire un régime strict, ce qui n'aurait aucun sens, mais de faire en sorte que le corps tape dans ses réserves énergétiques. Comme toujours, on est prudent et on réfléchit à ce qu'on fait : on ne se met pas à manger uniquement une demi-tranche de jambon par jour ! On peut supprimer, très progressivement, 1/4 de la ration totale quotidienne. C'est déjà beaucoup !

On n'oublie pas de s'hydrater correctement : le but n'est pas de perdre de l'eau ! Attention à cette erreur qui peut avoir de lourdes conséquences.

Par ailleurs, on continue à consommer des glucides complexes (riz, pâtes, semoule 1/2 complète, polenta, fruits et légumes frais) car comme le dit le dicton et surtout comme l'a montré la recherche : « les lipides brûlent au feu des glucides[1] ! »

Les rythmes des sorties « ventre vide » doivent être très variés : on doit à la fois taper dans les réserves de graisses mais aussi dans le glycogène musculaire et hépatique.

On sort de sa zone de confort !

Deux phénomènes vont se produire :

→ Légère perte de poids au bout de deux semaines si tu en avais besoin. La balance en témoignera et ta silhouette aussi !

→ Surcompensation dans les jours suivants l'arrêt de la démarche. Le corps, ayant été un poil stressé, va de manière naturelle augmenter sa capacité de stockage de l'énergie (glycogène) si tu as pris soin de **maintenir un niveau d'effort suffisant**.

C'est le principe du régime dissocié scandinave appliqué à la sauce « ultra ».

1 R. Haas, « Manger pour gagner », déjà cité.

Je te rappelle que le stockage du glycogène nécessite beaucoup d'eau : trois grammes d'eau pour un de glycogène, d'où une petite reprise de poids dans les jours et semaines suivants ce protocole.

Expérience personnelle

D'un point de vue scientifique, il faudrait effectuer des biopsies des muscles pour mesurer cette surcompensation. Je n'en suis pas encore là ! Tu vas donc être obligé - ou non - de me croire sur parole et de faire l'essai toi-même !
Août 2018. J'enchaîne deux semaines d'entraînement intenses et volumineuses correspondant à S10 et S11 par rapport à l'Infernal Trail des Vosges qui se court les 7/8/9 septembre. La consommation de glucides commence à diminuer en S9 et l'alimentation normale reprend en S12. La perte de poids mesurée sur cette période-là est de 2,5 kg (passage de 68,5 à 66 kg). Je suis arrivé sur la ligne de départ en S15 à 67 kg. Aujourd'hui, avec l'expérience, je ressens l'effet de la recharge en glycogène dans les jambes.

Ça peut paraître assez dingue, voire carrément débile de dire une chose comme celle-ci mais après des années de pratique de course à pied et plusieurs centaines de situations de « recharge », je sais - et ressens - exactement à quels moments de la journée mes muscles se rechargent. Je devrais peut-être dire « du soir » car c'est généralement juste après le coucher, lorsque le corps se détend, que je perçois cette circulation d'énergie très particulière qui m'indique que mes muscles « font le plein » !

⟶ Et le low carb dans tout ça ?

Low carb ? Mais c'est quoi encore cette chose-là ?
J'avais entendu parler de cette technique d'entraînement à « glycogène bas » il y a quelques années déjà mais c'est un lecteur qui a réactivé ma mémoire en me demandant quels liens je pouvais établir entre ma propre façon de faire et la méthode low carb.
Du coup, j'ai investi quelques dollars dans le livre déjà cité « Ultra Performance, dépassez vos limites », de Fabrice Kuhn aux éditions Thierry Souccar que je vous invite à vous procurer si le problème du lien alimentation/techniques d'entraînement vous passionne vous aussi.

A la lecture de ce bouquin, franchement très intéressant car scientifiquement très documenté, j'ai découvert que, à l'instar de Mr Jourdain qui, dans « Le Bourgeois Gentilhomme », fait de la prose sans le savoir, je faisais une sorte de « Low carb » sans en avoir la moindre idée !
Et lorsque j'ai découvert ce fait, croyez-moi, j'en suis resté bouche bée !
En scientifique, Fabrice Kuhn développe les sous-tendus théoriques de sa méthode alors que, de par mon approche pratique et empirique, je ne suis capable d'en expliquer que les bienfaits[1] !
Enfin, et c'est un point important, on remarquera que je parle de « bienfaits » alors que F. Kuhn parle, lui, au conditionnel : « il se pourrait que des améliorations... ». Chacun se fera donc sa propre idée...
Dans son ouvrage, F. Kuhn introduit deux types de régimes à faibles glucides différents : le « low carb » et le « régime cétogène », plus complexe à mettre en œuvre, beaucoup plus contraignant mais qui semble avoir eu une importance non négligeable lors du Tour de France 2019 si on en croit cet article[2].
Je me contenterai ici de ne faire qu'une rapide présentation du « low carb » et de le comparer à ma technique personnelle.
Pour faire simple, le but de l'entraînement à glycogène bas est d'amener le corps à être capable de fournir des efforts de plus en plus important en pourcentage de FCMax en utilisant majoritairement les lipides comme substrat énergétique. Il ne s'agit pas d'appliquer un régime alimentaire strict mais, au contraire, de jouer sur les périodes de prise alimentaire quotidiennes par rapport aux moments des entraînements. L'expression utilisée par F. Kuhn est « **périodiser sa prise de glucides** ». Tu peux également te remémorer le tout premier graphique de ce bouquin où les courbes « lipides / glucides » se croisaient si bien.

→ Point 1

Je cite, p. 112 : « ***Le régime low carb*** *est le moins drastique des deux avec une barrière haute à 120-150 g de glucides par jour à ne pas dépasser. Afin de réduire les glucides, il faut diminuer voire éliminer les féculents,*

1 Même si je j'ai tout de même une petite idée de l'origine de ces bienfaits !
2 www.lanutrition.fr/la-grosse-cote-des-cetones-sur-le-tour-de-france

les céréales et les légumineuses. On garde donc les légumes, les fruits, les viandes, les poissons, les huiles, les oléagineux [...] »
Mince alors, j'ai déjà lu ça quelque part... ha ben oui, c'est ce que j'ai écrit dans la toute première partie de ce chapitre. Cool, je ne dis donc pas que des âneries ! Vas-y Gégé, claque m'en cinq et allons se faire une bière ! La petite nuance concerne les féculents, les céréales et légumineuses que je conseille de diminuer uniquement en période d'affûtage (lire plus haut) ou en période pré-compétitive (lire ci-après) ainsi que la viande et le poisson sur lesquels j'ai déjà disserté !

⟶ Point 2
Quatre protocoles d'entraînement sont proposés dans le cadre du régime « low carb » :
1. L'entraînement du matin à jeun.
2. Ne pas faire de recharge glucidique après un entraînement important afin de, volontairement, ne pas reconstituer le stock de glycogène.
3. Effectuer des séances bi-quotidiennes en limitant - voire en supprimant - l'apport de glucides entre les deux séances. (méthode Train Low).
4. Effectuer une séance intense le soir, suivie d'un repas léger, et, après une nuit de sommeil, réaliser une sortie longue le lendemain matin. (méthode Sleep Slow).

Je retrouve là encore des organisations de séances que j'utilise habituellement (entraînement à jeun en bi-quotidien ⟶ propositions 1 et 3) ou en phase de montée en charge d'entraînement (⟶ propositions 3 et 4) et lors des phases d'affûtage en S10 et S11 ou lors de WEC (propositions 2, 3 et 4).

La principale différence entre ce que je propose et la technique « low carb » est dans la durée de ce type d'entraînement : je me limite à certaines périodes de la phase de préparation alors que F. Kuhn, lui, met en place ce protocole sur le long terme, en le plaçant au cœur de sa méthode.
Je pratique en quelque sorte une variante « allégée » du régime Low Carb. Au risque de me répéter, n'hésite pas à te plonger dans ce bouquin pour comprendre en détail les fondements de cette méthode qui met une bonne claque au bon vieux concept du « des nouilles et rien que des nouilles ! »

Partie 3 : Les 15 derniers jours…

Te voici maintenant en mode « panique ». Le jour J est proche ! Mon Dieu ! Que dois-je faire ?
Ces 15 derniers jours correspondent cette fois-ci au second sens du terme « affûtage » vu ci-dessus, le fameux « faire du jus ». Il s'agit d'un « tout », d'un travail qui vise le comportement alimentaire mais aussi l'entraînement. But : arriver frais et reposé le Grand Jour avec un stock de glycogène à son maximum.

Première information

Le corps n'aime pas les changements ! Il lui faut du temps pour s'adapter. Ce n'est donc pas durant cette période qu'on va chambouler sa vie ! Au contraire, on va modifier le minimum de choses ! C'est rassurant, non ?

Voici deux erreurs très classiques déjà vécues ou vues :

→ Je ne fais jamais de sieste dans la vie de tous les jours. Mais voilà, avant un ultra, il faut faire le plein de sommeil. La dernière semaine, je décide donc de faire une sieste en début d'après-midi. Les deux premiers jours, je ne m'endors pas. Je tourne en rond et perds mon temps. Je finis par m'endormir le troisième jour mais je me réveille à 5h de l'après-midi ! Bilan : la nuit suivante est presque blanche… et j'ai tout perdu (vécu !)

→ Je n'ai pas l'habitude de m'étirer mais par acquis de conscience, je me dis que ça doit être bien d'arriver sur la ligne de départ avec des muscles détendus. Je commence donc des séries d'étirements légers mais à tort et à travers 10 jours avant la course. Bilan : au mieux, je modifie ma statique. Ma dynamique de course change. Je contracte une tendinite du fascia lata au centième kilomètre. Au pire, je me fais une déchirure musculaire des ischios et je ne peux même pas prendre le départ ! (Non vécu mais déjà vu !)

Concernant l'alimentation, c'est la même chose !

Un tour de la littérature sur ce sujet permet de conclure que, sur le plan alimentaire, il faut, durant ces 15 derniers jours : stopper tous les produits industriels tels que plats cuisinés, sodas, viennoiseries, biscuits sucrés ou salés, gâteaux, fast-food, produits laitiers, produits raffinés (farine blanche, sucre blanc, sirop, bonbons ...), pâtes à tartiner, pain blanc et complet, charcuterie, fromages... Je diminue très fortement ma consommation de viande et de façon générale de protéines d'origine animale, j'évite les aliments frits et l'alcool sous toutes ses formes ...
Heu... Mais dis voir, tu n'aurais pas déjà lu ça quelque part ? Ma question est : pourquoi arrêter tout ça seulement 15 jours avant l'épreuve ? Si c'est le cas, alors tu fais deux erreurs :

1. Tu modifies brutalement ta façon de t'alimenter dans cette période cruciale des 15 derniers jours. Le corps n'aime pas les changements et il va te le faire savoir ! En tout cas il n'aura pas le temps de s'adapter aussi vite à ce nouveau régime.
2. Aucun intérêt, autre que se donner bonne conscience, d'adopter une alimentation saine si tu as passé l'année précédente à manger de la M.... 15 jours seront insuffisants pour combler le retard.

> Beaucoup de troubles digestifs en course proviennent de ce changement brutal de régime alimentaire à l'approche de la compétition ajouté à un stress « psychologique » parfaitement naturel !

Si tu as l'habitude de t'envoyer des steaks-frites, alors continue à manger des steaks-frites ! Il n'y a aucun problème par rapport à ça et bien au contraire, c'est préférable plutôt que vouloir changer brutalement ses habitudes ! Pour toi, ça tombe bien : tu as suivi mes conseils et tu n'as presque rien à modifier avant ta course !

Deuxième information

Il va tout de même falloir faire une recharge glucidique dans les trois jours précédents l'épreuve.
Cela se fait en deux temps et si tu as suivi mes conseils, ton corps y est habitué puisque tu l'as fait sur une longue période, en semaines 10 et 11 !!! Alors, elle est pas belle la vie ? Hein ? Nan mais des fois !!! Allez ! Champagne pour tout le monde !

⟶ **J-15 à J-7 :** tu ne changes rien sur le plan alimentaire. Youpi ! il faut juste manger moins de fruits crus que tu remplaces par des compotes, fortement diminuer voire arrêter le lait si ce n'était déjà fait et éviter de consommer trop de fibres qui risquent d'irriter les intestins.

⟶ **Dernière sortie longue à J-15**, 4 h maximum en mode rando-course. On y va mollo sur les descentes et les efforts excentriques. Ce n'est pas le moment de broyer du quadriceps ! Un peu de vélo également à allure modérée avec quelques accélérations pour manger du glycogène. Ensuite, on diminue environ de moitié le volume d'entraînement en gardant le même nombre de séances mais plus courtes sans en diminuer l'intensité.

⟶ **J-7 à J-5 :** phase 1 à tu vas épuiser progressivement tes réserves de glycogène en maintenant des apports alimentaires suffisants mais en **diminuant ta consommation de glucides d'un tiers par rapport à ton alimentation habituelle.** Les séances de course à pied peuvent être faites selon les techniques N°3 (Train Low) et N°4 (Sleep Low) décrites dans le paragraphe dédié au « low carb ». D'ailleurs, les anglophones utilisent l'expression : « Train Low, Compete High » ce qui signifie « entraînement à bas glucides, course à glycogène haut ». Je te l'accorde, la traduction est bancale et c'est quand même plus coooool in english !

D'un point de vue alimentaire, deux possibilités :

1. Réduire la taille des portions de féculents (pain, pomme de terre, pâtes, riz, légumineuses, semoule, quinoa, ...) d'un tiers à chaque repas et augmenter d'autant ta consommation de légumes verts cuits et de protéines. Le tableau 1 ci-dessous dresse la liste des aliments les plus pauvres en glucide que tu peux donc consommer prioritairement durant cette phase tout en, et c'est important, cherchant à consommer des produits auxquels ton organisme est habitué. Le but est de ne pas se mettre l'estomac en vrac ! Cette liste est loin d'être exhaustive. Le web regorge de sites spécialisés donnant les teneurs en lipides, glucides et protides de tous les aliments de la planète. Je t'invite donc à aller faire ton propre « marché » en fonction de tes goûts alimentaires. Pour ce qui est des glucides, tu t'intéresseras également à la notion d'index glycémique sur laquelle je ne m'étendrai pas car je pense en toute honnêteté que tu es déjà bien informé sur le sujet ! En Annexe 5, je t'offre gratuitement une image libre de droit d'un tableau d'aliments végétaux riches en protéines, donc largement autorisés dans la phase 1.

2. Supprimer totalement les féculents à l'un des repas (déjeuner ou dîner), selon tes horaires d'entraînement et ne consommer presque que des aliments à base de protéines et de légumes verts.

Protéines	***Lipides***	***Autres aliments à faible teneur en glucides***
Poisson gras Viande blanche Œufs frais Fromage blanc Tofu Tempeh	***Huiles végétales (première pression à froid) Beurre Fromages (si tu à l'habitude d'en consommer)***	***Tous les légumes verts Les champignons Avocats Les agrumes Les fruits rouges Graines de lin, de Chia, de chanvre***

Tableau 1 : quelques aliments à privilégier dans la phase 1

⟶ **J-5 et J-4 au matin :** phase 2 à J-5 : un footing en endurance (1h) et J-4 un footing (45') incluant une partie « rapide » pour consommer du glycogène. On évite les efforts excentriques : pas de descente !
Immédiatement après ce dernier footing (J-4), tu te fais une petite collation glucidique. Dans cette situation-là, même les aliments à index glycémique élevé sont possibles : miel, chocolat, confiture... Il faut reconstruire le stock de glycogène rapidement ! Tu manges immédiatement au retour de l'entraînement pour bénéficier au mieux de la « fenêtre métabolique » idéale d'absorption des glucides. On estime que cette période dure environ quatre heures mais que le pic d'assimilation est dans les 30 minutes qui suivent l'effort. On peut augmenter l'effet de cette « fenêtre métabolique » en réalisant le tout dernier entraînement le matin de J-4 à jeun. Dans ce cas, on cumule à la fois le déficit en glycogène dû à la diète nocturne et celui dû à l'exercice. Ceci dit, il faut être prudent si on choisit cette solution car ce dernier footing doit comporter des phases rapides ce qui nécessitera un échauffement important. Mais bon, t'es pas débile et tu dois bien t'en douter !

⟶ **J-4 à J-2 :** on inverse la vapeur ! On augmente d'un tiers la consommation de glucides lors des repas par rapport à la normale avec prioritairement les aliments proposés dans le tableau 2. On ne se gave pas, on augmente juste la dose. Attention particulièrement aux légumes crus qui risquent d'irriter la paroi intestinale. Tu peux répartir l'alimentation en plusieurs prises sur la journée. Tu penses également à bien t'hydrater pour renflouer le stock de glycogène.

⟶ **Plus d'entraînement !** Fini ! Terminé ! Tu peux jouer à la belote avec Gégé ou regarder Drucker à la TV !

⟶ **J-1 :** reprise d'une alimentation habituelle. Bonne hydratation. Et y'a plus qu'à !

Fruits	***Fruits secs (à faire tremper avant consommation) : dattes, figues, raisins, abricots… Fruits : Bananes, kakis, coings, myrtilles, pommes… On peut les privilégier en compote durant cette phase 2***
Légumes	***Patates douces vapeur (le top du top !) Pommes de terre vapeur Panais Artichauts Carottes et betteraves rouges crues***
Légumineuses	***Lentilles vertes, lentilles corails Azukis Eventuellement Pois chiches mais attention aux risques de soucis intestinaux !***
Céréales	***Riz 1/2 complet Petit épeautre Millet***
Autres « graines »	***Sarrasin (ou blé noir) Quinoa***

Tableau 2 : Aliments riches en glucides

On fait tout un plat[1] sur le repas de la veille avec organisation de méga pasta party. Pour ma part, je n'accorde aucun crédit à ce dernier repas. Il ne va pas changer grand-chose sauf, bien sûr, si tu t'envoies une fondue savoyarde et un litre de blanc du Jura !
La plupart des pasta proposent des pâtes généralement trop cuites qui ne participent donc pas au stock d'énergie disponible. Les pâtes trop cuites ne sont plus à index glycémique bas, mais au contraire se transforment en sucres rapides. Elles vont directement se loger dans tes poignées d'amour ! La pasta party, c'est surtout un bon moment convivial avec les copains avant la course !

1 Sans jeu de mots !

Partie 4 : Le jour J et la stratégie alimentaire durant la course

Alors là, attention, je vais certainement prendre à contre-pied tout ce que tu as pu lire sur le sujet au cours des 50 dernières années ! J'ai une façon de faire toute particulière qui n'aura de sens que si tu as suivi les étapes que je t'ai proposées depuis le début de ce grand chapitre sur l'alimentation. Et encore ! Il est bien possible que chez toi, ça ne fonctionne pas car comme je l'ai déjà dit, l'ultra n'est pas une science exacte et ce qui marche un jour n'ira peut-être pas le lendemain et ce qui marche chez Paul ne marchera peut-être pas chez Gégé !
Cependant, il semblerait que ces dernières années j'aie trouvé un équilibre relativement stable en compétition d'un point de vue alimentaire en appliquant cette méthode.
Alors si tu es prêt à me suivre, en avant la musique !

Principe de base : le corps n'aime pas les changements[37]

Pourquoi devrais-tu changer toutes tes habitudes le jour de la compétition ? Il n'y a aucune raison à cela, bien au contraire.

1 Je l'ai déjà dit ? Mince, je deviens gâteux

→ Que manger juste avant la course ?

Ce que tu as l'habitude de prendre au quotidien ! J'entends des coureurs ou je lis des publicités me vantant les mérites du super-gâteau méga-sport-petit-déj à préparer soi-même juste avant la compétition.
Très bien ! Mais es-tu habitué à manger ce gâteau ? Si oui, alors pas de souci, tu peux foncer ! Si non, pourquoi, ce jour-là précisément, avalerais-tu une chose à laquelle ton organisme n'est pas habitué ?
<u>Mon conseil</u>
Prends un petit déjeuner ou un repas identique à ce que tu fais habituellement. Attention toutefois au fameux - fumeux ? - verre de jus d'orange : acidité garantie pour la vie !

→ Quand manger avant la course ?

Sur ce point, la littérature est unanime : 3h minimum avant le départ, en associant une « boisson d'attente » jusqu'au moment crucial. Et là, je dis STOP !!!!!!!! Je suis en total désaccord avec ça !
<u>Mon conseil</u>
Prends ton dernier repas le plus tard possible avant de te présenter sur la ligne de départ. La seule boisson d'attente, si tu en as besoin, doit être de l'eau. Eventuellement une pincée du « mélange magique » s'il fait très chaud et une goutte d'HE de menthe poivrée.

Cette solution offre deux avantages :
1. <u>Elle va te permettre de partir moins vite que la concurrence</u>, donc de préserver tes ressources pour la suite de l'épreuve. Si tu as suivi mes conseils, tu as appris à courir le ventre plein donc partir immédiatement après un repas ne devrait plus te poser problème et cela te permettra de modérer ton allure.
2. <u>Tu pourras gérer bien plus facilement</u> le « Défi des 6 premières heures ». Tu vas digérer tranquillement, et tu auras ainsi de l'énergie disponible en quantité suffisante durant toute cette première période critique de la course sans avoir besoin d'avaler des kilos de sucre.

→ Quand manger pendant la course ?

J'ai un dicton qui fonctionne plutôt bien : « Si tu veux vomir ton quatre-heures, mets ton Timer ! »
Une fois de plus, mettre un timer pour s'alimenter sur un ultra relève, à mon sens, de la pure hérésie !
Imagine-toi installé sur ton canapé sirotant toutes les 10 à 15 minutes une boisson sucrée et grignotant Tuc, chips, cacahuètes, rondelles de saucisson, carrés de fromages, bouts de chocolat et bananes à tout bout de champ. Combien de temps va-t-il s'écouler avant que la nausée ne te prenne et que tu finisses par vomir derrière le divan ? Transpose cette situation en compétition : ton organisme fait des efforts hors-normes diminuant de façon drastique ses capacités de digestion. A ce régime-là, en 8 h maxi, tu te trouves en situation d'excès alimentaire. Tu es complètement écœuré par le sucre, la bile et des remontées acides viennent régulièrement te chatouiller la luette. Prêt à vomir ? Alors Go !

Mon conseil
Maintenir un niveau d'effort élevé ne se conçoit **que dans une situation de confort digestif total**. N'oublie pas que tu es parti pour 25, 30 voire 40 h - ou plus - de compétition ! Si au bout de 8 ou 10h tu es déjà saturé, tu n'iras plus très loin.
Par ailleurs, tu as appris, si tu as suivi mes recommandations, à faire fonctionner de façon efficace ton organisme en situation de frugalité. Enfin, comme je l'ai déjà dit, le corps a horreur des changements. L'idéal est donc de parvenir à caler de façon progressive les moments d'alimentation avec tes horaires habituels de repas. J'ai conscience qu'écrire cela va m'attirer les foudres de nutritionnistes et sportifs de tous poils, mais je rétorque la chose suivante : c'est ma manière de faire, je l'expose et je ne demande à personne de me croire sur parole ou de suivre ce principe.
Chacun doit pouvoir tester par lui-même et se forger son propre protocole. J'ai trouvé pour ma part une manière d'être très à l'aise au niveau alimentaire sur le très long en pratiquant de cette façon-là. Je la partage, c'est tout !

Exemple de mise en œuvre

• Départ de l'épreuve à 4h du matin.
• Je termine le petit déj à 3h30. Je me rends sur la ligne de départ. Il ne fait pas très chaud mais je peux tout de même prévoir 1/4 de litre d'eau en attendant le signal. J'ai pris soin de mettre une goutte d'HE de menthe poivrée sous la langue et une autre dans l'un de mes bidons.
• Départ donné, je cours tranquillement sans me laisser emporter par l'élan général. Je laisse partir les furieux devant sans m'en préoccuper. Mon but n'est pas de faire un top 5 mais de franchir la ligne d'arrivée dans les meilleures conditions possibles. Je bois de l'eau à hauteur de 0,5 litre/h maximum, ce qui correspond environ à la capacité de vidange de l'estomac.
• Je sais approximativement où je serai vers 7h du matin, heure à laquelle j'ai l'habitude de me lever et de déjeuner. J'ai repéré quel était le ravitaillement le plus proche et ce qu'il propose. A cet endroit, je fais une pause et je prends « un bon petit déj ! ». Je repars le ventre plein ce qui ne me pose pas de problème car j'ai appris à gérer cette situation.
• J'aurai sans doute un ou deux petits creux avant 10h du matin. J'attends de ressentir une très légère sensation de faim avant de grignoter. Je peux m'envoyer une banane, de préférence pendant une ascension ou sur une portion plate précédent la grimpette. A 10h, je viens de passer brillamment le « défi des 6 premières heures ». Gégé qui n'a pas voulu suivre mes conseils a mangé comme quatre et j'entends déjà l'eau faire « glou-glou » dans son estomac !
• A l'approche de midi, il va être l'heure de trouver un ravito qui me propose un plat chaud ou alors un gros sandwich au jambon, ou... n'importe quoi qui va pouvoir me caler pour l'après-midi... A midi, Gégé a déjà vomi deux fois, il est loin derrière moi et il n'avance plus...

Je ne détaille pas la suite : tu as parfaitement compris le principe. Il y a donc une grande importance à étudier le parcours avant la course et de voir comment tu vas pouvoir caler tes repas par rapport aux positions et contenus des ravitaillements. Si ça ne tombe pas « raccord », alors prévois dans ton sac (soit sac de course soit sac de délestage) de quoi te faire de bons repas aux moments où tu les as prévus. Ceci dit, en

faisant preuve d'un peu de souplesse dans les hora
ajuster repas et ravito ! N'exagérons pas !

Et dernier détail qui a son importance : n'oublie pas de sourire et de remercier les bénévoles ! Sans eux, tu ne serais pas là !

→ Que manger pendant la course ?

Là encore je risque de prendre à contre-pied pas mal d'idées reçues et de manières de faire !
Littérature → il faut manger régulièrement du « sucre[1] » afin d'assurer une glycémie constante dans l'organisme. STOP ! Ceci est peut-être vrai sur un marathon. Nous parlons d'ultra, c'est à dire de plusieurs dizaines d'heures de course. Attention également à l'idée qui prétend que plus je suis rapide, plus je dois manger « liquide » et plus je suis lent plus je peux manger « solide ».
Nous avons déjà parlé de vitesses de déplacement, qu'il faut toujours ramener en pourcentage de la VMA. On se rend alors généralement compte que les coureurs dits « lents » sont, eux aussi, à des pourcentages élevés de leur propre VMA, tout comme les coureurs « rapides » ... La relativité fait le reste...
<u>Mon conseil</u>

• Je fais le tour de mes placards et je mets à la poubelle toutes les poudres énergétiques qui coûtent un pognon de dingue et les gels qui s'y trouvent. Enfin, ça, je l'ai fait bien avant le départ !!!!!

• **Les 6 premières heures** : j'ai mis une goutte d'HE de menthe poivrée dans l'un de mes bidons d'eau que je sirote régulièrement. Je mange peu, comme expliqué précédemment et de préférence des aliments à saveurs salées, exception faite de la banane qui reste dans tous les cas l'arme

1 Glucose, fructose, arthrose, Galapagos... ou n'importe quoi qui se termine par « ose »...

ultime » et éventuellement d'une couille de mammouth (voir Astuce Bogosse 17) si mon ventre me le demande (ce qui ne devrait pas être le cas). Personnellement, plutôt que me gaver de Tuc, chips et cacahuètes, je préfère emporter quelques tranches de pain de mie et du Bresi dont j'ai déjà parlé. Je n'en consomme qu'à la demande, lorsque je sens arriver une petite faim. Durant toute cette première période, je mange très peu car j'ai pris le départ le ventre plein.

• **Entre 6 et 10h d'effort** : je continue sur les saveurs salées et j'attends que progressivement mon corps réclame sa dose de sucre. Cela va finir par arriver, c'est inévitable !

Quels sont les avantages ?

⟶ Alors que les coureurs qui ont suivi un protocole classique entrent dans la zone « estomac rempli » et « digestion difficile », toi, tu arrives seulement dans la zone « ça y est, je commence à avoir faim et je vais pouvoir me régaler ! »
⟶ Ton organisme est en demande. Il va pouvoir absorber l'intégralité des aliments que tu vas consommer sur les prochains ravitaillements.
⟶ Même si à un moment tu as pu avoir une petite chute de rythme dû à la sensation de faim, cette baisse de régime sera vite compensée par l'augmentation de ta vitalité lorsque tu te seras alimenté. C'est un effet « booster » très impressionnant à vivre ! Pense à Gégé qui oscille entre « je vomis maintenant ou je vomis dans une heure ? » et qui va tenter d'avancer encore pendant 5h sans pouvoir s'alimenter !

• **A partir de 10h d'effort** : j'attaque de vrais repas aux heures habituelles. Je mange des soupes, des pâtes, des sandwiches au jambon (ou Bresi ! Je préfère). La patate douce est aussi excellente car elle offre comme on l'a déjà vu un fort taux de glucides et un index glycémique très bas donc une énergie longue durée. C'est le top du top. Elle est le repas favori d'Antoine Guillon par exemple.
J'assure un apport régulier en glucides en consommant des bananes : j'en prends une complète au ravito que je colle dans mon short et grignote

de temps en temps. J'ai également déterminé quel était ma barre chocolatée préférée[1], mon petit «plaisir» de réussite. J'en ai un stock en réserve dans mon camel-back et dans mes sacs de délestage. Je prévois également des bols de pâtes chinoises et quelques sachets de soupe de Miso japonaise instantanée[2] - je reviendrai plus loin sur ce sujet-là - et un lot de « couilles de mammouth ».

Dans tous les cas, je ne me goinfre pas. Je reste toujours «sur le fil du rasoir» et j'attends systématiquement, avant de manger quoi que ce soit, de ressentir une légère sensation de faim comme je l'ai appris durant mes sorties longues. Je suis rassuré par le fait que je connaisse parfaitement la quantité d'efforts que je suis capable de fournir sans apport extérieur puisque j'ai régulièrement fait l'expérience «du ventre vide» et je me suis entraîné dans ces conditions-là. A aucun moment je ne me force à manger. Je me nourris «**au feeling**», à la demande et suis mon instinct pour avaler **ce qui me fait envie.**

• **En cas de coup dur**, l'idéal est de trouver une source de lipide importante. Le top reste le beurre malheureusement trop peu présent sur les ravitaillements. Si tu as un suiveur, prévois une glacière avec cet ingrédient magique sur le très long.

Récemment, alors que je commençais à ressentir un petit coup de barre sur une épreuve, je me suis empiffré (le mot est faible!) d'un pâté lorrain délirant. Ce qui est dingue, c'est que c'est typiquement le genre d'aliments qui, au quotidien, ne m'attire absolument pas! Une énorme pâte feuilletée remplie d'un broyat d'animal mort... Bof bof bof... Et bien là, ce truc me tendait les bras et m'a fait instantanément saliver!

Comme quoi, tu peux toujours tenter d' établir de beaux plans sur la plus belle comète de la galaxie, il arrive un moment ou «le feeling», le «ressenti», la «sensation» et «l'envie» reprennent le dessus!
J'ai donc envie de te dire: «laisse-toi aller, ça va passer!»

1 Pour ma part, c'est le Nougatti!
2 Attention: c'est comme tout, à ne consommer que si tu y es habitué car le goût et l'odeur sont... particuliers!

Remarques importantes :

1. Contrairement à l'alimentation quotidienne, tu pourras te tourner vers des aliments « industriels » en compétition. Pourquoi ? Car ils sont bourrés de sucres cachés et de sel. C'est donc parfait pour éviter le risque d'hyponatrémie.
2. Il est possible (cela m'est arrivé à plusieurs reprises) que la fatigue musculaire te conduise à avoir du mal à mâcher les aliments solides. J'ai déjà eu des crampes dans les mâchoires en voulant avaler mon sandwich au jambon ! Dans ce cas-là, il va falloir basculer sur une alimentation plus liquide ou alors fractionner ton solide en minuscules morceaux à placer sous la langue afin de les laisser fondre.
3. Cette technique en sublingual est aussi à adopter quand tu as un gros coup de mou. N'hésite pas dans ce cas-là à mettre du sucre pur en petite quantité sous la langue ce qui va lui permettre de pénétrer très rapidement dans le sang, sans passer par la case « estomac »
4. Une autre astuce en cas de coup de mou ou alors de difficultés digestives passagères, permettant de « tromper » ton organisme : te rincer la bouche avec une boisson très sucrée, que tu recraches. Cela envoie un signal à ton cerveau qui pense qu'il va recevoir une dose de glucose. Du coup, il n'hésite pas à taper dans ses réserves de glycogène pour que tu puisses continuer à fournir ton effort. Et cela n'aggrave pas tes soucis digestifs puisque tu n'augmentes pas la quantité de sucre dans l'estomac. Attention : cette astuce ne fonctionne pas sur le long terme. Elle te permet de tenir quelques heures supplémentaires, en espérant que tes intestins reprennent « leur place » !

L'hygiène des mains

Voilà un truc complètement négligé la plupart du temps. Or, je n'ose même pas imaginer le nombre de microbes et bactéries qui s'agglutinent sur les mains d'un ultra-runner en pleine épreuve. Mouchage de nez, essuyage de fesses, pipis fréquents… Bon j'arrête… Ou il faut faire un dessin ? Le lavage des mains avant toute prise d'aliments sur un ravito devrait être obligatoire !

ENCART SPÉCIAL
« banane »

La banane est l'élément principal de mon alimentation en course. Elle est très facile à transporter sur soi et très facile à manger de par sa présentation. L'idéal est d'en prendre une entière au ravito. Je me fais des fois taper un peu sur les doigts mais je trouve toujours un (ou une) gentil bénévole compréhensif qui va m'en donner une que je glisse dans le short !
Et y'a pas à dire, ça fait toujours plaisir d'avoir une belle banane dans le short.

Que contient-elle ?

⟶ Beaucoup d'énergie : 90 Kcal/100 g principalement sous forme de glucide à faible indice glycémique (suivant l'état de mûrissement).
⟶ Des oligoéléments : potassium, magnésium, et des vitamines B et E. Les vitamines du groupe B sont bien représentées, avec une richesse particulière en B6, qui intervient dans la constitution des stocks énergétiques sous forme de glycogène.
⟶ Des fibres alimentaires mais reconnues pour être non-irritantes pour les parois intestinales.
⟶ Des BCAA : Acides Aminés Ramifiés, favorisant la synthèse des protéines. En gros, cela va éviter à ton organisme de consommer ses propres réserves de protéines musculaires et de s'autodétruire sur un ultra. Elles facilitent également la fourniture de glucose aux cellules musculaires après que le stock de glycogène soit épuisé.
Une banane contient 3 types de BCAA[1] :
- 320 mg de leucine par gramme.
- 250 mg d'isoleucine par gramme.
- 260 mg de valine par gramme.

Alors pour avoir la banane, mange de la banane !

1 http://blog.moncoach.com/savoir-les-acides-amines-ramifies-bcaa/

Astuce BoGosse n°17

La couille de mammouth

La « couille de mammouth »[1], de son vrai nom « la boule d'énergie », est une barre énergétique fabriquée maison. Avantage : 99% rien que du bon et 1% de sel pour parodier Gotlib et sa coccinelle !

Tous les produits doivent être d'origine bio, c'est une évidence !

Il existe mille recettes que tu peux adapter en fonction de tes préférences personnelles, mais le principe reste toujours le même.

Voici un exemple :

- 1 portion d'abricots secs.
- 1 portion de dattes séchées.
- 1 portion de figues séchées.
- 1/4 portion d'amandes.
- 1/4 portion de noix.
- 1 cuillère à soupe de graines de lin.

Mixer séparément les ingrédients dans un robot. Attention : l'opération est délicate car pas suffisamment mixés, tu ne pourras rien en faire et trop mixés, les aliments se transforment en huile et deviennent immangeables !

Après mixage, assembler le tout en malaxant à la main jusqu'à former une grosse boule de pâte plus ou moins compacte. Découper en petites ions et former des boules qui tiennent facilement dans la main et qui peuvent se glisser dans une poche du camel-back.

A déguster lors des petits creux en course, de préférence en toute petites ions, que l'on mâche lentement et longuement. La couille de mammouth m'a « sauvé la vie » à de nombreuses reprises !

1 Ha ! la belle époque de la couille de mammouth... Spéciale dédicace aux lecteurs qui se reconnaîtront

Astuce BoGosse n°18

L'hydratation pour anticiper la chaleur

Je prône systématiquement l'alimentation et l'hydratation « au feeling » : je mange et je bois à la demande. Ceci dit, je te propose une petite astuce qui pourra t'aider si tu es amené à courir dans la chaleur.
Attention : je ne parle pas ici de compétition se déroulant dans le désert car je n'ai aucune expérience à ce sujet.

Pleine nuit. Il fait frais car tu es plus ou moins en altitude. Tu auras donc naturellement tendance à diminuer ta consommation de liquide. Mais supposons que la journée qui va suivre soit annoncée très chaude par la météo locale. Tu dois commencer à préparer ton corps à cette chaleur à venir en surconsommant de l'eau avant que le jour ne se lève. Tu vas stocker le surplus qui sera alors le bienvenu lorsque le soleil va se pointer et te rôtir comme un poulet au four !
Dans cette situation de surconsommation volontaire d'eau, on n'oublie surtout pas d'ingurgiter de la poudre magique, c'est-à-dire le mélange bicarbonate de soude et sel dans l'idée d'éviter l'hyponatrémie.

• **Pour terminer l'ultra :** en suivant ce protocole, c'est à dire en ne mangeant qu'à la demande, lorsque mon estomac le réclame, j'assure une utilisation optimale de ce que je consomme. Il m'arrive ainsi quelquefois de terminer les 4 ou 5 dernières heures d'une course sans même m'arrêter au ravitaillement (sauf pour y refaire le plein en eau des bidons) car mon corps à tout ce dont il a besoin et je n'ai pas faim. Par contre, comme tu as su gérer ton alimentation, tu es encore bourré d'énergie. Si les muscles répondent, tu peux continuer à avancer vite alors qu'autour de toi, c'est l'hécatombe.
Psychologiquement, c'est assez difficile de se dire : « il y a un ravito mais je ne vais rien manger » car, au risque de me répéter, nous sommes conditionnés à ne manquer de rien. L'intellect va donc se dire que si les organisateurs ont mis un ravitaillement à cet endroit-là, c'est parce qu'ils estimaient que c'était le lieu où les coureurs allaient « avoir faim ». Tu dois donc rester centré sur tes besoins qui ne sont pas les mêmes que ceux de ton voisin.

Jamais, et je le répète, JAMAIS je ne me force à manger parce que « c'est l'heure » et JAMAIS je ne me force à manger quelque chose qui ne me fait pas envie. Il faut faire confiance à ton instinct et aux capacités de ton corps à t'envoyer les bons signaux. Si tu anticipes et/ou masques ces informations, tu finiras, comme bon nombre de tes copains, à vomir dans le ravin !

Question / Réponse

J'ai un réel souci de digestion en compétition. Dès que j'atteins la barre des 6 h de course, je me retrouve dans l'impossibilité de manger quoi que ce soit. Je finis même par vomir et je suis obligée de poser mon dossard. Pour être franche, je n'ai pas encore mis en application tous tes conseils et bien que j'aie déjà consulté divers « spécialistes », rien ne change. C'est un vrai handicap. Que pourrais-tu me proposer que tu n'aies pas encore dit jusqu'ici ?

Aïe ! Alors là, voilà typiquement le genre de question piège qui va me pousser dans mes derniers retranchements !
Tout d'abord, pas de chance : tu es une femme et il s'avère que sur ce plan-là, Mesdames, vous êtes bien plus fragiles que nous autres, les hommes. Changer de sexe me semble peut-être une solution trop radicale. On va réfléchir à autre chose.

Alors, voyons voir que je me torture un peu le neurone... Bon, premier élément de réponse, trop facile : applique déjà tous mes conseils. Peut-être que cela te fera faire un grand pas en avant.
Si rien ne change, alors je te propose deux autres pistes :

→ **Piste 1 :** As-tu déjà tenté de faire des sorties OFF allant au-delà de 6h ? Il a été démontré (voir par exemple Sullivan and al[1]) que les troubles digestifs peuvent être liés au stress généré par la compétition. C'est un élément que l'on retrouve dans un grand nombre d'articles traitant du sujet.
Donc peut-être l'idée de partir faire un off seule, tranquille, sans aucune contrainte de chrono, de timing, juste pour le plaisir, est-elle bonne. Si, dans ces conditions-là, aucun trouble digestif n'apparaît, alors un travail spécifique du mental afin d'apaiser le stress pré-compétitif pourrait être utile. C'est une voie que je t'encourage à suivre.

---

1 Sullivan SN. Wong C. HeidenheimP. Does running cause gastrointestinal symptoms? A survey of 93 randomly selected runners compared with controls. NZ Med J 1994: 107 328-31

Pour aller un cran plus loin, l'hypnose Ericksonienne[1] peut être un support plus puissant que les simples éléments de préparation mentale que j'ai présentés pour apprendre à gérer ton stress. Penche-toi sur le sujet.

⟶ **Piste 2 :** As-tu déjà tenté une supplémentation en probiotiques ? Oui ? Non ? Si non, ça tombe bien car, du coup, cela me permet de rebondir sur ce sujet et d'ajouter le chapitre suivant, dédié à ces drôles de bactéries !

Si ça ce n'est pas de l'art de réaliser de magnifiques enchaînements, je me demande bien ce que c'est ! J'aurais pu être présentateur du JT de 20h avec ce niveau-là !

1 Regarder par exemple : https://www.youtube.com/watch?v=Gi_5odUrYDY

⟶ Et les probiotiques dans tout ça ?

Voilà un thème que j'avais complètement ignoré dans la première édition de ce livre. C'est une réflexion personnelle qui m'a amené à me pencher sur ce type d'aliments que, finalement, je connaissais déjà sans même le savoir ! Ma question a été la suivante : « Mais pour quelle(s) raison(s), lorsque je commence à avoir un inconfort intestinal, que ce soit en course ou dans la vie de tous les jours, j'éprouve le besoin d'avaler une soupe de miso ? » C'est vrai, quoi, la soupe de miso, ça ne sent pas très bon (sauf si on y est habitué) genre banc de poissons en décomposition, c'est très salé, rempli d'algues gluantes qui flottent entre deux eaux… Bref, décrit comme ça, ce n'est pas forcément le premier aliment qui viendrait à l'esprit pour remettre d'aplomb un estomac barbouillé ! Alors penchons-nous un peu sur ce produit[1] pour mieux comprendre.

Qu'est-ce que le miso ?

Je cite : « *Il s'agit de haricots de soja tout d'abord cuits à la vapeur, puis mélangés à de l'eau salée pour enfin être ensemencés avec le koji. Ce dernier est un « moût d'amorçage » contenant le champignon Aspergillus Oryzae qui stimule la fermentation. L'ensemble est mis à vieillir durant*

1 http://lecrac.com/pages/info-produits/une-decouverte-enzymatique-et-probiotique--le-miso.php

une période allant de quelques semaines à trois ans. Il s'opère alors une fermentation lente qui produit de petites quantités d'alcool et d'acide lactique qui jouent le rôle de conservateurs naturels.»
Le miso fait partie de la famille des probiotiques qui sont, selon l'OMS, là encore je cite[1]: «des micro-organismes vivants naturellement présents dans certains aliments, qui, administrés en quantité suffisante, ont des effets bénéfiques sur la santé.»
Bénéfiques sur la santé? Alors quels bénéfices au juste et pourquoi seraient-ils bons dans le cadre d'une pratique sportive? Lorsqu'on se penche sur la littérature relative à ces drôles d'aliments, on découvre tout leur intérêt sur deux plans différents.

→ Sur le bon fonctionnement du système digestif[2]

- Equilibre de la muqueuse intestinale:
- Améliore l'absorption du calcium au niveau du côlon.
- Active et améliore la digestion des glucides et des protéines.
- Favorise l'assimilation des vitamines du groupe B.
- Améliore la microflore non pathogène.
- Préviens les pathologies infectieuses.
- Préviens les intolérances et les allergies alimentaires comme pour le lactose ou le gluten.
- Favorise la régénération d'une bonne flore intestinale.
- Lutte contre les micro-organismes indésirables.
- Facilite l'absorption des substances nutritives.

De façon générale, ils permettent d'atténuer le reflux gastrique, l'hyperacidité, les brûlures d'estomac, le syndrome du colon irritable, la diarrhée, la constipation, les flatulences,... Hou là! Rien que ça!

1 https://www.biocodexmicrobiotainstitute.com/probiotiques?
2 Voir par exemple: https://www.nicolas-aubineau.com/probiotique/

⟶ Sur les propriétés immunitaires :
Lire cet article[1] assez complet sur ce sujet-là. Il n'existe pas un seul type de probiotiques mais bien différentes « souches », aux propriétés variables selon le type de « champignons » en action. Les aliments contenant des probiotiques sont lacto-fermentés[2], c'est à dire transformés par des bactéries dites lactiques, lesquelles se nourrissent des glucides de ce même aliment qu'elles convertissent en acide lactique. Ce dernier, en acidifiant l'aliment, prolonge sa conservation grâce à son action antimicrobienne, lui confère de nouveaux arômes et une très grande richesse nutritionnelle, et les rend plus digestes.On retrouve ce mode de préparation des aliments dans toutes les cultures du monde. C'est pourquoi les produits riches en probiotiques peuvent être issus de traditions étrangères. Ils se dégustent crus, froids et ne doivent surtout pas avoir subis de pasteurisation. Voici une liste non-exhaustive des aliments contenant des probiotiques :

• **Les jus de légumes lacto-fermentés :** carottes et betteraves rouges. On trouve aussi du jus de choucroute mais là, faut s'accrocher au guidon et être prévenu du goût à l'avance !
• **Yaourts et lait fermenté.**
• **La choucroute crue.** Personnellement, j'ai une petite préférence pour la marque Demeter qui propose une choucroute bio crue produite en biodynamie. Excellente à manger crue, tel quel. Remarque : je ne touche pas de Royaltie.
• **Les produits traditionnels japonais :** miso, shoyu, tamari, tempeh, tofu lacto-fermenté.
• **Le kéfir,** boisson gazeuse rafraîchissante originaire du Caucase, facile à fabriquer soit même si on trouve une « mère ».
• **Le Kombucha**, une autre version du kéfir, originaire de Russie, à base de thé vert ou de thé noir sucré fermenté par des bactéries et des levures. On peut là aussi fabriquer cette boisson à la maison à partir d'une bouteille de kombucha achetée en magasin bio. Je donne la recette en annexe 3 car elle est moins connue que celle du kéfir.

---

1 www.lamedecinedusport.com/nutrition/sports-immunite-interets-des-probiotiques/

2 www.annuairevert.com/dossier/les-aliments-riches-en-probiotiques-et-leurs-bienfaits-pour-la-sante-177.php

• **Le vinaigre de cidre de pommes non pasteurisé :** j'en ai déjà parlé précédemment, notamment à travers le cocktail de Jarvis.
• **La sève de bouleau fraîche fermentée.** On connaît déjà les bienfaits de la sève de bouleau qui est drainante, reminéralisante, activant l'élimination des déchets organiques tels que l'acide urique et le cholestérol, agissant sur les rhumatismes et renforçant le système osseux. En version « fermentée » c'est encore plus efficace !

• **Beaucoup plus « hard » : le Kimchi coréen** (prononce « kimtchier ». En tout cas, c'est comme ça qu'on entend ce mot lorsqu'on est français dans la bouche d'un coréen !). Le kimchi est un plat traditionnel coréen à base de chou cru fermenté. Les odeurs dégagées par cette entrée froide peuvent aller de « raisonnables » à « insupportables » pour nos papilles européennes. Par exemple, voyager à bord d'un avion de la Korean Airlines peut s'avérer un véritable calvaire pour qui n'est pas préparé à cette odeur si particulière du kimchi. Pour te donner une idée, ce serait l'équivalent d'une compagnie aérienne alsacienne nommée « Munster Airlines ». Tout le monde n'est pas fait pour supporter ça ! Par contre, le goût est excellent. Tu trouveras ici une recette[1] de kimchi « light ».
• Et puis je garde le meilleur pour la fin : **certaines bières dites « de garde »**, ayant subi une fermentation particulière, à la couleur plus ambrée, peuvent aussi apporter des probiotiques. Elles possèdent un goût plus fort que les bières classiques et sont aussi plus titrées en alcool. Alors, elle est pas belle la vie ?

En conclusion :

Introduire une part importante de probiotiques dans ton alimentation pourra avoir un effet positif sur ton confort digestif tant au quotidien que de le cadre de la compétition. Bon appétit !

1 http://etrangerecuisine.canalblog.com/archives/2017/02/12/34925581.html

Partie 5 : La récupération et les jours suivants

D'un point de vue alimentaire, cette étape-là est sans doute la plus facile : il suffit de faire preuve de bon sens.

→ **Première phase :** tu viens d'arriver. Tu es cuit et tu n'as qu'une envie, c'est dormir. Généralement, tu n'as pas faim et de toute façon ton système digestif, tout comme le reste de ton corps, a besoin avant tout de repos. Prends tout de même le temps de boire un coup ! La bière d'arrivée ne sert strictement à rien, sauf à faire du bien au moral ! Et ça, c'est fondamental !

→ **Seconde phase :** Tu as fait la sieste ou tu viens de dormir presque une nuit complète. Tout d'abord, il va falloir te réhydrater. Un petit verre de cocktail de Jarvis pour commencer sera le bienvenu.

Ensuite, il va falloir que tu te laisses un peu aller. J'entends par là que la première récupération va être psychologique. Voilà des mois que tu te prépares, des mois que tu fais attention à ton hygiène de vie et à tes choix alimentaires. Il est donc normal que tu relâches un peu la pression après avoir atteint ton objectif, si pression il y avait. Donc le maître mot est, une fois de plus : « Fais-toi plaisir ! ».
Une bonne bière et une pizza[1] entre potes et/ou en famille, quoi de plus sympa ?

J'entends bien les nutritionnistes dire qu'il faut, je cite : « réhydrater et reminéraliser l'organisme, reconstituer les stocks de glycogène musculaire et hépatique, favoriser la reconstruction musculaire et l'élimination des déchets, assurer l'équilibre acido-basique[2], etc etc... ».
Oui, on est bien d'accord ! Mais de toute façon, tu as tellement tapé dans ton organisme que tout cela va se faire de la façon la plus naturelle possible dès que, d'ici deux ou trois jours, tu commenceras à retrouver tes esprits

1 Ou un bock de Fernet Branca et une tête de veau si ça te chante, chacun ses plaisirs ! C'est toi qui choisis !
2 Ouch ! Ça y est j'ai déjà mal à la tête !

et à reprendre le régime alimentaire auquel maintenant tu es habitué si tu as suivi les conseils de la première partie de ce chapitre. C'est une évidence, encore fallait-il le préciser.
D'un point de vue physique, tu ne t'étires surtout pas. Tes fibres musculaires sont totalement détruites et c'est inutile d'ajouter des dégâts par là-dessus. L'idéal est de trouver un torrent (si tu participais à un ultra-trail en montagne, il doit y avoir ça pas trop loin !) pour pouvoir tremper tes jambes dans l'eau glaciale. Au pire, la fontaine au centre du village fera bien l'affaire. Des massages très doux, histoire de faire circuler les fluides (sang, lymphe...) et désengorger les tissus sont aussi recommandés.

⟶ **Troisième phase :** donc voilà, ça y est, tu es de retour sur Terre, à la maison et tu reprends une vie « normale ». Comme dit plus haut, tu vas retrouver tes bonnes habitudes alimentaires et ton corps va se régénérer de lui-même. Pas de panique !

Dans les semaines suivant la course, tu vas prendre quelques kilos. C'est normal car le corps, dans un réflexe classique, va stocker le surplus d'énergie qui lui a fait défaut pendant la compétition. Aucun souci, bien au contraire. Tu viens de façon un peu brutale d'augmenter ta capacité à stocker du glycogène hépatique et musculaire ce qui est tout bon pour tes prochaines épreuves.
Pour ma part, la reprise de l'activité physique se fait à travers la natation, la marche et le vélo de route.
Quelques séances de piscine/sauna et sorties ultra-lights en vélo remettront en ordre ton système musculaire. La marche à un rythme tranquille devrait également te détendre les gambettes. Le premier footing attendra au minimum une semaine. De toute façon, il n'y a pas urgence !

D'un point de vue psychique, ce sera plus compliqué. Ton corps et ton cerveau ont baigné dans une piscine d'endorphines. A la fin d'un ultra, tu es, disons-le franchement, sur une autre planète et complètement shooté. « La vie est belle » pourrait être ta nouvelle devise, associée à « Pourquoi y a-t-il des éléphants roses dans mon jardin ? » Ceci dit, la médaille a son revers et le retour à la vie « civile » peut-être plus ou moins brutal.

Cette situation n'est pas toujours très facile à gérer surtout lorsque tu reprends le travail dès le lendemain de la course. Dans la semaine qui suit, tu peux avoir des passages «dépressifo-euphoriques» qui risquent de surprendre ton entourage. Là encore, rien de grave, tout va rentrer dans l'ordre !

J'écrivais ceci dans la première édition de ce bouquin : «Je pense avoir fait à peu de choses près le tour de la question alimentaire». Hou là là ! Je me rends compte à quel point cette phrase était prétentieuse ! Comment imaginer qu'on puisse, en quelques pages, faire le tour de la question alimentaire ! Hein ? Franchement ! J'avais du picoler quand j'ai écrit cette phrase ! Je m'excuse donc auprès de mes lecteurs car, bien sûr, je n'ai absolument pas fait le tour de la question de l'alimentation. La bonne blague ! En tout cas, je t'ai présenté ma manière de faire. Comme toujours, il y a du bon et du moins bon, des choses à prendre et d'autres à laisser. Toi seul est en mesure de déterminer ce qui te convient ou non. L'ultra est complexe, très complexe et il n'y a pas d'autres solutions que celles de l'expériences personnelles.

Pour conclure :

De mon point de vue, il n'y a pas d'erreurs à commettre ou à ne pas commettre comme on peut le lire sur beaucoup de sites Web ou dans certaines revues. L'erreur, c'est juste un détail, un enrichissement personnel qui te permet de progresser dans ta pratique !

Faisons le Point « J'ai »

J'ai compris que les problèmes digestifs en course peuvent être limités voir éliminés en appliquant une méthode assez simple.

→ Je dois apprendre à mon corps à faire des efforts importants « le ventre plein ».

→ Je dois également apprendre à mon corps à utiliser des réserves énergétiques et pour cela, je dois le laisser puiser dans ses réserves au cours des sorties les plus longues.

→ Je dois déterminer la quantité d'efforts que je suis capable de fournir sans apport alimentaire extérieur.

→ Je peux, si je souhaite aller plus loin, jouer sur mon alimentation par rapport aux moments où je fais mes séances d'entraînement (voir Train low et Sleep low).

→ En compétition et même à l'entraînement voire au quotidien, l'huile essentielle de menthe poivrée apporte une aide digestive dont je ne dois pas me priver.

→ Je n'oublie pas mon petit sachet de « poudre magique » lorsque les températures montent et que j'effectue des sorties longues en mode « ventre vide ».

→ En période d'entraînement intense, je peux utiliser cette méthode alimentaire afin de m'affûter et atteindre mon poids de forme.

→ Dans les quinze derniers jours précédents la compétition, je ne change pas brutalement de régime alimentaire au risque d'en subir les conséquences pendant la course.

→ Pendant l'épreuve, je suis attentif à mes sensations ; je ne mange pas avec « un timer » mais bien à « la sensation », sans jamais me forcer. Je mange et bois lorsque le corps me le demande et ce qui m'attire sur la table de ravito !

→ Je ne m'affole pas pour l'alimentation d'après course. Le corps va se rétablir rapidement de lui-même dès que j'aurai retrouvé un régime alimentaire adapté.

Notes

**Il n'y a pas de mauvaise météo,
il n'y a que du mauvais matériel**

(Inconnu)

LE MATÉRIEL

Le Matos ! Ha ! le Matos, avec un M majuscule s'il vous plait ! Attention, ça ne rigole plus !
Le matos dont nous disposons aujourd'hui aurait fait rêver n'importe quel ultra-runner il y a 20 ans !
Là, je vais un peu me la jouer « vétéran de la dernière guerre » mais il faut avouer qu'au début des années 90, le matos spécifique « ultra » n'existait pas. Tout simplement.

Si tu n'en es pas convaincu, je t'invite à jeter un œil à cette fabuleuse archive INA intitulée « Super-marathon du Mont Blanc 1987 [1] ». Un petit bijou ! Il s'agit de la toute première édition du Tour du Mont-Blanc, en quatre étapes. J'ai eu la chance de faire l'édition 1993 et je t'assure que les tenues vestimentaires que nous portions étaient les mêmes que celles que tu vas découvrir dans cette vidéo !
Chaussures de route, banane « de ville » autour de la taille, éventuellement un sac à dos mal ficelé et super-lourd, une bouteille d'eau et une poignée de cacahuètes ! Pas de liste de matériel obligatoire, cela ne serait venu à l'idée de personne car on faisait confiance aux coureurs et on les laissait prendre leurs propres responsabilités. J'ai déjà parlé de la Fortiche de Maurienne 2002, presque 10 ans plus tard, que j'ai courue avec une frontale qui éclairait à peine plus loin que le bout de mes pieds. Aujourd'hui, je ne la prendrais même pas comme frontale de secours !
Les premiers « camel-back » avaient fait leur apparition mais on restait sur des sacs relativement lourds et basiques qui avaient une sale tendance à « gigoter » dans tous les sens même en « jouant de la sangle » !

1 Super-marathon du Mont Blanc, 9 octobre 1987 : www.dailymotion.com/video/xlo2uj

Expérience personnelle :

2003 : 1ere édition de l'UTMB. Voici un extrait de mon compte-rendu de l'époque[1]:

[...] Enfin la descente sur Courmayeur. Plutôt raide. Je cherche à me détendre, amortir les chocs, ne pas souffrir. Je suis à l'abri du vent, il fait chaud. Tout, soudainement, devient agréable. Coup de chance ! J'arrive presque en forme au centre sportif aux environs de 14h20.
Ma femme est là, soucieuse : « alors ? » Bien sûr, je repars, quelle question !

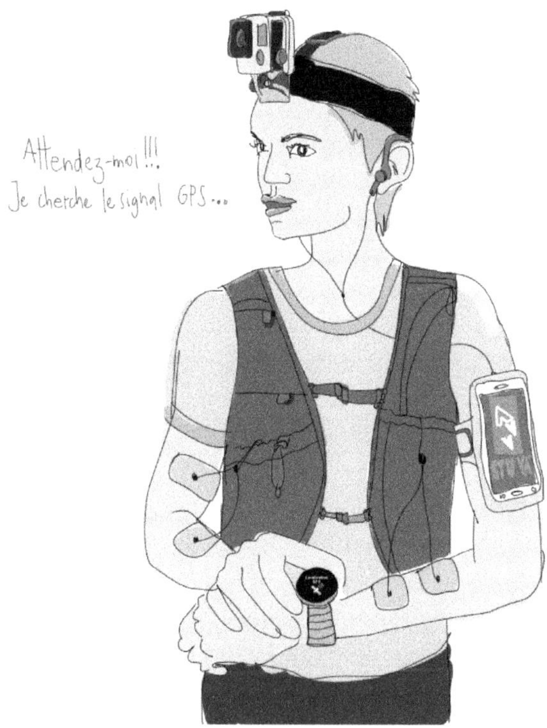

1 Le texte complet peut se lire ici : https://team.fr.raidlight.com/blogs-article/utmb-2003-compte-rendu-revival.18945/

« J'ai juste un petit ennui, lui dis-je alors que deux jolies kinés s'occupent de mes gambettes, pourrais-tu me mettre de la vaseline dans le dos car mon sac me chauffe un peu ? »
Je retire mon T-shirt UFO et entends pousser un cri !
« Ke pasa ? »
« Ton dos ! T'es complètement cramé ! »
Le cri de ma femme a attiré quelques regards. Un ou deux kinés viennent voir ce qui se passe et finalement, c'est presque toute la salle qui défile pour voir mon dos : je suis brûlé, paraît-il, au deuxième degré et tout le monde insiste pour que j'arrête ici.
C'est moi qui insiste : NON ! je veux repartir. Un podologue s'attache alors à me soigner le dos : tulle gras, bétadine, vaseline, Géraldine[1]... élasto du cou jusqu'aux fesses. De dos, je ressemble à Robocop. Mais il me prévient : « tu vas jouir mon gars ! »
« M'en fous, j'aime ça ! »
Et je repars. [...]
Finalement j'ai bouclé ce premier UTMB et le moment sans doute le plus douloureux de cette édition a été lorsqu'un certain « Jérôme L. » m'a retiré les straps du dos... je pense que lui aussi s'en souvient !!!!
On peut dire qu'aujourd'hui, on fait dans la Rolls-Royce en dentelle si on compare avec cette époque-là ! Les marques rivalisent d'ingéniosité et de marketing pour nous faire acheter tout et n'importe quoi ! Nous sommes sur-marketés, sur-équipés et sur-facturés...
Un petit tour du propriétaire s'impose, histoire de ne pas remplir tes placards inutilement !
Comme dans les chapitres précédents, je ne traiterai ici que de ce que je fais, de la manière dont je m'organise et non pas de ce qu'il faut faire ! Contrat OK j'espère !
Je citerai des marques : attention, je ne touche aucune Royaltie, je ne suis pas sponsorisé[2]. Je parlerai du matériel que j'utilise et de celui que j'ai déjà testé. Si je ne parle pas d'une marque en particulier c'est que je ne l'ai jamais utilisée !

1 Ça ne veut rien dire, c'était pour la rime. Déjà à l'époque je faisais des jeux de mots débiles.
2 Par contre, si tu veux me proposer un contrat annuel à 100 000 Roros, je veux bien étudier ta proposition

⟶ S'organiser

J'ai mis en place une routine « mentale » lorsque je prépare mon matériel avant une compétition : je m'isole au calme et je me visualise en train de courir avec tout mon équipement. Puis, crayon en main, j'utilise une liste pré-remplie que je complète si nécessaire avec :

- La liste du matériel obligatoire.
- La position et la composition des ravitaillements et des bases-vies.
- Les informations météo dont je dispose à ce moment-là.
- Mon timing prévisionnel.

Une fois cette liste complétée et annotée, je prépare mon ou mes sacs en cochant systématiquement les affaires déjà rangées (petite case de droite dans la première colonne du tableau qui suit). Je note également dans ce document où je dois placer chaque chose. J'ai besoin de cette méthode structurée car il m'est déjà arrivé de partir sur une course en laissant mes baskets dans le placard !

Exemple : j'aurai sur moi, au départ, une paire de chaussettes. Mais je mettrai une paire propre dans chacun des sacs de base-vie. Je mets une croix dans les cases base-vie 1, 2 et 3 en face de « chaussettes ». Facile, non ?

Je te propose dans le tableau des deux pages suivantes, la liste que j'utilise pour préparer mon matériel.

VÊTEMENTS POUR LA COURSE				
	DANS LE SAC À DOS	SAC BASE-VIE 1	SAC BASE-VIE 2	SAC BASE-VIE 3
Chaussettes				
Guêtres				
Boxer				
Short				
Collant				
T-shirt				
Manchettes				
Coupe-vent				
Veste de pluie				
Micro-polaire				
Porte-dossard				
Casquette				
Buff				
Gants				
Camel-back				

MATÉRIEL				
	DANS LE SAC À DOS	*SAC BASE-VIE 1*	*SAC BASE-VIE 2*	*SAC BASE-VIE 3*
	Couverture de survie	HE Lavande fine[5]		
	Elasto	Petite serviette		
	Frontale			
	Frontale secours			
	Accu / jeux de piles			
	Téléphone (si obligatoire)			
	Vaseline			
	Mouchoirs papier			
	Sifflet**			
2 bidons	+ 1 bidon vide*			
ALIMENTATION				
	Réserve alimentaire***	Recharge réserve alimentaire		
	HE menthe poivrée			
	Sel + bicarbonate			

1 Dite aussi Lavande officinale ou encore lavande vraie. Pour bien distinguer les différentes sortes de lavandes, les HE qui s'y rapportent et leur effets, voir ce site : www.aude-maillard.fr/différence-huiles-essentielles-lavandes/.

MATÉRIEL ET VÊTEMENTS HORS COURSE				
	DANS LE SAC À DOS	*SAC BASE-VIE 1*	*SAC BASE-VIE 2*	*SAC BASE-VIE 3*
Sac de couchage				
Matelas mousse				
Trousse de toilette				
Serviette(s) de toilette				
Petits sacs pour base-vie#				
Vêtements de rechange				
Toile de tente si camping				

* le bidon vide peut être utile en cas de température annoncée élevée et/ou de grande distance entre deux ravitos. Si tu as étudié le parcours, tu sais où il faudra le remplir !
** Le sifflet est généralement intégré au sac, voir au maillot.
*** Se reporter au chapitre « alimentation », tableau « que mettre dans le sac ? ».
# Si non fournis par l'organisation.

Lorsque j'ai préparé mon matériel, je dépose dans chaque sac de base-vie un document sur lequel j'aurai listé les actions à faire à cet endroit-là. J'ai préparé, en amont, ma petite routine mentale concernant les gestes à effectuer dans la base-vie sur le principe WIN (What Is Important Now) mais malgré tout, une liste d'actions peut éviter bien des oublis. Je t'assure que lorsque tu arrives calciné dans un lieu de repos, que ton cerveau ne répond plus, t'appuyer sur du « concret » sera d'un grand secours !

Tu remarqueras que je n'ai pas parlé des manchons de compression de mollets. Je n'en utilise pas. Sans intérêt pour moi mais nous sommes d'accord qu'il ne s'agit que d'un avis personnel !

→ Quel matériel

Le choix du matériel est quelque chose de très personnel. On peut s'attacher à la technologie, ou à la marque, ou aux matières, voir uniquement aux couleurs[1] ! Chacun son truc !
Je vais malgré tout tenter de te donner quelques conseils qui, comme toujours, ne constituent qu'un avis personnel. Libre à toi de choisir ce dont tu as envie !

Les Chaussures

Critère N°1 : le confort ! Oublie tout le reste !

Et des chaussures confortables pour moi ne le seront sans doute pas pour toi, ni pour Gégé. Cela signifie que tu dois tester, essayer, changer jusqu'à trouver... chaussures à ton pied[2] !
Mes chaussures de prédilection sont des Nike Pegasus. Je fais absolument tout avec, de la piste de 400 m à l'ultra-trail. Ce sont des chaussures mixtes mais plutôt orientées « route », peu crantées, à la semelle souple. C'est ce que j'apprécie !
J'adore également la X-talon 212 de chez Inov-8. Une petite bombe dans son genre, utilisable jusqu'à 70/80 km. C'est une véritable ballerine et au-delà de cette distance, elle demande une musculation du pied que je ne possède pas. La relative fragilité de sa semelle hyper-crantée me conduit à ne l'utiliser qu'en compétition pour l'économiser. Pour être honnête, j'utilise une paire de Road X-255 de chez Inov-8 (drop 6 mm) lorsque je fais des séances courtes intenses.
Je crois l'avoir déjà dit dans la rubrique proprioception : je considère comme une hérésie de vouloir courir avec des chaussures trop rigides qui bloquent la mobilité naturelle du pied. Or, la plupart des chaussures de trail que j'ai

1 J'ai une amie qui ne veut skier qu'avec des skis roses et noirs. Ce sont les meilleurs selon elle !
2 Heu... Celle-là elle était un peu trop facile !

déjà testées possèdent des semelles raides ne permettant pas un déroulé naturel de la foulée. Par exemple, le modèle Trabucco de chez Asics, un must du peloton, très solide, est beaucoup trop rigide à mon goût. Idem avec une Inov 8 Roclite 305 qui est pourtant confortable. Tu t'échines à travailler la proprioception et tu cours avec des sabots aux pieds. C'est ballot, non? J'utilise des Hoka uniquement pour la marche et pour la récupération post-course. Elles sont d'un confort exceptionnel mais malheureusement pour moi, l'épaisseur trop importante des semelles me gêne pour courir.

Les autres critères de choix de chaussures généralement donnés par les vendeurs sont:

⟶ **Dynamisme:** ce serait le second critère de choix pour moi. Une paire de chaussures dynamiques qui te renvoie de bonnes informations reste un gage de sécurité pour éviter de se mettre les chevilles en vrac!

⟶ **Type de foulée**: supinateur, universel ou pronateur. C'est bien sûr un élément important mais je milite pour l'achat de chaussures «universelles». Si une correction importante est nécessaire, elle devra être faite par un podologue.

⟶ **Amorti:** Important effectivement si tu es un coureur «lourd». Question: «A partir de quel poids est-on lourd?» Débat ouvert.

⟶ **Le Drop:** il s'agit de la différence de hauteur entre le talon et la pointe du pied. Il est de façon classique compris entre 9 et 12 mm. En-dessous de 6 mm, on rentre dans des chaussures que l'on peut qualifier de «minimalistes» mais c'est un thème que je n'aborderai pas car il est hors de mon champ de compétences. Tout ce que je peux dire à ce sujet est qu'on avance à pas de velours dans l'utilisation de chaussures minimalistes: les tendons d'Achille sont soumis à de très fortes contraintes avec des chaussures à faible drop et ils doivent donc être entraînés progressivement.

⟶ **Stabilité:** Oui, des chaussures stables, c'est super. Mais des chevilles fragiles dans des chaussures stables, c'est la cata assurée! La chaussure va maintenir le pied en place jusqu'à l'erreur « de pilotage » qui va conduire à l'entorse. La stabilité du pied se travaille en proprioception avant tout. Une fois que tu as renforcé tes chevilles et ta voûte plantaire, tu dois pouvoir attaquer n'importe quelle descente en chaussures de route, voire en Tong !

→ **La solidité :** on me dit souvent « Oui mais là, avec tes Pegasus, tu descends deux pierriers et elles sont mortes ! ». Réponse : oui et non. En vingt ans, les chaussures ont beaucoup évolué. Aujourd'hui, lorsque tu es en magasin et que tu enfiles une paire de running, tu te sens « bien » presque immédiatement. Le choix des matériaux en est la raison : de plus en plus souples et légers, ils contribuent à rendre les chaussures hyper-confortables. Mais chaque médaille a son revers : la solidité a fait le chemin inverse ! Je lis fréquemment sur des forums spécialisés des retours d'utilisateurs déclarant avoir explosé leur dernier achat en 400 km. Mes chaussures tiennent facilement 1000 km et pourtant, je les maltraite. A noter cependant qu'une subtile modification de la structure de la semelle des Pegasus a divisé par deux la durée de vie des derniers modèles ! Jusqu'à ces dernières années, je les emmenais aux environs de 2000 km sans difficulté. Obsolescence programmée ?

→ **La pointure :** on s'accorde à dire 1 pointure de plus que les chaussures de ville. Ce que je conseille est, lorsque le pied est dans la chaussure lacée, de pouvoir passer l'index derrière le talon. Certaines marques proposent des modèles de différentes largeurs avec une même pointure. Attention également aux différences de pointures entre les marques. Je te donne un petit guide des tailles dans le tableau ci-après.
Au-delà de 250 km de compétition, je conseille très fortement d'utiliser une seconde paire de chaussures avec 1/2 à 1 pointure supplémentaire que les chaussures de course habituelles. Tu laisses cette paire dans un sac de délestage dans la base-vie la plus proche de ce kilométrage et tu changes de chaussures lorsque tu y arrives. Ça permet d'encaisser le gonflement des pieds sur ces très longues distances.

Astuce BoGosse n°19

Le Roi du lacet!

Avoir de bonnes chaussures, confortables et bien adaptées à son pied est une chose. Mais on oublie trop souvent le point clé de leur bonne utilisation : le laçage !

« Nan, mais là, il est en train de me prendre pour un C.. » es-tu en train de te dire !
Et bien pas du tout ! Réussite ou échec sur un ultra peuvent dépendre du laçage de tes chaussures. Un mauvais laçage peut conduire à deux pathologies classiques :
—> **Périostite**
—> **Tendinite des releveurs**

Le périoste est un tissu qui recouvre la surface de l'os. Une périostite tibiale est une fatigue osseuse impliquant une inflammation du périoste. Elle se manifeste par un os douloureux au toucher sur plusieurs centimètres, en général sur le premier tiers du tibia et sur sa face interne. Elle peut évoluer en fracture de fatigue ce qui se traduit par des micro-fractures osseuses. La douleur est alors située à un endroit précis de l'os lorsque le poids du corps est supporté. Arrêt complet de l'activité et mise au repos de l'os sont obligatoires.
La périostite apparaît généralement lors de l'entraînement, en période de fortes montées en charge. Il y a de nombreuses raisons mais l'une, que l'on oublie trop souvent, est la force de laçage des chaussures ! Des lacets trop serrés vont comprimer la partie supérieure du pied, empêchant son bon mouvement et sa pose naturelle. A la longue, les muscles tibiaux fatiguent et la périostite apparaît.
La périostite vient rarement en course car bien avant va surgir la fameuse tendinite du releveur, bête noire des coureurs d'ultras notamment sur route. Mais les trailers ne sont pas épargnés, rassure-toi !
La peur de perdre une chaussure ou la volonté de « bien maintenir le pied en place » conduisent la plupart des

coureurs à serrer fermement leurs chaussures. Gravissime erreur : le coup de pied est alors comprimé, empêchant le bon fonctionnement des « releveurs », qui sont les trois gros tendons qui permettent au pied de se « relever » lors de la course ou de la marche.

Sur 20 km, aucun problème. A partir de 70, attention danger : une tendinite du releveur oblige à l'arrêt ! Et il faut du temps pour s'en remettre ! **La précision du laçage** d'une chaussure est **primordiale**. Il faut un peu de temps pour trouver le bon réglage mais une fois que cela est fait, on ne touche plus rien !

Pour rire : Sais-tu qu'Anton Krupicka, l'ultra médiatique barbu et chevelu et torse-nu ultra trailer américain met jusqu'à 30 minutes pour serrer convenablement ses chaussures avant une séance de running ? Véridique ! J'espère qu'il lira mes conseils et arrêtera son délire !

Ma technique garantie 100% efficace contre ces deux fléaux :

J'achète les chaussures.

Je les enfile avec les chaussettes que j'utilise habituellement en compétition.

Je fais les lacets en cherchant le bon réglage et je ne les défais PLUS JAMAIS !

Dit comme ça, ça ressemble à une blague mais ce n'en est pas une. Ma méthode de laçage est assez technique et je vais tenter de l'expliquer :

J'ai fait une vidéo[8] sur le laçage complet : nœud d'arrêt, oreilles d'âne et nœud autobloquant. Il faut t'y reporter pour bien comprendre ce que j'explique dans les lignes suivantes.

Le laçage que je propose se réalise en trois temps :

→ **Chaussettes de course aux pieds**, on monte le lacet normalement sur 2 ou 3 trous puis on fait un double nœud très peu serré. Cela va permettre de maintenir la partie avant du pied en descente. Les ongles ne viendront pas taper au fond de la chaussure. Le réglage de ce nœud est plutôt délicat et il te faudra plusieurs essais avant de trouver le bon. Le pied ne doit surtout pas être comprimé !

→ On poursuit le laçage jusqu'au-dessus sans trop serrer les lacets. On arrive à **la méthode oreilles d'ânes**. Toutes les chaussures sont équipées d'une double perforation dans la partie supérieure.

Très peu de coureurs utilisent ce système pourtant ingénieux ! Il suffit de passer les lacets de sorte qu'ils fassent une boucle. Cette boucle va permettre de **régler de façon définitive le serrage de la chaussure** ! L'astuce est là !!! **C'est à ce moment-là qu'il faut régler la tension dans les lacets avec le brin qui sort du premier trou**.

Ensuite, on repasse les brins dans les boucles opposées.

→ On va maintenant faire un nœud autobloquant. Ce nœud, très facile à défaire en tirant sur un brin, restera de toute façon définitivement fermé **puisque tu ne toucheras plus jamais ton laçage !**

→ Technique (voir la vidéo) : Tout d'abord, on ne vient pas serrer le nœud sur le pied. On doit pouvoir passer facilement l'index entre le nœud et la languette. Le serrage de la chaussure a été fait par les oreilles d'âne. Ensuite, on fait un nœud classique mais attention, astuce : on repasse une seconde fois la boucle à l'intérieur du nœud. C'est technique est un poil difficile à expliquer mais très simple à réaliser. Il faut bien observer la vidéo, éventuellement au ralenti. La forme finale est caractéristique, avec deux brins côte à côte plus ou moins parallèles.

Avantages

→ Avec cette façon de faire, **tu peux enfiler et retirer tes chaussures sans jamais** toucher les lacets. Le serrage a été réglé avec les oreilles d'ânes qui font office de taquet (comme en nautisme). La justesse de ce serrage demande un peu d'habitude mais avec le temps, cela devient hyper facile. Le pied ne doit pas être comprimé. On ne doit même pas ressentir le serrage de la chaussure !

Même si tu passes dans l'eau, le laçage ne bougera pas. La tension restera constante.

Le nœud autobloquant ne bougera jamais mais restera toujours très facile à défaire même après 1000 km d'utilisation des chaussures.

Inconvénients

→ Les lacets prévus pour les chaussures sont généralement trop courts pour faire l'intégralité de ce laçage. Il faut investir dans des lacets plus longs que tu pourras réutiliser sur une autre paire de chaussures lorsque la première arrivera en fin de vie.

Cette technique de laçage peut paraître compliquée, loufoque ou que sais-je encore ! C'est celle que j'utilise depuis 2004 après avoir été victime d'une tendinite du releveur sur les 24h de St Fons (69). Je n'ai plus jamais eu aucun souci de ce type depuis cette époque-là en adoptant cette méthode.
Et puis j'ai également eu ce retour d'un lecteur, au retour de son Tor des Géants 2019, je cite : « Merci Éric pour ton laçage magique ! un pur bijou de technologie qui m'a sauvé la vie ! »
Voilà pour ce qui est de la chaussure. Passons maintenant à l'autre élément, lui aussi de la plus haute importance : la chaussette !

Les Chaussettes

Les ampoules, avec les problèmes digestifs, tiennent le haut du pavé dans les raisons d'abandon en ultra : les chaussettes sont en contact direct avec la peau, générant des frottements plutôt intenses.
Je vais décrire trois manières de s'organiser pour préserver ses pieds sur un ultra et être capable de courir le plus longtemps possible sans avoir les pieds défoncés. La base est déjà un serrage correct des chaussures tel que celui décrit dans le chapitre précédent. Je suppose donc que tu l'as adopté !

⟶ Technique N°1

Roots ! Tu achètes des chaussettes plus ou moins « techniques[1] ». Tu les mets aux pieds et c'est parti ! C'est la pire des solutions, surtout si tes chaussettes contiennent du polypropylène qui est « le matériau de la Mort » pour les pieds sur un ultra. Les frottements vont engendrer des échauffements amplifiés par ce matériau. La plante des pieds, notamment la partie située juste avant les orteils, va monter en température et tu vas te retrouver avec le feu dans les chaussures avant 100 km ! Prévois un extincteur !Tu comprends vite que cette méthode n'est donc pas la bonne pour, je cite : « *préserver ses pieds sur un ultra est être capable de courir le plus longtemps possible sans avoir les pieds défoncés.* »

1 Toutes les grandes marques en proposent mais de qualités bien différentes.

→ Technique N°2

C'est celle que j'ai adopté durant de longues années. Partant du principe que les pieds vont souffrir, l'idée est de les préparer au mieux, comme le reste du corps. Comme toujours, si tu choisis d'adopter cette façon de faire, je te conseille de la tester très loin d'une compétition pour voir comment ta peau réagit. Pour les explications, on va supposer que tu te prépares pour le jour J. Pour ce qui est de cette méthode, je préconise d'utiliser des chaussettes en coton un peu épaisses, non techniques et ne contenant pas de polyester ou de polypropylène[1].

→ 4 semaines avant l'épreuve : tu vas commencer à renforcer ta plante des pieds. C'est la phase du tannage.
Matériel : jus de citron vert frais[2], vaseline ou Bariéderm[3], huile essentielle de lavande fine. Il existe des produits « prêts à l'emploi[4] » mais j'ai tendance à toujours privilégier le « fait maison ». On dit généralement qu'il faut commencer par retirer les durillons, peaux mortes et anciennes ampoules mais avec les produits que je te propose, toutes ces imperfections disparaîtront d'elles-mêmes !
Beaucoup de coureurs utilisent la fameuse crème Nok. Je l'ai aussi utilisée à une époque mais je ne supporte pas l'odeur, très tenace sur les doigts et écœurante à la longue si tu l'utilises en course. La vaseline est absolument neutre (pas de goût ni d'odeur), avantage certain !

Méthode : Le matin, tu badigeonnes tes pieds de jus de citron. N'hésite pas à en mettre !
Le soir, avant de te coucher, masse-toi chaque pied avec une grosse noix de vaseline dans laquelle tu déposes une goutte d'huile essentielle de lavande fine. La vaseline (ou la crème Bariéderm) est là pour hydrater et l'HE de lavande va permettre de préparer ta peau à résister aux brûlures. Si tu as quelques imperfections ou blessures anciennes, elle va réparer tout ça à la vitesse de la lumière, ou presque !

1 Dans tous les cas, ceci est une règle immuable : jamais de polypropylène !
2 Le citron jaune fait aussi l'affaire mais il est moins riche en acide citrique
3 Une crème hydratante des laboratoires Uriage
4 Tano et Nok de Sport Akiléïne

→ 3 à 4 jours avant la course : arrête le jus de citron mais con hydrater ta peau le soir. Normalement, elle s'est épaissie et assouplie. Tu as une vraie peau de bébé très souple et très douce ! Un pur régal ! Les ongles quant à eux doivent être coupés court et soigneusement limés. Le top est de commencer à porter les chaussettes qui seront utilisées pendant la course.

On n'utilise jamais, le jour J, de chaussettes neuves (à cause de l'apprêt qui recouvre le tissu en sortie d'usine) ni de chaussettes qui sortent de la machine à laver car le tissu va être rêche et agressif pour la peau. Si tu as prévu plusieurs paires de chaussettes pour l'épreuve, il faut toutes les mettre (1 paire par jour).

→ Juste avant d'aller sur la ligne de départ : protège l'arrière du pied par un strap. Il doit commencer sur le coup de pied, passer derrière le talon aussi bas que possible et revenir sur le coup de pied.

Attention :

On pose la bande de strap **sans mettre de tension**. La bande élastique ne doit pas contraindre le pied. C'est juste une protection. Si tu le serres, tu risques la tendinite du releveur comme décrit au chapitre précédent.

Une fois ce strap posé, tu te badigeonnes les pieds de vaseline + 1 goutte d'HE de lavande fine, surtout entre les orteils où les frottements sont très importants. Tu enfiles les chaussettes (déjà utilisées !) et glisses le pied dans la chaussure sans avoir à faire tes lacets puisqu'ils le sont déjà ! Dans ton sac, tu as un tube de vaseline que tu peux utiliser à volonté si tes pieds se mettent à chauffer[1] !

1 Ou si tu es dans les Pyrénées et que tu croises un ours en rut… ça peut toujours être utile ! Arf Arf Arf… ! (Private Joke !)

→ En course : lorsque ça commence à surchauffer dans les chaussures, tu t'arrêtes et tu badigeonnes de vaseline + 1 goutte d'HE de lavande après avoir nettoyé au mieux tes pieds. Les tissus des baskets laissent malheureusement passer la poussière très fine qui finit par pénétrer à travers les chaussettes puis se mêle à la vaseline. Si tu n'es pas vigilant, tu te retrouves avec du papier de verre dans les socquettes au bout de 50 km ! L'idéal est d'avoir des chaussettes de rechange (déjà utilisées après lavage, j'insiste !) dans les sacs de base-vie. Tu changes systématiquement après avoir nettoyé et essuyé tes pieds.

→ Après la course : laisse tes pieds à l'air libre au maximum. Tu peux continuer à te masser avec Bariéderm ou vaseline + 1 goutte d'HE de lavande fine pendant 2 ou 3 jours. Si tu avais de grosses ampoules malgré tout, n'hésite pas à les faire soigner par un podologue à l'arrivée.

Comme je l'ai déjà dit, j'ai suivi ce protocole pendant de très longues années avec succès. Cependant, j'ai eu deux saisons compliquées au niveau des pieds (2016/2017) sans avoir changé ma manière de faire. C'est le temps que j'ai mis pour me rendre compte que le matériau de mes chaussettes habituelles avait changé ! Il m'a donc fallu trouver une autre solution, que je te propose ci-dessous.

→ Technique N°3

Ce qui me réussit parfaitement aujourd'hui, ce sont les chaussettes « double paroi ». Ce sont des chaussettes avec une sorte de « peau intérieure ». C'est un peu étrange à porter la première fois. On a l'impression que ce n'est pas confortable, ou que ça va faire des plis. Mais il n'en est rien ! Dès que le pied est engagé dans la chaussure, on ne ressent plus aucune gêne.
Lors de l'utilisation, ce sont les deux couches de tissus qui frottent l'une sur l'autre et non plus le pied qui glisse dans la chaussette. Une chose est sûre : je n'ai plus aucune ampoule ni de problèmes de pieds depuis que je les utilise ! Il existe à ma connaissance deux fabricants français : Rywan et Thyo. Je n'ai pas de préférence et j'utilise les deux sans différenciation.

Aucune préparation spécifique des pieds n'est à prévoir.

Bien sûr, on n'utilise jamais les chaussettes neuves mais on les lave après achat puis on les porte toujours au moins une journée avant la course comme dans la situation précédente.
Il faut prévoir des chaussettes de rechange aux base-vies et éventuellement un flacon d'HE de lavande fine pour dissiper les échauffements potentiels.

Attention :
Surtout pas de crème anti frottement sur les pieds avec ces chaussettes-là ! On obtient l'effet inverse et on se carbonise les petons en 10 km à peine !!!

ENCART SPÉCIAL
L'art d'utiliser les huiles essentielles

J'ai parlé de l'HE de menthe poivrée puis de lavande fine. Le soin par les HE s'appelle aromathérapie. Ce terme a été popularisé par le « découvreur » de cette science, le parfumeur Maurice Gattefossé. Un jour de 1910, il est dans son laboratoire de chimie et travaille sur des parfums lorsqu'un réservoir explose et lui brûle profondément une main. Par réflexe, il la trempe dans un récipient contenant un distillat de lavande. s effets sont rapides : la douleur disparaît très vite. Dans les jours suivants, il continue à poser des compresses imbibées de ce produit, ce qui repousse l'infection et la gangrène qui menacent et soigne rapidement les cicatrices. En bon chimiste, Gattefossé s'interroge et se lance dans des travaux sur les huiles essentielles avec le résultat que l'on connaît aujourd'hui. L'huile essentielle de lavande fine devrait toujours être à portée de main à la maison : elle calme les brûlures du quotidien (dans la cuisine) et les piqûres d'insectes, éloigne les poux, atténue les douleurs musculaires et articulaires, régule le rythme cardiaque et calme l'excitabilité. Elle est antibactérienne, antidouleur, ... (j'arrête car on pourrait continuer indéfiniment...) Rien ne lui résiste !

Dans tous les cas, après un ultra, que tu aies des ampoules ou non, je te conseille fortement le massage des pieds avec le mélange vaseline + HE de lavande fine pendant quelques jours pour réparer et soulager tes pieds.

Ta trousse à pharmacie « aromathérapie » doit également contenir « **gaulthérie** » et « **hélichryse italienne** » qui sont des incontournables pour traiter tous les problèmes de tendinites, chocs, douleurs musculaires... J'ai déjà parlé de l'HE de menthe poivrée au chapitre alimentation. Elle peut aussi être utilisée sur les chocs violents, pour lutter contre les maux de tête (masser les tempes avec une goutte) et même, en massage complet du corps, pour apaiser les effets d'un éventuel coup de chaud. Tu peux consulter ce lien pour devenir un pro des HE[15].

Les Guêtres
J'utilise les mini-guêtres « Stop Run » de chez Raidlight en trail et rien sur route. Le problème reste tout de même la fragilité de la sangle qui passe sous la chaussure. Si tu as quelque chose de plus performant, je suis preneur ! Si tu en utilises, je t'invite à mettre de la vaseline sous la partie qui remonte sur le tibia pour éviter les échauffements.

Le Slip
Comme les chaussettes, le slip est un élément clé en ultra. On n'utilise pas n'importe quoi, ni n'importe comment ! Je connais pas mal d'apprentis ultra-trailers qui ont posé le dossard pour cause de coucougnettes carbonisées ! Il en est de même pour la gente féminine ! Le choix de la brassière et du slip constitue un point critique.
Pour ce qui me concerne, j'utilise des boxers Dim Sport que je garde précieusement pour la compétition.
S'il est neuf, je le passe à la machine à laver avant une première utilisation et, comme pour les chaussettes, je le porte la veille de l'épreuve.
Malgré ces précautions, il est encore possible de se retrouver avec des brûlures aux endroits « sensibles » sur des épreuves extrêmement longues. J'ai notamment vu un reportage sur le Spartathlon qui m'a laissé pantois par rapport à ce problème-là : on y voit des coureurs obligés de stopper la course car brûlés par leurs vêtements à un niveau difficilement imaginable. C'est tout de même étonnant pour des compétiteurs de cette trempe !
Donc voilà, rien que pour toi, l'astuce Bogosse N°20 qui va te sauver la vie !

1 www.aude-maillard.fr/ et lire « Mes quinze huiles essentielles », Daniel Festy, Leduc Editions

Astuce BoGosse n°20

De la vaseline partout où sa couine !

La vaseline va changer ta vie, tu peux me croire ! La première chose à faire est de se protéger les tétons avec un petit morceau de strap.

Ensuite, toutes les parties du corps qui vont être soumises à un risque de frottement doivent être largement badigeonnées de vaseline. Nous avons vu le cas des pieds en détail, je n'y reviens pas !

→ Entrejambe, coucougnettes et sexe, aines, aisselles, nuque, poitrine (après avoir posé le strap sur les tétons), et surtout, le plus important : raie des fesses et même anus. Je n'hésite pas m'introduire un peu de vaseline dans le fion[16] car lorsque ça commence à chauffer à cet endroit-là, je t'assure que ça devient extrêmement douloureux !

→ Je badigeonne également l'intérieur du maillot notamment au niveau du dos de sorte que, même si le sac bouge un peu, il ne génère pas de brûlure.

→ Je mets un tube de vaseline dans chaque sac de base-vie où je renouvelle l'opération « badigeon » si nécessaire.

On ne plaisante pas avec les échauffements et je suis du genre à utiliser les grands moyens pour lutter contre ce fléau !

ATTENTION : on utilise de la vaseline pure SANS HE de lavande pour ce qui est des extrémités sensibles ! Pas de bêtises avec ça !

La Tenue Vestimentaire

Je ne m'étendrai pas sur le sujet car il s'agit, comme je l'ai déjà dit, de quelque chose de très personnel. Les marques, les matières, les formes, les couleurs... Il y en a aujourd'hui pour tous les goûts et tu trouveras facilement ton bonheur.

Le plus important est de bien respecter ces trois règles :

→ Je n'utilise jamais de vêtements neufs avant de les avoir lavés.

→ Je porte slip et chaussettes au moins une fois avant la compétition après les avoir sortis de la machine à laver.

→ Je ne lave JAMAIS mes baskets à grande eau ou en machine à laver. Si je veux de belles chaussures propres, je les brosse soigneusement après utilisation.

Au risque de me répéter, un apprêt est déposé en sortie d'usine sur les tissus neufs. Un passage en machine est obligatoire !

Juste une remarque concernant le maillot : j'utilise le WAA ultra carrier shirt pour trois raisons :

→ Le zip intégral permet un enfilage et une régulation de la température du corps faciles.

→ Les poches permettent de glisser quelques bricoles aisément accessibles sans avoir à farfouiller dans le sac.

→ Le matériau est d'une douceur incroyable et il assure à lui seul une excellente régulation thermique.

Concernant le lavage, nous n'utilisons quasiment plus de lessive du marché à la maison. On fabrique notre propre lessive à partir des cendres de bois de notre fourneau ce qui est facile, économique et écolo paraît-il. Je donne la recette en annexe 4.

Concernant la veste étanche, je conseille de la prendre une taille plus grande que la normale de sorte à pouvoir la mettre directement par-dessus

le sac à dos. Elle sera plus rapide ensuite à retirer et en cas de forte pluie, elle protège le sac, pas forcément étanche !
Enfin, si la météo annoncée est bonne, il peut être judicieux de n'avoir qu'un coupe-vent qui ne pèse que quelques dizaines de grammes plutôt qu'une veste étanche un peu plus lourde. On s'assure par contre que le coupe-vent est en accord avec le matériel obligatoire !

Le Sac à Dos
Sur ce sujet-là, je suis également intransigeant !
J'ai eu de très mauvaises expériences avec des sacs mal conçus et/ou mal ajustés qui m'ont bien cramé le dos ! Aujourd'hui, la technologie et la conception des sacs ont fait des pas de géants et il existe sur le marché de véritables petits bijoux !

Malgré tout, on voit encore sur certaines épreuves des coureurs partir avec des sacs mal organisés, mal réglés, ballottant dans tous les sens et faisant un raffut de tous les diables ! Le pire, de mon point de vue, étant l'ajout de petites poches de ceinture instables et gigotant dans tous les sens finissant par blesser la peau. Il n'est pas rare de voir des coureurs terminer avec des bleus là où la ceinture a tapé pendant des dizaines d'heures !
Mes conseils :

⟶ **La forme du sac :** de nos jours, le sac « gilet » ou « veste » devient la norme obligatoire ! Tu peux oublier tout le reste !
Très près du corps, maintien parfait, ultra-léger, matériaux respirants, possibilité d'utiliser bidons et/ou poche à eau... le sac « gilet » est devenu l'incontournable à mettre dans sa garde-robe.
Attention toutefois à deux ou trois détails : je me méfie des sacs comportant des sangles de serrage dans tous les sens, des dizaines de poches plus ou moins accessibles et fractionnant inutilement l'espace de rangement. Je teste également le sac chargé car il arrive souvent que la partie supérieure du « gilet » vienne frotter contre la nuque. Je m'assure donc que la découpe est correcte et convient à mon anatomie.

Pour ma part, j'utilise le Responsive 8L Raidlight avec des soft-flask de 600 ml.
Là encore, c'est une véritable bombe, avec notamment un réglage micro-métrique par petites molettes sur les côtés qui permet un ajustement au plus près du corps. On est dans la Haute Couture ! Lorsque tu abordes une descente, un ou deux tours de mollettes vont réajuster le sac. Sur le plat ou en montée, lorsque le rythme est moins soutenu, tu relâches la tension en un clin d'œil pour permettre à ta cage thoracique d'avoir toute son amplitude.

Bien sûr, je lui ai apporté quelques modifications qui sont les suivantes :
- **Rajout d'une sangle de serrage au niveau de la poitrine. D'origine il y en a deux mais la sangle supérieure était trop haute pour moi : elle passait sur les clavicules et juste sous la gorge lorsque le sac était bien chargé, ce qui me gênait.**
- **Rajout d'une sangle et d'un velcro pour sécuriser la fermeture de la grande poche arrière.**
- **Rajout de deux petites sangles de maintien des tubes des bidons. Les sangles d'origine étaient positionnées à peine trop haut.**

Dans tous les cas, le bricolage est quasiment obligatoire quel que soit le sac que tu achèteras. Trouve une bonne couturière autour de chez toi qui saura apporter les modifications nécessaires !
Je n'utilise pas de bâtons en compétition mais si tu as l'habitude d'en prendre, vérifie avant de casser ta tirelire que le système porte-bâtons est efficace, facile d'accès et pas trop encombrant.

⟶ **Le rangement** : de mon point de vue, il est préférable d'avoir une ou deux grandes poches principales qu'une multitude de petites poches qui, au final, n'auront jamais la bonne dimension !
Ma technique est la suivante : j'organise mon matériel par « catégorie » que je range dans des petites pochettes plastiques. Des sacs de congélation à zip font très bien l'affaire mais les modèles classiques de supermarché sont rarement étanches à 100%. Or, cette étanchéité est importante car je fais le vide dans les pochettes afin d'avoir un encombrement minimum dans le sac.

: actuelle, la seule et unique marque que j'ai trouvé qui assure ıchéité absolument parfaite et qui tient dans la durée est Opsak[1], trouvable facilement sur Internet.

Par exemple, plutôt que rouler en boule ma veste étanche, je la laisse bien à plat. Je la glisse dans une pochette Opsak, je m'assieds dessus pour l'aplatir au maximum et en chasser l'air et je referme la pochette : volume minimum et facilité de rangement garantis !

Chaque catégorie de matériel est donc rangée dans un ensemble de sacs plastiques totalement étanches. Ensuite, j'organise le sac de la façon suivante :

- **Grandes poches avant :** tout ce dont j'aurai besoin fréquemment, c'est à dire principalement l'alimentation et l'HE de menthe poivrée.
- **Grande poche arrière :** tout le matériel obligatoire dont je n'aurai pas forcément besoin, en prenant soin de le ranger du plus lourd contre mon dos au plus léger le plus loin du dos ceci afin d'éviter d'avoir un « bras de levier » trop important. On cherche toujours à rapprocher de son corps le centre de gravité du sac.

On voit régulièrement des coureurs ayant accroché un « machin-truc » plutôt lourd à l'extérieur de leur sac, bringuebalant dans tous les sens et générant un effort important loin du centre de gravité. Mauvaise idée !!!

- Buff, gants et manchettes de bras trouvent leur place à l'avant ou à l'arrière selon la météo annoncée et la nécessité ou non de les utiliser. J'essaye dans la mesure du possible de ne quasiment jamais retirer mon sac sur un ultra. Pour ça, il faut bien savoir s'organiser dès le départ[2] !

J'ai également quelques espaces de rangements dans les poches du maillot (ultra carrier shirt) qui peuvent accueillir pas mal de petites bricoles.

1 https://loksak.com/military/opsak-2/

2 Bon, des fois, ça rate complètement ! Voir ma Ronde des éléphants 2018 : https://team.fr.raidlight.com/blogs-article/ronde-des-elephants-cr-express.52890/

La Frontale

Dernier sujet que j'aborderai concernant le matériel : la frontale.
De nos jours, la puissance (intensité lumineuse) n'est plus un problème. Certaines lampes te balancent du 1000 Lumens. A ce niveau-là, tu te colles la frontale dans la bouche et la lumière ressort par l'anus !

Personnellement, les caractéristiques que je recherche sont :
→ Légèreté.
→ Autonomie.
→ Bon maintien sur le crâne et confort.
→ Facilité d'utilisation : si tu as besoin d'un doctorat en physique nucléaire et une connexion Internet pour programmer ton engin, oublie-le ! La question « piles » ou « batteries » se pose également.
Généralement, les modèles à batteries sont un peu plus puissants que les lampes « à piles ». Si tu optes pour « batteries », alors celles-ci doivent impérativement pouvoir s'enlever et être remplacées en cours d'épreuve. Les modèles « piles » ont un côté sécurisant en termes de facilité d'utilisation et d'autonomie.

Pour ma part, j'utilise deux modèles qui sont :
→ **Led Lenser H7 :** c'est un ancien modèle à piles très robuste, mais compact et d'une utilisation simplissime. Un bouton on/off, un variateur de puissance et une optique réglable qui permet de focaliser le faisceau à volonté. C'est un must dans son genre notamment au niveau de l'autonomie !
→ **Stoots[1]:** marque française qui monte ! J'ai un ancien modèle à batteries qui est une véritable bombe. J'ai récemment investi dans la dernière génération : une Kiska2, qui est juste hors concours ! Ces lampes sont ultra légères (65 grammes avec batterie !!!), d'une puissance faramineuse et d'une autonomie sans égales ! L'éclairage évite l'effet « tunnel » qui est hypnotisant et épuisant pour le système nerveux.
Stoots propose également une micro-lampe de secours à glisser au fond du sac (Misti2). Dimensions : 30X22X22 sans batterie.

1 http://stootsconcept.fr/

Cerise sur le gâteau : fabrication française et un coup de téléphone suffit pour tomber sur le service après-vente ultra efficace ! Le seul point faible à mon avis : les tarifs, un poil élevés, dus au fait que nous sommes sur une production à la demande et pas en grande série.
Bien sûr, il existe de nombreuses autres marques que je ne cite pas tout simplement parce que je ne les ai jamais testées. Si tu organises ou participes à un OFF, c'est le moment ou jamais de voir ce que possède les copains et d'en discuter avec eux !

Et si on parlait des bâtons ?

Ma position par rapport aux bâtons est la suivante :

⟶ Je les utilise à l'entraînement : séances « foulées bondissantes » et « à Mimille »

⟶ En course :

- **Ultra sur route : inutiles**
- **Ultra-trail :**

* Ils sont interdits sur le Grand Raid de la Réunion : si tu prépares cette épreuve et que tu es habitué aux bâtons, il va falloir apprendre à t'en séparer.

* Je conçois que les bâtons apportent une aide sur le très long. C'est indéniable mais je trouve que de façon générale, ils sont trop encombrants. J'observe autour de moi en course des gens qui passent leur temps à accrocher/décrocher les bâtons de leur sac ou qui, par lassitude, finissent par les empoigner n'importe comment et les laissent « traîner » derrière eux. Pour moi, ils sont une gêne en descente et je suis beaucoup plus rapide et souple sans qu'avec. Certains ultra très techniques (Ex. : Echappée Belle) sont incompatibles avec les bâtons de mon point de vue. Quand tu attaques un pierrier avec des blocs à franchir, c'est tout même plus pratique et efficace d'avoir les mains libres. Il y a toujours la possibilité d'accrocher les bâtons au sac mais au final, est-ce bien utile de transporter une paire de bâtons accrochée à 50 % du temps sur ton dos ?

Bref, pour ma part, j'ai simplifié le problème : pas de bâtons !

Pour terminer : pour être efficace, des bâtons doivent être empoignés d'une façon précise. Je te renvoie à l'astuce Bogosse N°10 si tu les utilises !

Pas de point « J'ai » sur ce chapitre bien que je t'invite vraiment à réfléchir à tes chaussures et à la manière de les lacer.

Le point « J'ai », à toi de le trouver !

L'ORGANISATION GÉNÉRALE ET LE PARCOURS

Bon ben, là, on commence à être pas mal du tout !
Il reste à synthétiser un peu tout ça et à donner la trame de l'organisation générale du travail à effectuer.
C'est ce que je te propose dans le tableau suivant.

Tu trouveras également après ce tableau et comme je l'ai dit dans le chapitre « Utiliser son moteur » les 15 dernières semaines de ma préparation à l'Infernal Trail des Vosges 2018 : Ultra-trail, 205 km, 10000 m+ ainsi que les 21 semaines précédent l'Ultrathlétique Ardèche 2017, un ultra 100% route de 210 km pour 4000 m+.

QUE DOIS-JE FAIRE ?

Prenons ton cas : tu as vu, tout début septembre, Gégé dans sa magnifique veste « Finisher » de « l'Ultra Tour de la Montagne Bossue ». 190 km, 12500m+. Dans l'instant même, tu as décidé que tu en serais l'année prochaine. Tu es au minimum en fin de zone 3 ou début de zone 4 par rapport au graphique N°2.
Il te reste donc 360 jours pour te préparer ! Go man ! GO !

Graphique 4

Tout commence à se préciser !

Pour mémoire :

- **Zone hachurée**
  → Intégrer le dénivelé total
- **Zone grisée**
  → Période de repos

Les doubles flèches reliant par exemple S1 à S4 indiquent que le volume est identique sur ces semaines-là.

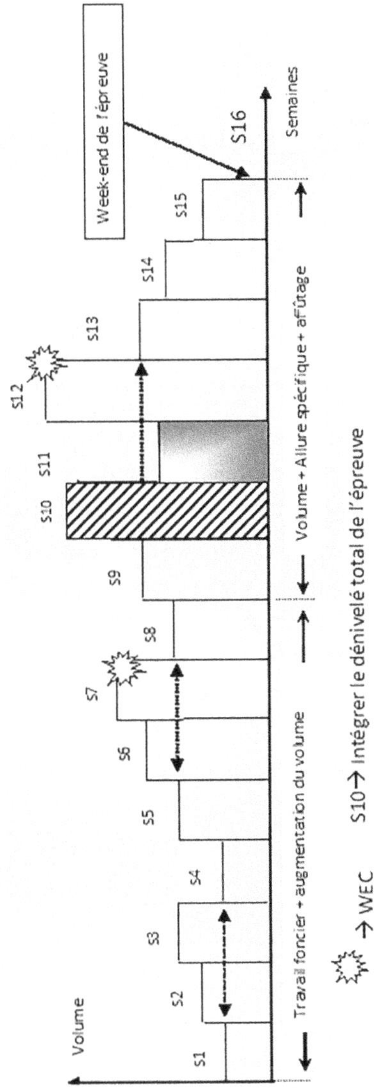

SEPTEMBRE

Organisation / matériel

• Je m'assure que la course visée ne nécessite pas un certain nombre de points. Si c'est le cas, ai-je le nombre suffisant ?
• Je vérifie s'il y a ou non tirage au sort. Si c'est le cas, j'envisage une course de repli à la même époque au cas où mon nom ne sortirait pas du « choixpeau » magique.
• Si la course nécessite une référence chronométrique, je m'assure que je l'ai déjà ou que je suis capable de l'atteindre (vrai surtout pour les épreuves routières).
• Je regarde le calendrier et je cale les épreuves qui pourront servir de support à ma préparation (idéal : 2 épreuves intermédiaires).
• Je fais le bilan de mon matériel : mon matos est-il en adéquation avec les besoins de la course ? Ça paraît tôt pour ça mais écarter les soucis « matériel » le plus rapidement possible va te soulager l'esprit et te permettre de te concentrer sur l'essentiel.

Alimentation

• Je commence à réfléchir à mon alimentation. D'ici un an, j'ai largement le temps d'améliorer les choses : passer au bio, améliorer la qualité nutritive, éliminer les produits nocifs voire toxiques…
• Je ramasse noix et noisettes pour faire mon stock hivernal.
• Je fais faire un bilan dentaire pour écarter tout risque de caries qui ont un lien direct avec les tendinites.

Entraînement général

• On se base sur le graphique 4, établi sur 16 semaines, que l'on répètera plusieurs fois.
• Je débute mon entraînement par un peu d'endurance et une séance de détermination de ma VMA (1/2 Cooper par exemple : 6' à fond les manettes).
• Je commence à réfléchir à la réorganisation de mon emploi du temps (Astuce Bogosse 3).
• Si je pense avoir déjà suffisamment d'expérience, je peux éventuellement viser une épreuve de 100 km début novembre (Ex. : Ronde des Eléphants, Chambéry) en mode « ultra tranquille ».

Entraînement spécifique

• Je me teste sur une première séance « ventre vide » : quelle distance ?
• Je commence à travailler la technique de course « ventre plein ».
• Selon mon niveau, une première séance de cassage de fibres peut être intéressante à placer. Je récupère les semaines suivantes en nageant et en pédalant et je reprends la course en douceur lorsque les douleurs se sont dissipées.

Rappel : pas d'anti-inflammatoires !

OCTOBRE

Organisation / matériel

• Je m'intéresse de près à la technique de laçage décrite dans le chapitre 6 : « Le matériel ».

Entraînement général

• Je débute un premier cycle d'entraînement sur 16 semaines (15 semaines + 1 de repos) tel que le décrit le graphique 4. Je ne travaille pas encore en gros volume mais je cherche plutôt à gagner en VO2Max et à augmenter ma VMA. Un entraînement type « marathon » peut très bien convenir à ce stade.

Entraînement spécifique

• Je poursuis l'entraînement « ventre plein ». Ceci est valable sur l'ensemble de la préparation. Je ne le réécrirai donc pas.
• Soit je prévois le 100 km début novembre soit je me fixe un premier objectif intermédiaire et facile : j'utilise le Téléthon (1er ou 2ième week-end de décembre) pour faire une course horaire (12 h seront suffisantes si je n'ai pas encore l'habitude).
• Lorsque j'ai récupéré de la séance « cassage de fibres » de septembre, j'entretiens les quadriceps avec les séances « à Mimille » sur différents modes.
• Je commence à m'intéresser et à travailler **la méthode Cyrano** et la relance. (Revoir ces termes dans le chapitre entraînement).

Physique

• Je débute un cycle Cardio Training/Gainage/musculation progressif : je ne fixe pas la barre trop haut. Il vaut mieux commencer en douceur et monter tranquillement en charge.
• Je commence à réfléchir à une ou plusieurs activités « annexes » à la course à pied que je pourrai pratiquer en hiver, lorsque la neige et/ou le grand froid sera là. Ex : Skating, natation, VTT, escalade en salle...
• Je n'hésite pas à me pencher sur des activités telles que Yoga, Tai-chi, Qi-Qong, Pilates. Il y en a forcément une qui me convient le mieux ! Je cherche autour de chez moi un cours auquel je pourrais participer.
• Je commence dès maintenant à travailler la proprioception. C'est primordial !
• Dans tous les cas, je sors la corde à sauter qui va être mon partenaire tout l'hiver. Je commence doucement car je n'ai plus 20 ans !

NOVEMBRE

Organisation

• Je surveille les dates d'inscription à la course prévue fin août ainsi que les dates d'inscription aux épreuves intermédiaires.

• Soit je vais courir sur le Téléthon, soit je prévois un Mini WE Choc dans la première semaine de décembre et dans ce cas, je propose à quelques potes de se joindre à moi. On fera au maxi 12h sur les deux jours.

• Concernant les chaussettes : je suis encore en période test. Tannage ou chaussettes double paroi ? Si je prévois tannage, je dois commencer ce mois-ci pour voir le résultat début décembre.

• Je maîtrise le laçage « oreilles d'âne et nœud autobloquant » et je ne défais plus jamais mes lacets. Je ne comprends pas pourquoi je n'avais jamais adopté cette technique avant.

Entraînement général

• Je poursuis ma « petite montée » en charge. Je travaille VMA et VO2Max avec des séances Tabata, du fartlek en forêt et de la VMA sur piste.

• La montée en charge est très progressive. Je passe par exemple de 3 entraînements/semaine à 4 ou 5 Max en S12.

Entraînement spécifique

• 3 semaines avant le Téléthon (ou mon Mini WEC), je peux refaire une vraie séance « cassage de fibres ». Je récupère en nageant (par exemple) et en allégeant les semaines suivantes.

⚠ Je ne fais pas cette séance si j'ai couru un 100 km début novembre !

• J'intègre des séances « vitesse spécifique » 12h et marche rapide (relance + Cyrano). De toute façon, si j'ai fait une séance « cassage », je n'ai pas d'autres choix que de trottiner lentement et alterner marche/course !

Alimentation

• J'ai commencé à adopter une alimentation plus saine.

• Je devrais commencer à être un peu plus à l'aise sur les séances « ventre plein ».

DÉCEMBRE

Organisation

• Je prépare mon matériel pour mon 12h non-stop ou pour mon premier Week end choc. Dans les deux cas, je prends bien celui que j'envisage d'utiliser pour ma course : même type de chaussures, de chaussettes. Je teste mon sac et ma frontale également.

Entraînement général

• Je lève un peu le pied avant le Week-end « sortie longue » et je m'accorde quelques jours de repos après cette première épreuve.
• Je reprends tranquillement l'entraînement. Si j'aime les courses courtes, je peux envisager une « corrida » de fin d'année voire un ou deux cross hivernaux.
• Je peux aussi envisager un ou deux trails blancs. (Personnellement, ce n'est pas ma tasse de thé).

Alimentation

• Les fêtes de fin d'année arrivent : j'ai quand même le droit de me lâcher.

Mental

• Je travaille régulièrement le mental et je tente de mettre en place les petites routines « météo intérieure ». Plus je travaille tôt ce domaine, plus ce sera efficace le moment venu.

JANVIER

D'ici fin Août, il te reste 35 semaines soit deux gros blocs de 17 semaines entrecoupés d'une semaine de «repos». Pour le premier bloc, on va garder le schéma du graphique 4 en gardant le principe de la progression 3 semaines / 1 semaine. Par contre, pour la période finale (les 8 dernières semaines), on basculera sur le graphique 5 que tu trouveras après ce long tableau.

Organisation

• Je suis inscrit sur deux épreuves intermédiaires. Les dates idéales sont :

• **Epreuve 1** ⟶ de S15 à S17 : c'est à dire de mi-avril à fin avril. 100 km Max.

• **Epreuve 2** ⟶ de S25 à S27 : soit mi-juin à début juillet. Jusqu'à 120 km Max.

• Je prévois deux WEC 1 en S7, WEC 2 en S12 (ou S14) pour l'épreuve 1 et un seul [WEC 3] avant l'épreuve 2 de S21 à S23 selon la date de cette seconde compétition. Là, c'est compliqué ! Prends un calendrier pour reporter toutes ces informations dessus sinon, tu vas vite être perdu !

• J'ai appliqué l'astuce Bogosse 3 et j'ai dégagé du temps pour augmenter mon volume d'entraînement sans en faire pâtir la famille !

Entraînement général

• Je profite des bonnes résolutions de début d'année pour attaquer ma nouvelle période d'entraînement notamment la mise en place du LSD.

• Je commence donc à m'intéresser au volume : je vais passer de S1 = 4 entraînements/semaine à S12 = 6 à 7 entraînements ou un premier WEC à 15/20 h.

• Selon la météo, mes possibilités et/ou mon lieu d'habitation, je n'hésite pas à faire une partie du volume à VTT ou en skating, ou encore en raquettes à neige.

• Si j'habite en montagne ou à proximité, je sors les skis de rando (avec précaution et en connaissance des risques !).

• Dans tous les cas, je profite de l'hiver pour diversifier au maximum mes activités.

Entraînement spécifique

• Je maintiens les séances «à Mimille» sous toutes leurs formes malgré le froid, la neige et le verglas. Elles forment le fil rouge de ma préparation ⟶ 1 tous les 10 jours, c'est le top !

• Je n'oublie pas les séances «relance» également. L'hiver, il faut varier au maximum les sorties d'entraînement. Le temps n'est pas encore venu de ne faire que de la «vitesse spécifique», loin de là !

Alimentation

• Les fêtes sont passées. J'ai repris une bonne discipline alimentaire. Je peux introduire quelques superaliments.

• J'ai testé l'HE de menthe poivrée par exemple après les gros repas de fêtes.

• Je pense à bien travailler la technique «ventre vide» : sur toutes mes sorties longues, je dois être capable de renouer avec la sensation «avoir faim !»

FÉVRIER

Organisation

→ J'ai été tiré au sort ! Youpi ! Me voilà libéré, délivré !

→ Je n'ai pas été tiré au sort : pas de panique ! Je me rabats sur mon épreuve de repli. Je ne traîne pas pour l'inscription car je ne suis pas le seul à avoir eu l'idée !

• Mon matériel est bien défini pour le WEC 1 en semaine 7. J'ai prévu également mes itinéraires, mon hébergement si nécessaire, mes ravitaillements.

Entraînement général

• Le volume monte sérieusement au cours de ce mois, avec le WEC 1 prévu en S7.

• Suite à ce WEC 1, je me repose quelques jours (natation...) avant de rechausser les baskets.

Physique

• Les séances Cardio Training/Gainage/musculation sont presque quotidiennes surtout s'il fait très froid et que je n'ai pas vraiment le courage d'aller courir ! Je fais chauffer la corde à sauter !

• Les séances de proprioception sont toujours présentes. Normalement, à ce stade, j'ai fait d'immenses progrès dans ce domaine !

Mental

• Le travail mental doit être bien lancé et une première expérience pourra être mené sur l'épreuve 1 : les routines « météo intérieure » et « changer sa météo » commencent à rentrer.

MARS

Organisation / matériel

• Je commence à organiser mon déplacement sur l'épreuve intermédiaire N°1.

⚠ Si mon gros objectif fin août est à l'étranger, j'ai déjà envisagé mon déplacement (avion ?) et hébergement (camping, hôtel, AirBnB, location, sous un pont ? ...). L'idéal est de prévoir le long voyage en S-2 ou, au plus tard, tout début de S-1. En aucun cas je n'arrive la veille de l'épreuve ! J'ai aussi anticipé avec mon employeur sur les congés éventuels que je dois prendre.

• J'ai un second WEC 2 prévu entre S12 et S14 suivant la date de l'épreuve N°1 (soit 4 semaines avant). Je le prépare au mieux : mon matériel sur le WEC 1 était-il ok ? Mon alimentation ? Dans l'idéal, à la fin du WEC 1 j'ai consigné dans un carnet à spirales tout ce qui posait problème et tout ce qui était OK. Comme j'ai une mémoire de poisson rouge et que mon cerveau a naturellement tendance à ne garder que les choses positives, il me faut un support écrit.

• Je peux éventuellement être encore en phase de test pour les chaussettes. Si j'avais essayé le tannage, je peux essayer les doubles parois et inversement.

• Concernant mon objectif final (fin août), j'effectue une recherche de comptes-rendus de compétiteurs afin de m'imprégner de ce qui va m'attendre. Il est important de lire les comptes-rendus de coureurs de différents niveaux, des plus forts aux plus faibles (ou inversement) pour avoir la plus large palette d'informations possibles. On peut aussi trouver des témoignages vidéo plutôt bien faits.

Entraînement général

• Le volume hebdomadaire monte toujours. Je commence à sortir régulièrement de « ma zone de confort »

• Si la météo le permet (le printemps est proche !) je commence à dérouiller mon vélo de route.

Entraînement spécifique

• Par rapport à l'épreuve intermédiaire N°1, je rentre dans la phase plus spécifique : moins de séances « qualité » et plus de séances « vitesse spécifique » à l'allure prévue. Je recherche également des terrains proches de celui de cette épreuve en termes de surface (route/trail) et de dénivelé.

• Dans tous les cas, la séance « à Mimille » reste de mise ! Je dois faire travailler mes quadriceps au maximum de leurs possibilités !

MARS (SUITE)

• Je peux utiliser mon WEC 2 pour « intégrer le dénivelé cible » de l'épreuve 1 qui, dans tous les cas, ne devrait pas être énorme (généralement < 5000 m sur les trails proposées à cette période de l'année). Si je vise une épreuve route alors je cherche plutôt à intégrer « la distance cible » au cours de ce WEC 2 et dans ce cas, l'idéal est d'y inclure une course horaire (Max 12h) par exemple le samedi, que je complète le dimanche par une grosse sortie comprenant vélo et course à pied.

• Par ailleurs, j'ai refait un test « ventre vide » et j'ai pu mesurer l'augmentation de distance parcourue avant d'avoir faim depuis mon premier test de septembre. Dans tous les cas, j'utilise le WEC pour ajuster mon alimentation : je cherche à courir avec le minimum d'apport extérieur. Je dois travailler sur mes réserves. Je teste aussi le sachet de poudre magique (sel + bicarbonate de soude, astuce Bogosse 16) même si les températures ne sont pas encore bien élevées.

Alimentation

• J'ai maintenant complètement intégré une alimentation saine telle que décrit dans le chapitre « Le système digestif »
• Je suis désormais capable de soutenir un effort important immédiatement après un repas.

Mental

• J'ai commencé à travailler le mental « sur le terrain ».
• J'effectue de temps à autre une sortie « I'm ZE Winner ! »
• Je commence à m'imprégner de la méthode « WIN ».
• La routine « ravito » est au point.

AVRIL

Organisation / matériel

- J'ai tout organisé pour l'épreuve N°1.
- J'ai fait le bilan du WEC 2 : mon matériel était-il ok ? Mon alimentation ? Mes chaussures ? mes chaussettes ? Tout est consigné dans mon carnet à spirales !
- Je dois cette fois-ci avoir fait un choix en termes de chaussettes, choix que je confirmerai sur l'épreuve 1.
- Concernant mon objectif final (fin Août), je dois avoir maintenant une bonne idée du parcours qui m'attend. J'ai déjà identifié les difficultés importantes mais également les positions des ravitaillements et des base-vies. Il y a encore beaucoup à affiner mais le principal est en place. Cela peut paraître très tôt mais un homme averti en vaut deux.

Entraînement général

- J'ai sorti le LSD et la vitesse spécifique à l'épreuve 1.
- Le vélo de route commence à bien chauffer. Je profite des jours qui s'allongent et du changement d'heure pour enfiler des kilomètres.

Entraînement spécifique et bilan N°1

→ *Epreuve N°1*

- J'ai terminé ici mon premier cycle de 16 semaines. J'ai fait ma première grosse compétition de l'année et j'en fais le bilan global : rythme de course, matériel (couple chaussures/chaussettes mais aussi la technique de laçage qui doit éviter périostites et tendinite des releveurs), alimentation, physique, mental (mes routines sont-elles Ok) ? En quoi m'ont-elles aidé ? Que puis-je améliorer/ modifier ?). Je compile le tout dans mon carnet à spirales, je passe tout au crible et réfléchis à ce qui doit être changé. J'ai encore quelques mois avant le Grand Jour mais je n'oublie pas que le temps passe vite !

- Je prends quelques jours de repos (vélo light, natation, randonnée pédestre...) avant d'entamer le second cycle de la préparation.

MAI

Organisation / matériel

• Je commence éventuellement à m'organiser pour l'épreuve 2 : logement, déplacement... Je prends connaissance du parcours, des points de ravitaillement et je mets en place mes routines mentales par rapport à cette seconde course intermédiaire.

• J'ai fait le bilan de l'épreuve 1 et je modifie chaque point négatif que j'ai identifié.

• J'ai aussi en vue le WEC 3 (A faire environ 4 semaines après l'épreuve 1) et je l'organise dès que possible.

⚠ j'espère que tu as bien pris tes repères sur ton calendrier pour ne pas mélanger toutes les épreuves dont je parle. Il faut vraiment avoir pris un temps pour caler tout cela de façon très claire ce qui, ici, ne l'est pas forcément !

Entraînement général

• Le volume hebdomadaire poursuit sa montée en puissance toujours selon la règle de progression 3 semaines/1 semaine. Je peux éventuellement commencer à intégrer du bi-quotidien un jour par semaine. Dans ce cas-là, je peux aussi adopter la méthode « Train Low » et ne pas faire de recharge glucidique entre les deux séances.

• Je me suis amusé à organiser « un marathon dans mon salon ». J'ai invité quelques copains ce qui m'a permis de faire une belle sortie longue sans même m'en rendre compte !

Entraînement spécifique

• J'effectue mon WEC 3 sur 3 jours. L'idéal est de profiter des ponts ou des grands week-ends du mois de Mai. Je peux aussi par exemple avoir intégré un course plus courte le second jour du WEC, comme un trail de 40/50 km que je ferai en mode rando/course si j'en suis capable. L'idée est bien de « rester en dedans » comme on dit et de ne pas s'envoyer au carton en voulant faire ici une performance !

Physique

• Je peux lever le pied sur les séances cardio/gainage/musculation. Une petite séance d'entretien hebdomadaire s'avère suffisante à ce stade. Par contre, si j'aime la natation, je continue à nager.

Alimentation

• J'ai profité des deux semaines qui entourent le WEC 3 pour faire une première période d'affûtage au sens « cycliste » du terme (revoir le chapitre « Alimentation »).

• Je sais exactement où j'en suis par rapport à ma capacité à soutenir un effort important avant d'avoir la sensation de faim.

• J'ai également appris à mon corps à courir le « ventre plein ». Je suis maintenant très à l'aise en course même après un repas important.

• Les deux points cités précédemment peuvent sembler antagonistes mais au contraire, ils vont de paire ! Si tu n'en es pas convaincu, relis en détail le chapitre « Alimentation ».

JUIN

Organisation / matériel

• Je me suis organisé pour l'épreuve 2. Ce souci est écarté.

• J'ai fait le bilan du WEC 3 dans mon carnet à spirales. Je dois maintenant être au point sur presque tous les sujets, de l'alimentation au matos. L'idée est d'économiser mon énergie mentale (éviter la fameuse « surcharge cognitive ») pour la transférer vers le physique.

Entraînement général / Entraînement spécifique

Progressivement, une bascule s'installe et la part du spécifique devient de plus en plus importante :

⟶ Vitesse spécifique.

⟶ Travail du dénivelé.

⟶ Allongement des séances.

⟶ Course en pré-fatigue notamment en utilisant le vélo.

⟶ J'intègre du bi-quotidien 1 à 2 fois par semaines. Je peux même passer à tri-quotidien 1 jour par semaine. J'ai pu tester les effets des périodes d'alimentation par rapport à mes moments d'entraînements (Sleep low, Train low) surtout lors de la phase « affûtage ». Mon tour de taille va fondre, c'est clair !

⟶ Je n'oublie pas Tabata, en piqûre de rappel, régulièrement.

Mental

• Toutes mes routines mentales sont OK. J'ai bien appris à les utiliser. Elles me permettent d'ailleurs d'organiser au mieux mon emploi du temps et ma vie de façon générale !

- Je profite des belles journées ensoleillées pour faire des sorties « I'm ZE Winner ! ».
- Lorsque, à l'entraînement, en WEC ou en course je suis dans le dur, je pense « WIN » : What is Important Now.

Bilan N°2

Fin Juin (au plus tard première semaine de juillet), j'ai couru mon Epreuve N°2. Comme toujours, je prends quelques jours de repos (vélo light, natation, randonnée pédestre…) avant d'entamer le cycle terminal de la préparation à mon gros objectif fin août qui sera basé sur le graphique 5 (après ce tableau). Depuis l'épreuve N°1, 8 semaines environ se sont écoulées. Cette fois-ci, je n'ai plus le choix : je dois impérativement être au clair avec tous les points importants de ma préparation. La préparation finale, au cours des deux prochains mois, va être axée à 100 % sur le spécifique et je dois donc être au top sur tous les tableaux : rythme de course, matériel, alimentation, physique, mental… Je note tout cela dans mon carnet dont on se fout complètement qu'il soit ou non à spirales. L'important est de l'utiliser ensuite pour solutionner les problèmes lors des routines mentales.

JUILLET

Organisation / matériel

• On rentre dans la phase finale. Début juillet, il me reste 8 semaines pour arriver au top et je ne dois pas me rater ! Je vais maintenant me fixer sur le graphique 5 (après ce tableau) pour l'entraînement durant cette dernière période.

• Presque toutes les sorties sont effectuées avec le matériel dont j'aurai besoin. Je dois être sûr de moi au niveau chaussures, chaussettes, slip, fringues, sac à dos, bâtons ou non.

Entraînement / Alimentation / Mental / Matériel : tout est lié cette fois-ci !

• **S1 :** semaine de récupération suite à l'épreuve N°2. Trois jours de repos complet suivis d'un peu de vélo, de natation et de rando pédestre. Je peux me détendre les jambes dans l'eau froide d'un torrent ou d'une fontaine si j'ai ça à ma disposition.

• **S2 :** je monte à nouveau en forte charge et je prévois un WEC en fin de semaine. Attention à ne pas s'épuiser tout de même. Il faut être sûr de soi et avoir la sagesse de repousser d'une semaine le WEC si nécessaire ou d'en réduire « la voilure ». L'idéal est que j'effectue ce WEC sur le parcours de l'épreuve s'il s'agit d'un ultra-trail. Je le connais maintenant car j'ai lu le road-book de l'organisation, consulté les cartes IGN et lu tous les CR de la galaxie : j'en ai tellement lu que j'ai l'impression que c'est moi qui les ai écrits !

• **S3 :** semaine de récupération. Après deux ou trois jours de repos complet, je ne me laisse pas aller et je peux faire par exemple de belles sorties vélo. Je profite de cette semaine un peu plus light pour me détendre psychologiquement grâce aux routines « mentales ». Si j'ai prévu des suiveurs sur mon épreuve, je peux préparer leur propre road-book et définir les points de rencontre.

• **S4 :** On reprend une montée en charge tranquille. Je suis en phase d'entraînement spécifique, c'est à dire de volume très important, je ne l'oublie pas. Je profite de S4, S5 et S6 pour effectuer un affûtage « cycliste » en adaptant mon alimentation : n'hésite pas à revoir le chapitre en question même si maintenant, tu dois être au point sur ce sujet-là. J'oublie complètement les séances au seuil durant toute cette période. Je le répète : elles sont juste épuisantes et n'apportent rien.

• S5 : Je prévois un nouveau WEC en fin de semaine ou alors carrément une semaine très chargée intégrant beaucoup de dénivelé si c'est un Ultra-Trail que je vise ou alors un fort kilométrage si c'est une course sur route. Je poursuis l'affûtage alimentaire. J'utilise mes routines « WIN » et « I'm ZE Winner ! ». Un WEC en reconnaissance de parcours avec quelques potes reste le top du top ! Dans tous les cas, le terrain doit être le plus proche possible de celui que je rencontrerai le jour J.

S6 : Récupération et je bascule en mode « affûtage final ».

Organisation / Matériel

Je profite de cette période pour m'occuper de mes ongles et éventuellement des pieds si j'ai choisi l'option « tannage ». Ce n'est plus le moment de se questionner sur l'une ou l'autre des options. A ce stade, avoir des doutes, c'est comme si tu étais à bord de Soyouz dans ton scaphandrier, prêt à être mis en orbite et que tu dises : « Attendez les gars, j'ai oublié de fermer le gaz dans ma cuisine ! »

Entraînement

Je réduis le volume hebdomadaire car je dois impérativement récupérer de mon dernier WEC ou de ma semaine intense. Je peux faire du vélo light et de la randonnée en altitude si je suis en montagne. Lorsqu'on reprend l'entraînement, on diminue le nombre de séances mais pas l'intensité. (Exemple : si je faisais 7 séances, je passe à 5). On stoppe les efforts excentriques : il faut protéger et préserver tes quadriceps.

Mental

C'est la dernière ligne droite pour se forger son stock d'images positives et vraiment basculer sa météo intérieure sur « Grand Beau Fixe pour l'Eternité ».

S7 : Organisation / matériel

J'ai terminé tous les achats de dernière minute qui devaient être faits ce qui me libère mentalement de cette charge. Je prends régulièrement connaissance de la météo prévue et j'anticipe la préparation de mon matériel en fonction. Les sacs base-vie sont quasiment prêts. J'ai lavé mes vêtements de course et je vais porter au moins une fois chaque paire de chaussettes ainsi que le(s) slip(s). Si je dois me déplacer en avion, j'essaye d'avoir prévu le voyage cette semaine-ci.

Entraînement

Dernière sortie longue tout début S7, maximum 4 heures. Je peux également faire du vélo mais je me « pose » pour faire du jus pour le jour J. Max 4 séances dans la semaine. Il n'y a plus aucun effort excentrique.

S8 : Semaine terminale.

Repos quasi total. Régime alimentaire adapté. Je profite du temps qui m'est donné pour me reposer et relire les chapitres de ce bouquin concernant cette dernière semaine. Je rentre « intellectuellement » dans la compétition mais attention, je me repose mentalement par un peu de méditation ou de cohérence cardiaque, voire d'isolement du reste du monde.

Fin de S8 : Voilà, c'est terminé ! Tu peux lâcher la bête !

Pense bien au « Défi des 6 premières heures »

Et rappelle-toi : tu ne joues pas ta vie, tu es ici pour te faire plaisir, t'amuser, te marrer ! ton but est de franchir la ligne d'arrivée en douceur, en beauté, dans la joie et la bonne humeur. And don't forget to Boogie... Boogie ! Canned Heat, On the Road Again

Graphique 5

Les 8 semaines terminales, lorsque j'ai déjà bien bossé et que je suis prêt à affronter la bête !

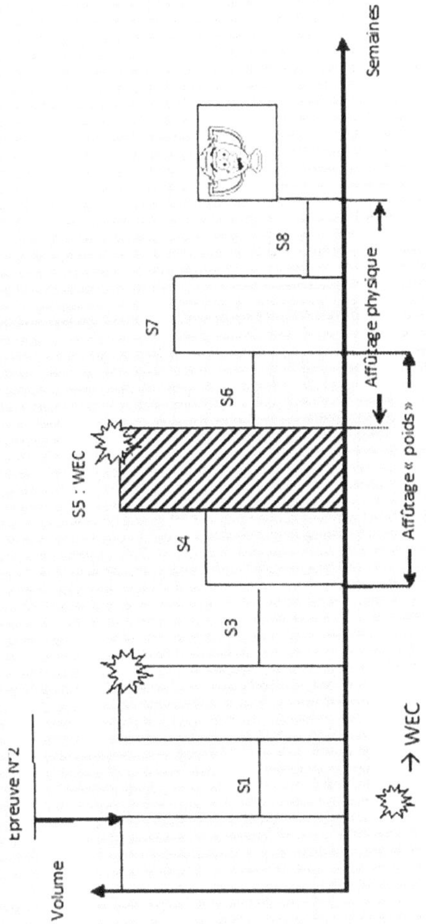

Mise en application sur les 15 dernières semaines précédent

L'INFERNAL TRAIL DES VOSGES 2018

Dans cette situation, on trouve l'expression « rando-course » qui correspond en fait à des séances de vitesses spécifiques, sur un terrain proche de celui de l'épreuve visée (trail). Le LSD est effectué ici par des footings plus ou moins longs sur route ou piste forestière à un tempo supérieur au rythme de la course préparée. Pour la préparation à un ultra-trail LSD et Vitesse Spécifique sont deux choses différentes.

JUIN

S1 ⟶ Je boucle le Swiss Canyon Trail (107 km, 5000 m+) qui était ma seconde course de préparation

S2 ⟶ Lundi, mardi : repos complet
Mercredi : Rando
Vendredi : Vélo relax, 83 km
Samedi : rando
Dimanche : Footing

Total S2
Rando/course = 25 km
Vélo = 83 km
D+ = 1500 m

S3 ⟶ Lundi : fartlek
Mercredi : vélo, sortie « accélération en côtes »
Jeudi : Endurance
Dimanche : Fartlek

Total S3
Course = 35 km
Vélo = 94 km
D+ = 2300 m

S4 ⟶ Lundi : Rando
Mercredi : vélo, sortie « Attaque en côtes »

Total S4
Course = 76 km
Vélo = 67 km
D+ = 4650 m

Jeudi : Séance à Mimille
Vendredi : Endurance
Samedi : Tabata côte (canicule !)

JUILLET → AOÛT

Dimanche 1° Juillet : Trail local (32,5 km, 1400 m+)

S5 → Lundi : Vélo Récupération
Mardi : Natation
Mercredi : Endurance à jeun
Jeudi : Rando-course
Vendredi : Tabata côte avec bâtons
Samedi : Endurance à jeun
Dimanche : Trail local (36 km, 1400 m+)

Total S5
Course = 80 km
Vélo = 50 km
D+ = 3000 m

S6 → Lundi : Séance à Mimille + Vélo
WEC { Mardi : Endurance
Mercredi : Fartlek
Samedi : Rando-course + relance
Dimanche : Séance à Mimille fraction nés longs
en côte + descentes ultra-rapides (survitesse)

S7 → Mardi : Sortie longue (LSD)
Mercredi : Sortie longue (LSD)
Jeudi : Sortie longue (LSD)
Vendredi : Fartlek + Vélo sprint
Samedi : Footing à jeun
Dimanche : Rando-course

Total S7 Course :
90 km
Vélo = 60 km
D+ = 4000 m

S8 ⟶ Semaine « **Intégration du dénivelé** »
Lundi : Séance à Mimille + Rando
Mardi : Séance à Mimille + Vélo « récup »
Mercredi : Séance à Mimille + Vélo « récup »
Jeudi : Sortie longue (LSD) + Escalade
Vendredi : Footing à jeun + Rando
Samedi : Footing à jeun
Dimanche : Rando-course longue
Mardi : LSD + Vélo
Mercredi : Rando-Course + Vélo « Attaques en côte »
Jeudi : LSD + Vélo Récup
Vendredi : Rando-Course + Vélo « Attaques en côte »
Samedi : Séance à Mimille
Dimanche : Rando

Total S8
Course = 120 km
Vélo = 90 km
D+ = 9000 m

S10 ⟶ Semaine « **Intégration de la distance** » **+ WEC + Affûtage alimentaire**
WEC { Lundi : Sortie Longue vélo
Mardi : Sortie moyenne Vélo }
Mercredi : Endurance à jeun
Vendredi : Rando-Course + Vélo « Attaques en côte »
Samedi : Rando-Course + Vélo Sortie D+
Dimanche : Rando-Course + Séance à Mimille avec descentes ultra-rapides

Total S10
Course = 120km
Vélo = 300 km
D+ = 8000 m

S11 ⟶ Semaine « **Montagne, vitesse spécifique et dénivelé** » **+ Affûtage alimentaire type « low carb » sur 3 semaines.**
Lundi : Repos
Mardi : Rando-course
Mercredi : Rando-course + vélo

Total S11
Course = 90 km
Vélo = 105 km
D+ = 9200 m

Jeudi : Rando-Course longue
Vendredi : Rando + Tabata
Samedi : Vélo + Rando-Course + Vélo
Dimanche : Rando-Course

S12 ⟶ Semaine **« assimilation » + Affûtage alimentaire**

Lundi : Rando-course
Mercredi : vélo avec D+
Jeudi : LSD + Vélo
Samedi : LSD à jeun
Dimanche : LSD à jeun

S13 ⟶ Semaine **« assimilation » + Affûtage Physique**

Lundi : LSD à jeun
Mardi : Dernière sortie longue type Rando-course + Vélo
Mercredi : Endurance light + Vélo Sprint
Jeudi : LSD
Samedi : LSD + Tabata en côte

Total S13
Course = 70 km
Vélo = 60 km
D+ = 2500 m

SEPTEMBRE

S14

Lundi : 45' Footing rapide à jeun + reprise alimentation hyper-glucidique + Grosse hydratation
Mercredi + jeudi : alimentation normale + Grosse hydratation

Départ épreuve : Nuit de Jeudi 6/09 à Vendredi 7/09 (Minuit) à 210 km, 11000 m+

⟶ ***Classement : 4e au scratch et 1er V2***

Mise en application sur les 21 semaines précédent

L'ULTRATHLÉTIQUE ARDÈCHE 2017

Cette compétition a eu lieu en Mai. Je détaille donc l'entraînement à partir du 1er Janvier.
Il s'agit ici de la préparation à un ultra sur route. Dans cette situation-là, on peut dire que LSD et Vitesse Spécifique sont deux choses identiques puisque pratiquées les deux sur un terrain (route ou piste forestière) proche de celui de la compétition. J'aurais donc pu n'utiliser que l'un de ces deux termes.

JANVIER

La neige est présente, j'en profite pour faire du skating, à deux pas de mon lieu de travail. Des séances « cassage de fibres » ont été réalisées en Décembre, avant d'entamer ce dernier cycle de préparation.

S1
Mardi : Rando raquettes
Mercredi : Ski de randonnée
Jeudi, Vendredi, Samedi : Sorties longues LSD
Dimanche : Bi-quotidien
⟶ 1. Endurance ; 2. Séance à Mimille dans la neige !

S2
Mardi : LSD
Mercredi : LSD avec survitesse
Jeudi : Skating, sortie intensité
Vendredi : Skating avec fractionnés courts
Samedi : Skating, endurance
Dimanche : Séance à Mimille

Total S2
Ski/course = 100 km
D+ = 3000 m

S3

Total S3
Ski/course = 149 km
D+ = 3200 m

Mardi : Skating, sortie intensité
Mercredi : Skating sortie longue, endurance
Jeudi : Séance à Mimille

WEC {
Vendredi : Skating sortie longue, endurance + accélérations en côte (Tabata)
Samedi : Bi-quotidien ⟶ 1. Skating endurance ; 2. Footing LSD
Dimanche : Skating endurance + natation
}

S4

Total S4
Ski/course = 123 km
D+ = 3000 m

Mercredi : Skating sortie longue, endurance
Jeudi : Séance à Mimille
Vendredi : Skating sortie longue, endurance + accélérations en côte (Tabata)
Samedi : LSD avec survitesse
Dimanche : Footing " Fartlek " + natation

S5

Total S5
Ski/course = 140 km
D+ = 3500 m

Lundi : Natation
Mardi : Skating sortie longue, endurance + accélérations en côte (Tabata)
Mercredi : Footing endurance fondamentale
Jeudi : Skating, sortie longue
Vendredi : Natation + Séance Tabata
Samedi : LSD
Dimanche : natation + Séance à Mimille

FÉVRIER

S6

Total S6
Ski/course = 80 km
D+ = 1800 m

Lundi : Natation
Mercredi : Skating avec accélérations en côte (Tabata)
Jeudi : Séance à Mimille
Vendredi : Natation + LSD

Dimanche : LSD avec survitesse

S7

Lundi : Natation
Mercredi : Skating sortie longue, endurance + accélérations en côte (Tabata)
Jeudi : Skating, sortie longue
Vendredi : Séance à Mimille +Tabata
Samedi : Ski de Randonnée
Dimanche : Ski de Randonnée

Total S7
Ski/course = 120 km
D+ = 5500 m

S8

Lundi : Bi-quotidien ⟶ LSD + Séance à Mimille
Mardi : Bi-quotidien ⟶ Vitesse spécifique + Séance à Mimille
Mercredi : Sortie longue, endurance type « un marathon dans le salon »
Vendredi : Bi-quotidien ⟶ Vitesse spécifique + Séance Fartlek
Samedi : LSD
Dimanche : Bi-quotidien :
⟶ Séance Tabata
⟶ Rando-course

Total S8
Course / Rando = 150 km
D+ = 4500 m

S9

Lundi : Bi-quotidien → LSD + Séance à Mimille
Mardi : Vitesse spécifique + Randonnée pédestre
Mercredi : Endurance fondamentale + vélo, sortie courte mais avec de l'intensité
Vendredi : Vitesse spécifique + Randonnée
Samedi : LSD
Dimanche : Séance Tabata + Rando-course

Total S9
Course = 160 km
D+ = 4500 m

MARS

S10

Mardi : Endurance fondamentale
Jeudi : Endurance fondamentale
Vendredi : LSD
Samedi : Séance Tabata
Dimanche : LSD avec survitesse

Total S10
Course = 80 km
D+ = 1000 m

S11

Lundi : Fartlek
Mardi : Randonnée pédestre
Mercredi : LSD
Jeudi : Vitesse spécifique
Vendredi : Séance Tabata + Sortie vélo route
Samedi : Footing long, terrain vallonné + Sortie vélo route
Dimanche : Sortie vélo route

S12

Semaine « **intégration de la distance à vélo** »
Mercredi : Vélo, Rythme tranquille
Jeudi : Vélo, PMA en côte
Vendredi : Endurance + Sortie longue vélo
Samedi : Footing long, terrain vallonné
Dimanche : Fartlek

Total S12
Course = 80 km
Vélo = 200 km
D+ = 4000 m

S13 ⟶ Semaine « **intégration de la distance à pied** » + « **premier affûtage poids** », **méthode « low carb » allégée**

Lundi : Fartlek
Mardi : Vitesse spécifique
Mercredi : Vitesse spécifique
Jeudi : Bi-quotidien ⟶ Sortie longue à jeun + Séance à Mimille
Vendredi : Vitesse spécifique

Total S13
Course = 155 km
D+ = 3500 m

Samedi : Footing allure soutenue + Rando-course
Dimanche : Sortie longue, Vitesse spécifique

S14 ⟶ Semaine de ski avec mes élèves ⟶ Pas d'entraînement !

AVRIL

S15 → Semaine « **WEC court (2 jours)** »
Lundi : Vitesse spécifique
Mardi : Natation
Mercredi : Vitesse spécifique
Jeudi : Vitesse spécifique
Samedi / Dimanche : OFF ⟶ Rando course dans les Vosges

Total S15
Course = 90 km
D+ = 3500 m

S16
Semaine « **Assimilation du volume** »
Mercredi : Fractionnés courts
Jeudi : Vitesse spécifique
Vendredi : Sortie vélo endurance
Samedi : Enchaînement Vélo PMA + LSD
Dimanche : Enchaînement Vélo endurance + LSD

Total S16
Course = 70 km
Vélo = 125 km
D+ = 3500 m

S17 ⟶ Semaine WEC = « **Course horaire** » + « **Affûtage poids** »
Lundi : Vitesse spécifique
Mardi : Vitesse spécifique
Mercredi : Fractionnés courts
Jeudi : Vitesse spécifique
WEC { Vendredi : Sortie vélo endurance light + Randonnée pédestre
Samedi : 12 Heures de Villeneuve, Suisse }
Dimanche : Vélo endurance

Total S17
Course = 180 km
Vélo = 60 km
D+ = 2500 m

S18 ⟶ Semaine « **Assimilation du Dénivelé** » + « **Début Affûtage poids et physique** »
Mardi : Vélo light

Total S18
Course = 80 km
Vélo = 110 km
D+ = 5000 m

Mercredi : Vitesse Spécifique
Jeudi : Séance à Mimille « cool »
Vendredi : Footing long à jeun + Randonnée pédestre
Samedi : Séance à Mimille Un peu plus intense
Dimanche : Vitesse spécifique + Vélo endurance

MAI

S19 ⟶ Semaine « **Assimilation Générale** » + « **Affûtage poids et physique** »

Mardi : Endurance à jeun
Mercredi : Vitesse Spécifique
Vendredi : Vélo, endurance
Samedi : Vitesse spécifique
Dimanche : Fractionnés courts + Vélo endurance

Total S19
Course = 80 km
Vélo = 70km
D+ = 1500 m

S20 ⟶ Semaine « **Affûtage poids et physique** »

Lundi : Vitesse Spécifique à jeun
Mercredi : Vélo endurance
Jeudi : Vitesse Spécifique long à jeun + Vélo
Vendredi : Séance Tabata
Samedi : Vitesse spécifique + Vélo endurance
Dimanche : Vitesse spécifique + Vélo endurance

Total S20
Course = 70 km
Vélo = 60 km
D+ = 1500 m

S21 ⟶ Semaine « **assimilation** » **+ Affûtage Physique**

Lundi : LSD à jeun
Mardi : Dernière sortie longue
type Rando-course + Vélo
Mercredi : Endurance light + Vélo Sprint
Jeudi : LSD
Samedi : LSD + Tabata en côte
Dimanche : Rando course

Total S21
Course = 50 km
Vélo = 100 km
D+ = 2500 m

Baisse des glucides
Augmentation protéines + Hydratation importante

SEMAINE DE L'ÉPREUVE

S22
Lundi : 45' Footing rapide à jeun + reprise alimentation hyper-glucidique + Grosse hydratation
Mercredi + jeudi : alimentation normale + Grosse hydratation
Départ épreuve : Matin du Vendredi 26/05
210 km, 4000 m+
Classement : 3ème au scratch et 1° V2

Annexes

Annexe 1

ALIMENTATION CLASSIQUE SUR UNE SEMAINE

Pour être totalement transparent avec toi, puisque j'avais promis de me mettre à nu, voici donc, à la demande de quelques lecteurs, une semaine typique de repas chez « les Bonnotte ».

Preuve par neuf que je mets bien en application les conseils que je donne dans le chapitre « Le système digestif : le carburant »

Comme je l'ai déjà expliqué, je ne donne aucune quantité. Je mange à volonté, sans restriction, comme j'en ai envie. Les seules périodes durant lesquelles je diminue les glucides et réorganise mon alimentation sont celles où j'effectue un affûtage, donc approximativement S9 à S12 sur 16 semaines de préparation.

Bien sûr, les semaines S15 et S16 sont elles aussi un peu particulières puisque, juste avant l'objectif, je passe en mode recharge hyper-glucidique. Mais attention : dans ce cas-là, j'insiste, je ne change pas la qualité ni l'origine de mes aliments mais je modifie juste leur répartition au cours des repas.

→ Petit-déjeuner habituel : très classique !

Boissons : eau, café, quelquefois thé vert

Smoothie aux fruits frais, de saison lorsque c'est possible

Pain d'épeautre maison ou galettes de riz ou de sarrasin, beurre, purée d'amandes blanches (Marque Jean Hervé), confiture maison, miel acheté à un apiculteur du village voisin.

→ Déjeuner :

Boissons : avant le repas, en apéritif : 1 verre de jus de carottes lacto-fermenté. Pendant le repas : eau plate. Fin de repas : café, quelquefois thé vert

Entrées : toujours un plat de crudités. Légumes provenant du jardin lorsque c'est la saison. J'en profite pour remercier ici Muriel, mon épouse, qui est la jardinière en chef à la maison. Je dois l'avouer, sans elle, je n'aurais pas tous ces bons légumes !

Pour ce qui est de la liste, je ne pourrai pas être exhaustif !
Exemples : carottes/betteraves rouges crues râpées, chou cru râpé (vert, chinois, blanc, kale, rouge...), salade verte, endives, radis, radis noirs râpés ou non, céleri, tomates, concombres, avocats, pamplemousse... quelquefois le mix de tout ça !
Généralement, à la maison, les ingrédients sont préparés mais pas mélangés et chacun imagine sa propre assiette.
L'assaisonnement : là aussi, l'assaisonnement de l'assiette est laissé à la volonté de chacun. Les ingrédients suivants sont à disposition (exemples) :

- Vinaigrette maison : moutarde, huile d'olives ou de colza ou autre mais dans tous les cas de première pression à froid, vinaigre de cidre de pommes. Tous les produits sont bio.
- Huile de germes de blés, d'olives, de colza, de chanvre ou autres
- Cerneaux de noix, noisettes, noix de cajou, gomasio, graines de lin...
- Herbes aromatiques du jardin : basilic, menthe, persil, thym, sauge...
- Racines de curcuma et de gingembre fraîches, à éplucher et à hacher
- Tamari, jus de citrons frais, vinaigre balsamique...
- Dés de Feta, petits fromages de brebis et/ou chèvre frais, tofu cru

... et j'en oublie très certainement !
Bref, chacun fait sa propre « tambouille » avec ce qu'il trouve sur la table qui l'attire à ce moment-là !

⟶ Plat principal :

la base est presque systématiquement constituée d'un plat de légumes aux diverses cuissons :

- Mijotés à la poêle, fondants
- Façon Wok, presque crus ou précuits à la vapeur
- A la vapeur
- En tajine dans un plat spécifique

Les légumes sont classiquement poivrons, aubergines, courgettes, brocolis et choux divers, lamelles de carottes, champignons (grillés séparément), poireaux, etc...
L'accompagnement peut-être riz, quinoa,...
Très souvent un œuf à la coque des poulettes de la maison.

Les plats sont épicés : curry, massalé, piments, préparés avec un bouillon de concentré de légumes…
Une fois par semaine : un plat de légumineuses tel que lentilles vertes, lentilles corail, azukis, pois chiches sous forme par exemple de Hummus ou de falafel.
Comme je suis le seul à consommer de la viande, il n'y en a que très rarement à la maison. Jamais de charcuterie, ni de fromages, par goût (personne n'apprécie à la maison !)
Desserts : généralement un fruit. Ou alors ils suivent les saisons : compote maison, tarte ou crumble de mûres, framboises,…Quelquefois mini-crêpes à la farine de petit épeautre accompagnées de miel local ou confiture maison.

⟶ Dîner :

Boissons : avant le repas, en apéritif : 1 verre de jus de carottes ou betteraves rouges lacto-fermenté. Pendant le repas : eau plate. Fin de repas : thé vert ou Cérécof (boisson instantanée à base de céréales et graines moulues)
Entrée : soit un plat de crudités, soit une soupe selon la saison (soupe de légumes, de miso, de potimarrons, potirons…).
Plat principal : Là encore ça peut être un plat de légumes. Mais aussi un plat de pommes de terre sautées (cuisson à l'actifry), ou de carottes et patates douces à la vapeur préparées en purée… et/ou les restes du déjeuner…
Très rarement de dessert, ou alors chocolat noir à haute teneur en cacao. J'adore !

Attention : Présenté comme ça, on dirait une vie d'ascète. En réalité, c'est totalement faux car je suis un bon et gros mangeur et j'adore, de temps à autres, une bonne grosse pâtisserie, un gros dessert ultra-sucré, une énorme pizza, une bonne fondue savoyarde, une raclette, un steak-frites… Bref, je suis comme tout le monde, j'aime quelquefois un gros trucs gras salé sucré bien industriel.
Mais au quotidien, j'apprécie cette cuisine plutôt légère, très épicée et aromatisée, très riche en goût, à base de légumes et de céréales.
Bon appétit !

Annexe 2

SOAK AND SPROUT

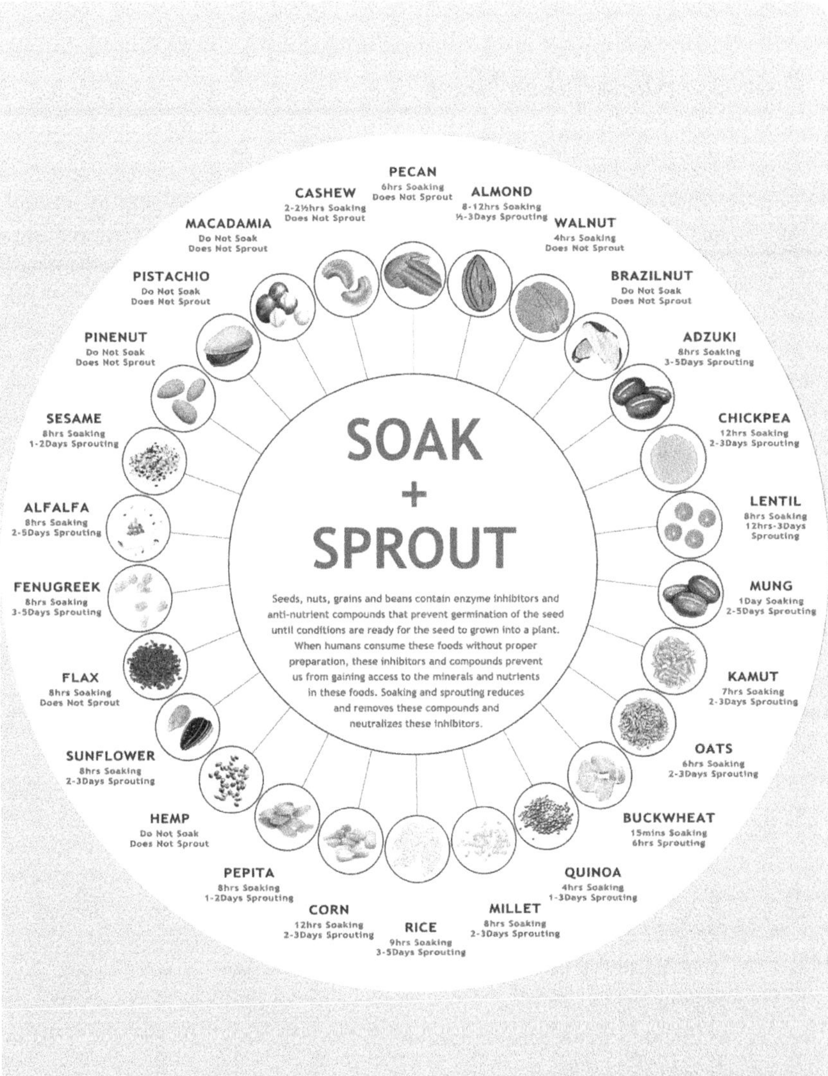

Annexe 3

RECETTE KOMBUCHA MAISON

1. Créer sa souche de kombucha

Remarque : Si quelqu'un dans ton entourage fait son propre kombucha, tu peux lui demander de couper une partie de sa souche et la réutiliser directement, c'est déjà ça de gagné !

Sinon, il faudra :
- 1L d'eau
- 3 cuillères à soupe de thé noir
- 110 gr de sucre
- 1 **bouteille de kombucha non pasteurisé/cru** (il s'agit de petites bouteilles de 500mL que l'on trouve en magasins bio)
- du **vinaigre blanc** pour désinfecter le matériel.

Pour les **ustensiles** :
- Une **casserole**
- Un grand **bocal** en verre de plus d'1L
- Une **cuillère en bois**
- Un **torchon** propre
- Un **élastique**

La technique :

1. **Désinfecter les** ustensiles (en les faisant bouillir ou en les nettoyant avec un mélange de vinaigre et d'eau)
2. Faire **bouillir** la moitié de l'eau.
3. Ajouter le **thé** et laisser **infuser** 4 minutes.
4. Ajouter le **sucre** et le diluer
5. **Filtrer** le thé dans le bocal et ajouter le reste de l'**eau**.

6. Une fois que le thé est à température ambiante, rajouter le contenu de la **bouteille de kombucha.**
7. R**ecouvrir** le bocal avec un torchon et l'élastique.
On laisse reposer le mélange 2 à 3 semaines jusqu'à voir la souche se former sur le dessus et mesurer 1 à 2 cm de hauteur... Et voilà ! Tu prélèves ensuite la souche que tu places dans un bocal, recouverte avec le liquide qui reste. Tu colles le tout au frigo. Ca se conserve avec un peu du liquide. Si la souche ne grandit pas assez et qu'elle reste petite, ajoute du sucre qui viendra la nourrir.

2. Faire du kombucha avec la souche

Le principe ressemble beaucoup à celui utilisé pour créer la souche.

Les **ingrédients** pour 1L de boisson :
• La souche
• Une tasse du **liquide dans lequel baigne la souche**
• 1L d'**eau**
• 70 g. de **sucre blanc**
• 2 cuillères à soupe de **thé noir** (ou 4 sachets)
• 1 **torchon** propre
• 1 **élastique**

Alors, c'est comment qu'on fait ?
1. Fais **bouillir** la moitié de l'**eau**.
2.Laisse **infuser** le thé 4 minutes puis mélange le sucre.
3. Ajoute l'**eau restante**.
4. Une fois le mélange à température ambiante, ajoute le **liquide de la souche** puis la **souche** sur le dessus.
→ *Attention, elle a un sens : le côté le plus clair et lisse de la souche doit être vers le haut.*
5. Recouvre avec le torchon et l'élastique. Il faut laisser le mélange **fermenter une dizaine de jours** (moins si la température à la maison est élevée) dans un espace sombre.

6. Après ce temps, enlève la souche, qui peut se réutiliser pour une prochaine production.
7. Verse le liquide dans une bouteille en verre stérilisée à fermeture mécanique (bouteille de bière ou de limonade artisanale). La boisson peut se garder 2 semaines au frais mais tu l'auras bue bien avant!

Annexe 4

RECETTE DE LA LESSIVE MAISON À LA CENDRE DE BOIS

1. Le matos

- 4 verres de cendre du bois, 2 litres d'eau
- Un contenant genre gros seau de maçon
- Une passoire, un chinois et un linge de maison pour filtrer

2. La technique

- Dans le seau de maçon, mettre les 4 verres de cendres filtrées à la passoire pour retirer les résidus de charbon + 2 litres d'eau (de pluie si possible).
- On laisse macérer 48h maxi en remuant de temps en temps. Plus le temps de macération est long plus le liquide obtenu sera concentré en potasse. Si tu le laisses trop, tu fabriques un liquide tellement basique qu'il va dissoudre ta machine à laver!
- Il faut ensuite filtrer plusieurs fois le mélange tout d'abord au chinois et ensuite avec le linge de maison. Cette opération est longue. Quand tu fais ça dans ton garage, n'oublie pas ta corde à sauter pour faire un peu de Tabata le temps que ça s'écoule!

• Et voilà ! Tu as une lessive de ouf pour pas cher. Tu mets le liquide obtenu dans une bouteille en verre à fermeture mécanique et surtout tu étiquettes bien « LESSIVE ». Ca évitera que tu refiles deux verres de lessive aux gamins de Gégé en pensant que c'était du Kombucha !

• 3. Utilisation

Un pot de yaourt de lessive directement sur le linge dans le tambour. Si tu aimes les odeurs de patchouli, tu peux utiliser par exemple quelques gouttes d'huile essentielle de lavande pour parfumer ton linge. A ce sujet, il y a discussion possible car les HE n'étant pas solubles dans l'eau, elles risquent de polluer la nappe phréatique... A toi de voir !

Pour ce qui est d'un adoucissant, l'idéal est tout simplement un verre de vinaigre blanc dans le bac prévu à cet effet sur la machine à laver.

La **lessive à la cendre** se conserve longtemps sans altération.

Astuce Bogosse : garde la cendre filtrée pour faire un produit d'entretien de ta cuisine ! C'est dégraissant, désinfectant et ultra-écolo !

Annexe 5 :

TABLEAU « SOURCES DE PROTÉINES D'ORIGINE VÉGÉTALE »

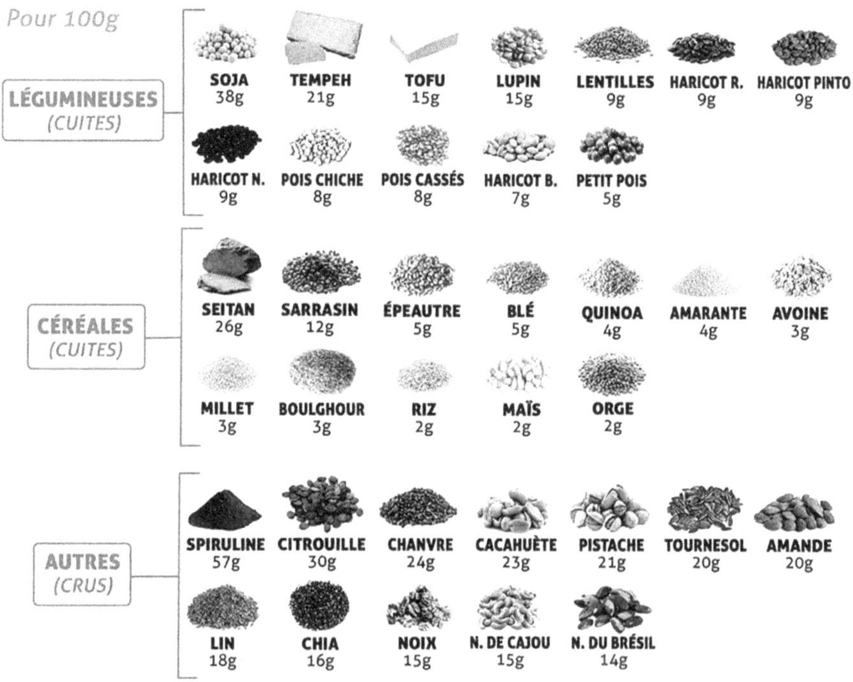

Annexe 6

ULTRA TOUR DU LEMAN 2019 : RETOUR RAPIDE SUR UN ABANDON !

Bon, je vais faire court et simple suite à mon abandon du week-end sur l'Ultra Tour du Lac Leman, superbe course sur route organisée par Jean-Luc Ridet et sa petite bande de joyeux bénévoles ! 175 km à galoper autour du lac sans tomber dedans, quasiment pas de dénivelé, une grosse trentaine de coureurs au départ, 21 à l'arrivée. Décors : ben le Lac, quoi ! Et les montagnes autour, les « Porsche », les « Ferrari » et autres « Lamborghini » qui vous doublent dans des hurlements de V12 turbocompressés... On est bien en Suisse. J'ai cherché des Dacia mais je n'en ai pas vu !

Pour la magie de la course : elle est remportée par Corine Gruffaz, Ultra-traileuse, membre de l'équipe de France de 24h qui se permet au passage de broyer de 25 minutes le record de Philippe Verdier qui n'est pourtant pas le premier venu... Moins de 17 h pour boucler le tour, je vous laisse juger du niveau de performance de Madame ! Toutes mes félicitations !!!!!
Mais revenons à nos moutons : comment me suis-je crashé ? Facile, explications en quelques points :

1. Une saison déjà bien remplie pour moi : Une ***Ultr'Adèche*** en mai, une ***U2B***[1] en juillet. Je ne suis pas du genre à être capable d'accumuler facilement les grosses épreuves. M'en caler une troisième était peut-être de trop.

2. Un excès de confiance ! Et ce n'est pas la première fois que ça m'arrive ! C'est sûr, sur le papier, tu te dis « ha ! ouais... y'a que 175 bornes ? » Bon, on va quand même pas en faire tout un plat ! Ca va passer les doigts dans le nez ! Et bien non, 175 bornes, c'est comme tout le reste ça se prépare un peu même si c'est ta course la plus courte de l'année !

---

1 Ultr'Adèche : 222 km, 4500 m+, U2B : 202 km, 5000 m+

3. Un manque de préparation complet (voir paragraphe précédent) : après l'U2B, repos total. Puis j'ai enchaîné avec des vacances en vélo/ sacoches en Bretagne. C'est bon pour l'endurance et la préparation à l'ultra long si et seulement si derrière tu réapprends le geste du coureur. Ca n'a pas été le cas ! J'ai repris la course seconde semaine d'août avec des séances à vitesse spécifique mais en trop faible quantité. Je n'ai fait aucune sortie longue digne de ce nom ! Bref, du grand n'importe quoi !

4. A partir de mi-août, je pars en montagne. Je pratique vélo, rando et courses en montagne comme un gamin. Je m'amuse, je fais des sommets, je descends comme un furieux en broyant pas mal de quadriceps tout en me disant qu'ils ont bien le temps de se reconstruire d'ici l'UTL !!!! Gravissime erreur. Des quadriceps, pour les refaire, ben c'est 3 semaines. Ni plus et surtout, pas MOINS !!!!

5. La semaine précédent la course est celle de la rentrée. Comme je n'anticipe jamais rien, je me retrouve avec une tonne de boulot à faire durant cette période. Je me couche tous les soirs à minuit après avoir préparé ma classe, réglé les soucis administratifs et j'en passe ! j'arrive donc le jour J avec un déficit de sommeil important. **Je néglige également la recharge hyper-glucidique,** toujours par excès de confiance quant à la distance prévue !

6. Le jour J : dodo dans le gymnase collectif. La lumière s'allume à 5H pour un départ à 7h00. Je n'arrive pas à m'extraire du sac de couchage avant 6h parce que j'ai trop sommeil ! Petit-déjeuner et prise de la météo : visiblement, ça va être couvert avec une température douce ! Cool ! météo de rêve donc Je décide de ne pas prendre ma casquette... Gravissime erreur ! Tu verras pourquoi...

7. Départ un poil trop rapide, ce qui ne m'arrive JAMAIS. Je le redis : JAMAIS. Mais là, va savoir pourquoi ? Je sens que je n'ai pas trop de jambes, que ça ne va pas être une journée « avec » mais je me laisse porter par mon élan !!!!! Hé !! Ho !!! Nan mais ça va pas la tête !!! Il fait frais, j'en profite et j'avance. Gravissime erreur !

Côté alimentation et hydratation tout est OK. RAS de ce côté-là ! On voit ma vitesse de départ et ce rythme soutenu sur la zone 1 du graphique de la course ci-dessus, récupéré sur Strava.

8. La météo est meilleure que prévue. A l'approche de Genève, le soleil fait son effet : j'aime la chaleur, ça ne devrait donc pas me déranger qu'il fasse chaud mais j'ai laissé la casquette dans la voiture ! J'oublie de m'arroser... je chauffe. Première alerte qu'on voit en zone 2 : je me sens mal sur les quais Genevois, au milieu des milliers de touristes, sous le soleil qui me cuit. Je profite des fontaines pour me refroidir mais le mal a été fait plus tôt. Bien joué mon gars !

9. Zone 3 : je suis archi-cuit ! Stone, assommé par la chaleur ! J'ai des crampes dans les ischios et les mollets dès que je me mets à courir. Une catastrophe ! Je sors ***la WIN technology*** : poudre magique à gogo, c'est à dire sel+bicarbonate de soude avalée de façon régulière pour tamponner les muscles. J'avale aussi beaucoup d'eau pour endiguer la déshydratation. Heureusement que toute cette zone est parsemée de fontaines ! Mais je n'ai pas d'autre choix que de marcher. Au moins j'avance, c'est déjà ça ! Comme on dit : « mieux vaut marcher dans la bonne direction que courir dans la mauvaise »

10. Zone 4 : la poudre magique a fait effet : la machine est relancée. Je repars sur une vitesse correcte adaptée à l'ultra, à mon niveau habituel. J'ai pris une bonne secouée mais à ce moment-là, j'ai encore largement espoir que ça passe bien que je n'aie plus de jambes ! Alimentation et hydratation toujours OK ! aucun souci avec ça !

11. Dans la zone 5, ça commence à faire le yoyo ! Je passe en mode « ***Cyrano*** » en alternant marche et course. Un tendon derrière le genou gauche se met à couiner un peu, sans doute à cause du coup de chaud de l'après-midi. Je serre les dents, passe en mode « ***I'm Ze Winner*** » et poursuis sur ma lancée. Mais au fond de moi, je sens des fuites. Des fuites d'énergie, des fuites d'envie, des fuites de l'âme ! Bordel, c'est beau, on dirait du Baudelaire !

12. Zone 6 : je découvre le sens du terme « collapsologie » : l'effondrement, la fin de tout, l'écroulement final. Je marche. Impossible de courir !!! Mes quadriceps que j'ai maltraités dans les Alpes ne me laissent aucun répit. Les ischios et les mollets qui ont subi les assauts des crampes sont au bout de leurs vies. Le tendon derrière le genou est si douloureux que je ne peux même plus le toucher. C'est la première fois de ma vie que je ressens cela sur un tendon ! Je suis en train de vivre un cas d'école ! la synthèse parfaite des mille et unes erreurs à ne pas commettre ! Un nouveau chapitre du « Mini guide pour ultra finisher » s'ouvre ! C'est dingue ! Moi qui donne des conseils à la planète ultra me voilà réduit à l'état de cafard errant dans les rues de Lausanne, à la frontale, cherchant mon chemin au bord d'un lac plus noir que le Loch Ness tentant d'échapper aux affres des crampes. J'ai espoir que, derrière chaque arbre, chaque virage, chaque maison, chaque voiture apparaisse enfin le septième et dernier ravitaillement ! Et je marche. Je marche seul comme Goldman. Il commence à faire froid. Un coureur me rattrape, puis deux puis trois. C'est la fin ! Je suis mort... Où sont mes conseils d'écrivain ? Où sont mes conseils ***d'ultra-finisher*** ? Où est ma ***Win technology*** ? Où sont mes séances de préparation mentale ? Tout ça pour ça ? Et bien oui... voilà, ça ne marche pas à tous les coups !

Ravito 7 : il me reste 24 km à parcourir. 4 h ? 5 h d'efforts dans l'état où je suis. Une éternité que mon cerveau ne peut plus accepter ni envisager ! Poliment, les bénévoles ici me proposent et m'encouragent à repartir mais je pense avoir une tête de zombie ! Raphaëlle me guide au chaud dans sa voiture puis c'est Alain (me semble-t-il !) qui passe me prendre en Volvo... Retour à Villeneuve en voiture... Douche et dodo alors que l'orage gronde et que des trombes d'eau se déversent sur le gymnase. Je m'endors malgré tout avec le sentiment du devoir accompli : j'ai fait le bon choix ! J'ai été nul sur toute la ligne ! Aucune excuse, j'ai coché les 7 cases du jeu des 7 erreurs !

On apprend toujours. Comme le dit un ami : « ***Prendrait-on le départ si on était sûr d'arriver au bout à tous les coups ?*** » Je vous laisse méditer là-dessus ! Merci à Jean-luc, merci à vous tous, bénévoles !
Et comme dirait Terminator : « I'll Be Back » !
Éric

Couverture de l'édition initiale du guide

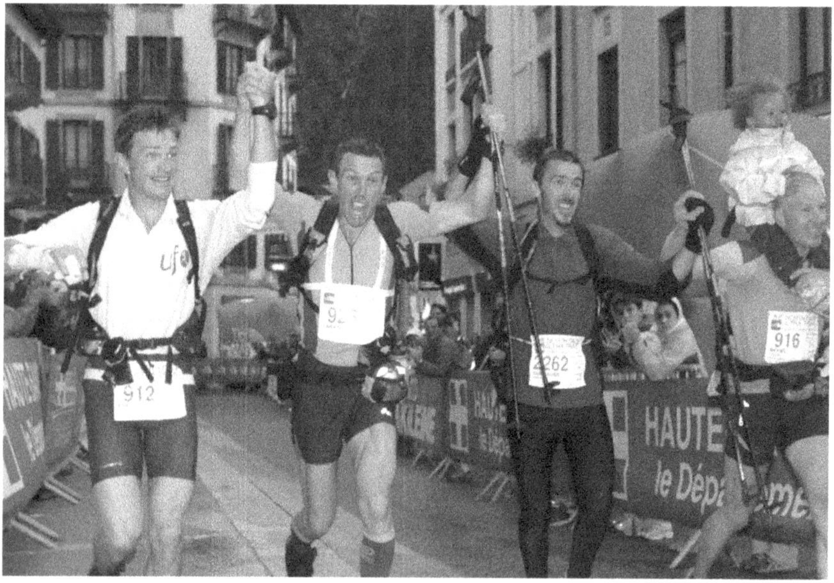

Auteur : ©M. B.
Arrivée Ultra Trail du Mont-Blanc 2006
De Droite à Gauche :
N° 916 : Michel Cercueil et Océane
N° 2262 : Guillaume Bernard
N°926 : Fabien Hobléa
N° 912 : Eric Bonnotte, doigts main droite cassés

Après 24h30 d'effort, franchissement de la ligne d'arrivée de l'UTMB 2006
La joie, la souffrance, l'amitié, le partage, le bonheur…
Il y a tout dans cette image d'ultra-finishers

Notes

Notes

Notes

IMPRIMÉ & RELIÉ en FRANCE par sepec

Livre imprimé par SEPEC Numérique en Mai 2021
1 Rue Prony, 01960 Péronnas - France

PEFC 10-31-3532 / Certifié PEFC / Ce produit est issu de forêts gérées durablement et de sources contrôlées. / pefc-france.org